Bradley Nelson

Der Emotion Code

Bradley Nelson

Der Emotion Code

Wie Sie Ihre eingeschlossenen Emotionen lösen
– für mehr Gesundheit und Wohlbefinden

Übersetzt aus dem Englischen von Dr. med Susanne Hufnagel

VAK Verlags GmbH
Kirchzarten bei Freiburg

Titel der Originalausgabe:
The Emotion Code

Erschienen mit ISBN 978-1-250-21450-8 bei St. Martin's Press, New York, USA

21. Auflage 2025
ISBN der Auflagen 1-11: 978-3-86731-076-5

Bibliografische Information der Deutschen Nationalbibliothek
Die Deutsche Nationalbibliothek verzeichnet diese Publikation in der Deutschen Nationalbibliografie; detaillierte bibliografische Daten sind im Internet über https://dnb.d-nb.de abrufbar.

VAK Verlags GmbH
Eschbachstraße 5 · 79199 Kirchzarten · Deutschland
info@vakverlag.de · www.vakverlag.de

Übersetzung: Dr. med Susanne Hufnagel
Lektorat: Josef K. Pöllath M.A.
Layout und Satz: Atelier Lehmacher, Friedberg b. Augsburg
Umschlaggestaltung: Young Jin Lim
Druck: Friedrich Pustet GmbH & Co. KG, Regensburg

Printed in Germany
ISBN: 978-3-86731-241-7 (Paperback)
ISBN: 978-3-95484-417-3 (epub)
ISBN: 978-3-95484-419-7 (PDF)

Dieses Buch widme ich …

… meinen wunderbaren Eltern, Bruce A. Nelson und Ruth Nelson, die mich immer geliebt und an mich geglaubt haben. Ich bedauere nur, dass ich das Buch nicht zu Ende bringen konnte, als sie noch lebten, aber ich bin sicher, dass sie es trotzdem gesehen haben.

… Dr. Ida Glynn Harmon und Dr. Alan Bain (Doc und Ida), die den Heilungsprozess meines Körpers unterstützten, als ich ein sehr kranker Junge war, und die mich mit der Welt der Naturheilkunde bekannt machten.

… meinem Lehrer und Mentor, Dr. Stanley Flagg

… meinen wunderbaren Kollegen bei Discover Healing, für all ihre Hilfe, diese heilende Arbeit in die Welt zu bringen.

… meiner Frau Jean, ihren Ideen, Einsichten, Beiträgen, Träumen. Ihre Unterstützung hat diese Arbeit erst möglich gemacht.

… Zu guter Letzt Ihnen, der Leserin und dem Leser. Ich hoffe, dass Ihnen dieses Buch hilft, bessere Gesundheit, größere Freiheit, tiefere Liebe und größeres Glück zu finden – wie dies für so viele Tausende auf der ganzen Welt bisher schon der Fall war.

Hinweise des Verlags

Dieses Buch informiert über eine neue Selbsthilfemethode zur Befreiung von im Körper eingeschlossenen, gespeicherten, festsitzenden und blockierenden Emotionen. Sie hat sich in der Praxis als sicher und effektiv bewährt. Wer sie anwendet, tut dies in eigener Verantwortung. Autor und Verlag beabsichtigen nicht, individuelle Diagnosen zu stellen oder Therapieempfehlungen zu geben. Die hier beschriebenen Verfahrensweisen sind nicht als Ersatz für professionelle Behandlung bei ernsten gesundheitlichen Problemen zu verstehen. Die in diesem Buch abgedruckten Fallbeispiele sind wahrheitsgemäß wiedergegeben; allerdings wurden zur Wahrung der Privatsphäre die Namen geändert. Die Übersetzung der Zitate in diesem Buch stammt – sofern nicht anders vermerkt – von Dr. med Susanne Hufnagel.

Inhalt

Vorwort
von TONY ROBBINS

In unserem Leben sind ununterbrochen mächtige unsichtbare Kräfte am Werk, Dinge, die wir oft für selbstverständlich halten, wie Strahlung, Schwerkraft oder Elektromagnetismus: gäbe es zu wenig, wäre das Leben auf der Erde nicht möglich, gäbe es zu viel, wären wir alle tot. Aber wir müssen auch menschliche Emotionen aufnehmen in die Liste der Kräfte, die uns formen. Liebe, Hass, Angst, Wut und Dankbarkeit sind nur einige wenige Emotionen, die das Leben auf einzigartige Weise kraftvoll beeinflussen, so wie alles andere auf der Welt. Deshalb haben Neurowissenschaftler, Psychologen und Physiologen in den letzten Jahrzehnten viel Zeit investiert in die Erforschung und Demonstration der tiefgreifenden Auswirkungen von Emotionen auf unser Denken und Verhalten, aber auch auf unsere persönliche Gesundheit, unser Wohlbefinden, das Energieniveau und die allgemeine Vitalität.

Heutzutage ist es nach einem traumatischen Ereignis oder einer nationalen Tragödie nicht ungewöhnlich, dass Anwender energiemedizinischer Methoden in dokumentierten Fällen Einzelpersonen umgehend dabei helfen, Wege zu finden, Dinge zu verarbeiten und erfolgreich zu heilen. In diesem Zusammenhang hatten meine Frau Sage und ich bereits von Dr. Bradley Nelsons Buch „The Emotion Code" gehört, es aber noch nicht gelesen. Mehrere uns nahestehende Personen, wie mein persönlicher Trainer Billy und meine beste Freundin und rechte Hand, Mary B., hatten unabhängig voneinander den Emotion Code im Gespräch erwähnt. Als dies zum dritten Mal geschah, spürte Sage intuitiv einen Aufruf. Fasziniert sagte sie zu mir: „Ich glaube, wir sollten diese Leute kennenlernen."

Ich bat einen Mitarbeiter, Dr. Brad Nelson zu kontaktieren und herauszufinden, ob wir uns treffen könnten. Wir hofften, Brad und seine Frau Jean könnten uns in Florida in unserem Haus besuchen.

Wir waren erfreut zu hören, dass sie Zeit hatten; tatsächlich stiegen sie in ein Flugzeug und kamen gleich am nächsten Morgen zu uns. Wir waren neugierig, mehr über die bahnbrechende Arbeit zu hören, die Dr. Nelson in den letzten dreißig Jahren im Bereich der Energiemedizin geleistet hatte. In den darauf folgenden Stunden erzählten Brad und Jean uns ihre Geschichte. Sie berichteten, wie sie zu der Arbeit in der Heilkunst gekommen waren und wie sie von Anfang an auf Gnade vertrauten und sich berufen fühlten, der Menschheit zu dienen. Sie beschrieben die Reichweite ihrer gemeinsamen Mission und ihren Antrieb, einen liebevollen, heilenden Unterschied in der Welt zu bewirken. (Und genau das tun sie mit Sicherheit.)

Brad und Jean teilten uns auch mit, dass sie vor etwa dreißig Jahren mein Kassetten-Programm „Personal Power" aus meiner alten Zeit der Info-Videos erworben hatten. Sie hatten sich zu dieser Zeit in einer schwierigen Lage befunden, daher hörten sie sich das 30-Tage-Programm an, machten die Übungen, die ihnen geholfen hatten, ihre Heilungsarbeit in ihrer ersten Praxis als Chiropraktiker aufzunehmen sowie innerhalb von sechzig Tagen auch ein neues Zuhause zu haben. Ich freute mich sehr zu hören, dass ich bereits unwissentlich eine Rolle in ihrem Leben gespielt hatte und dass wir schon längst aus der Ferne miteinander verbunden waren.

In der klinischen Umgebung lernte Brad durch spezifische Beobachtung und einflussreiche Mentoren, seine eigene spirituelle Praxis des Betens und Bittens um Unterstützung vor jeder Patientenkonsultation zu erweitern. Brad war fest entschlossen, sich nicht nur auf das jeweils vorhandene Symptom zu konzentrieren, sondern auch auf die tiefe innere Weisheit als Quelle der Führung zu hören, um in den Menschen etwas bewirken zu können. Ich habe mit vielen großartigen Ärzten gesprochen, die massive Durchbrüche für Menschen erreicht haben, die mit einer Vielzahl von Gesundheitsproblemen konfrontiert sind, und dies ist eine gängige Praxis unter ihnen. (Eine wertvolle Lektion für die Zukunft, sich jenseits der Grenzen dessen zu bewegen, was der Verstand uns sagen kann.) Manchmal kamen Patienten zu Dr. Nelson, die sehr schwierige und schmerzhafte gesundheitliche Herausforderungen hatten, und er war sich nicht sicher, was er tun sollte. Zu dieser Zeit verließ er sich auf seine höhere Macht, ihn zu den Ursachen jeder Krankheit zu führen.

Was wir an Dr. Bradley Nelson wirklich bewundern, ist sein Antrieb, Menschen zu befähigen, besser in der Lage zu sein, sich selbst zu heilen. Das kann ich nachvollziehen, denn ich bin selbst immer auf der Suche nach dem, was ich als profundes Wissen bezeichne. Was ist profundes Wissen? Für mich bedeutet es, wenn man etwas lernen kann, das so einfach ist, dass man es sofort anwenden kann, um sein eigenes Leben oder das Leben eines anderen zu verändern. Diese Art von Erkenntnissen und Werkzeugen sind von unschätzbarem Wert für die Schaffung von mehr Lebensqualität und absolut unerlässlich im Bereich der Gesundheit und des Wohlbefindens, wo es so wichtig ist, persönlich die Verantwortung für die eigene emotionale und körperliche Vitalität zu übernehmen.

Mit dieser lebendigen Lebensaufgabe tief in seinem Herzen verankert, die ihn bei jedem Schritt leitet, sind Brad und Jean Nelson ohne viel Aufhebens durch die Welt gereist, um Menschen zu lehren, wie sie die Lasten ihrer emotionalen Vergangenheit loswerden können, und sich selbst zu heilen. In den letzten dreißig Jahren hat er Tausende von zertifizierten Emotion Code-Anwendern ausgebildet, die bereitstehen, um mit denen zu arbeiten, die Bedarf haben. Komplexität ist der Feind der Umsetzung. Es ist eine schöne Sache, wenn etwas nicht nur effektiv, sondern auch einfach in der Anwendung und leicht zu erlernen ist. Es ist gut zu wissen, dass wir das, was Dr. Brad Nelson herausgefunden hat, nehmen und auf unser eigenes Leben anwenden können, von zu Hause aus, und nicht nur uns selbst, sondern auch unseren Lieben damit helfen können. Laut Dr. Nelson kann jeder die in diesem Buch vorgestellten Prinzipien anwenden, die einzige Voraussetzung dafür ist die Bereitschaft zu lernen.

Später am Abend luden Dr. Brad und Jean Nelson uns ein, ihre Heilungsarbeit aus erster Hand zu erfahren. Wir waren uns nicht wirklich sicher, was wir erwarten konnten, aber wir waren fasziniert.

Was hatten wir schließlich zu verlieren, außer unseren emotionalen Ballast? Die beiden arbeiten gern im Team, um eventuell vorhandenes Ungleichgewicht im Körper aufzudecken. Es war erstaunlich zu sehen, wie schnell sie energetische Störungen durch Ereignisse aus der Kindheit und konditionierte Familienmuster feststellen konnten. Es hat uns nicht überrascht, wie alles im Körper von unseren Gefühlen und unserem Denken beeinflusst wird. Es war jedoch eine Überraschung zu sehen, wie leicht jemand, der den Emotion Code anwendet, in der Lage ist, die gespeicherte Energie eines alten emotionalen Traumas zu identifizieren und in Sekundenschnelle zu lösen. Vor Kurzem haben Wissenschaftler nachgewiesen, dass traumatische Erinnerungen im Körper archiviert und sogar mit dem Nachwuchs geteilt werden. Da der Emotion Code für die benötigten Informationen auf das Unterbewusstsein zugreift, können auch geerbte Emotionen von den Vorfahren aufgedeckt und gelöst werden.

Das Schöne am Emotion Code-Prozess ist, dass wir, wenn eine eingeschlossene Emotion aufgedeckt wurde, diese nicht erneut durchleben mussten – wir mussten nicht einmal darüber sprechen. Dr. Brad und Jean Nelson entfernten einfach die emotionale „Ladung" und lösten jede energetische Blockade auf. Sage und ich sind so dankbar, dass diese Heilmethode entwickelt wurde. Wir schätzen die Begegnung mit Brad und Jean sehr und sind zutiefst dankbar für die Zeit, die sie mit uns verbrachten. Wir haben sofort ihr Licht erkannt und sind dankbar, sie liebe Freunde nennen zu dürfen.

Die letzten vier Jahrzehnte meines Lebens habe ich damit verbracht, Menschen zu helfen, ihre früheren Erlebnisse und einschränkenden Überzeugungen zu überwinden und die emotionale Fitness zu erhöhen. Ich bin begeistert von dem Verständnis, das der Emotion Code zu dem Weg des persönlichen Wachstums und erweiterter Identität hinzufügt. So ist eine außergewöhnliche Lebensqualität für jeden wirklich erreichbar, der sich von der Vergangenheit befreien und innerlich wachsen möchte.

Ich glaube, dass die Entdeckungen in diesem Buch unser Verständnis fördern, wie wir emotionale Erfahrungen speichern und damit auch unser Leben verändern können. Der Emotion Code hat bereits viele Leben auf der Welt verändert, und ich hoffe, dass dieses einfache Werkzeug, das Heilung für sich selbst und andere ermöglicht, noch Millionen von Menschen gebracht werden kann. Sage und ich sind sehr dankbar für dieses geschätzte Ehepaar, für ihre Arbeit und ihre liebevolle Güte. Wir sind sehr dankbar für den Emotion Code. Danke fürs In-die-Welt-Bringen für uns alle!

Danksagungen

Mein ausdrücklicher Dank geht an diejenigen, die bei der Entstehung dieses Werkes mitgeholfen haben:
An meine Patienten, dafür, dass ich ihr Freund und Therapeut sein durfte, und dafür, dass ich ihre Geschichten mitteilen durfte.
An meinen Bruder Greg, der mich in die Arbeit mit Magneten zu Heilzwecken und in eine neue Sichtweise eingeführt hat.
An meinen Bruder Bruce, der mir die Kraft der Absicht und die Kraft der bedingungslosen Liebe nahegebracht hat.
An meine Schwestern Michele und Noelle für ihre Ermutigung und Zuneigung.
An meine Tochter Natalie für ihre Einsichten und ihre erstaunlichen Fähigkeiten im Schreiben und Editieren.
An meine Tochter Sara für ihre ausgezeichneten Fähigkeiten in der Fotografie.
An meinen Literaturagenten Tom Miller für seine Hilfe bei der Suche nach dem richtigen Verleger.
An meinen Verleger Joel Fotinos von St. Martin's Press für seinen Glauben an die Botschaft und seine Vision für die Welt.
Meinen Freunden Tony und Sage Robbins für ihre Offenheit und Großzügigkeit und für ihre Bereitschaft, zur Heilung der Welt beizutragen und dem Licht zu dienen.
An meine Frau Jean dafür, dass sie mit mir durch dick und dünn gegangen ist, dass sie meine Inspiration, meine Unterstützung und meine beste Freundin ist.
Und schließlich an Gott, der meine Gebete beantwortet hat, der mich mit den Gaben gesegnet hat, die ich für diese Arbeit benötige, der mich zu einem Werkzeug für Heilung gemacht hat und der mich auf dem Weg des Lebens geführt hat.

Hinweis für den Leser

Der Emotion Code ist eine Selbsthilfemethode, die sehr häufig hervorragende Ergebnisse und großen Nutzen sowohl physischer als auch emotionaler Natur hervorbringt. Dennoch ist diese Methode eine relativ neue Entdeckung, die noch nicht gründlich wissenschaftlich untersucht wurde.

Die Erfahrungsberichte in diesem Buch wurden alle wahrheitsgemäß wiedergegeben, jedoch wurden die Namen in einigen Fällen zum Schutz der Privatsphäre geändert. Dieses Buch basiert auf den persönlichen Beobachtungen und Erfahrungen von Dr. Bradley Nelson und anderen, die diese Methode angewendet haben. Sie, die Leserin und der Leser, müssen in jedem Fall hundert Prozent Verantwortung für Ihre eigene Gesundheit übernehmen sowohl physisch als auch emotional. Der Emotion Code darf nicht falsch ausgelegt oder zur Diagnose des Vorhandenseins oder Nichtvorhandenseins einer bestimmten geistigen, körperlichen oder emotionalen Krankheit verwendet werden. Weder der Muskeltest noch der Neigetest sollten zur Diagnose des Vorhandenseins oder Nichtvorhandenseins irgendeiner Krankheit angewendet werden.

Dieses Buch ist nicht als Ersatz für die Dienste von Gesundheitsexperten gedacht. Weder Autor noch Herausgeber sind für Folgen verantwortlich, die denjenigen entstehen, die die hier besprochene oder gelehrte Vorgehensweise anwenden. Jegliche Anwendung des auf den folgenden Seiten dargestellten Materials liegt im Ermessen des Lesers und in seiner alleinigen Verantwortung. Die in diesen Materialien enthaltenen Informationen sind für den persönlichen Gebrauch bestimmt und nicht für die Ausübung der Heilkunst, es sei denn, dies ist gesetzlich zulässig. Keine der in diesen Materialien enthaltenen Darstellungen ist als medizinischer Ratschlag gedacht und sollte nicht für Diagnosen oder als medizinische Behandlung verwendet werden. Für die Diagnosestellung oder Behandlung jeglichen medizinischen Problems konsultieren Sie bitte Ihren Arzt.

Einzelne Ergebnisse können variieren. Autor und Herausgeber geben keinerlei Zusicherungen oder Garantien und übernehmen keinerlei Haftung für die Richtigkeit oder Vollständigkeit der Inhalte und lehnen insbesondere jegliche implizite Gewährleistung der Eignung für einen bestimmten Zweck ab. Weder Autor noch Herausgeber können gegenüber einer Person oder Einrichtung für Verluste oder zufällige Schäden oder Folgeschäden, die direkt oder indirekt durch die Anwendung der hierin enthaltenen Informationen oder Anleitungen verursacht oder angeblich verursacht wurden, haftbar oder verantwortlich gemacht werden.

Einleitung

Es war äußerst erfreulich, das erstaunliche Wachstum und die Akzeptanz zu erleben, die energetische Arbeit seit der ersten Veröffentlichung des Buches „Der Emotion Code" im Jahr 2007 erfahren hat. Ich habe oft betont, dass mich alle Erfahrungen meines Lebens darauf vorbereitet haben, dieses einfache und schöne Werkzeug in die Welt zu bringen. Ich bin davon überzeugt, dass diese Methode von oben kommt, von der göttlichen Quelle aller Wahrheit. Und sie kommt zu einer Zeit in die Welt, in der sie dringend gebraucht wird.

In einer Phase, in der ich um Hilfe von oben bat, um mein Leben in die richtige Richtung zu lenken, wies mich eine sehr kraftvolle und klare Antwort auf mein Gebet an, in Richtung Heilkunst zu gehen.

Der Emotion Code ist eine energetische Methode, die ich Anfang der 1990er-Jahre in meiner kleinen holistischen Klinik in Südkalifornien entwickelt habe. Ich stellte sie zusammen, während ich täglich an Patienten arbeitete, und stellte dabei fest, was funktionierte bzw. nicht funktionierte, und fand alles über jede Art von Heilmethoden heraus, die meine Kollegen anwendeten. Darüber hinaus lernte ich auch aus alten Texten über Heilung. Meine begabte Frau Jean arbeitete dabei an meiner Seite. Sie ist einer der intuitivsten Menschen, die ich je kennengelernt habe, und sie erwies sich als eine große Hilfe für mich. Ich entwickelte auch eine private, persönliche Gewohnheit, schnell und still um Gottes Hilfe für jeden Patienten, den ich behandeln wollte, zu bitten, und so sammelte ich nach und nach und manchmal plötzlich Puzzleteile der Inspiration von oben.

Seit 2009 habe ich in Hunderten von Radiosendungen gesprochen und viele Fernsehauftritte absolviert. Ich habe Menschen aus allen Gesellschaftsschichten die Emotion Code-Technik gelehrt, und ich hatte das große Vorrecht zu sehen, wie sie in weit entfernten Gebieten auf der ganzen Welt Wurzeln schlägt und wächst. Ich habe miterlebt, wie Tausende von Menschen ihre eigenen heilenden Fähigkeiten entwickelten, die sie sonst nie entdeckt hätten. Viele Ehen wurden gerettet, viele Fälle von Depressionen, Angst und Panikattacken wurden geheilt. Menschen konnten sich von Schmerz befreien und lang ersehnten Frieden finden. Mein Team von Discover Healing hat Tausende von Menschen aus der ganzen Welt im Emotion Code und im Body Code ausgebildet und zertifiziert.

Viele dieser zertifizierten Emotion Code- und Body-Code-Anwender verdienen ihren Lebensunterhalt, indem sie anderen helfen. Sie arbeiten mit Klienten, deren Leben sich oft für immer verändert – auch wenn sich Anwender und Klient vielleicht nie persönlich treffen.

Ich betrachte mich selbst als Boten für diese Methode, das ist alles. Ich bin das Sprachrohr, der Lehrer. Ich glaube, dass dies meine Aufgabe in dieser Welt ist: Der Welt zu sagen, dass Heilung möglich ist. Der Welt zu sagen, dass wir dort oben einen göttlichen Schöpfer haben, der real ist, der lebt, der uns liebt, der will, dass wir geheilt werden, der will, dass wir wachsen, dass wir unsere heilenden Gaben entdecken, um Hilfe bitten und schließlich in unsere himmlische Heimat zurückkehren, nachdem wir gelernt haben, bedingungslos zu lieben. Wenn wir versuchen, anderen zu helfen und dabei um göttliche Hilfe bitten, dann greifen wir auf eine Quelle unbegrenzter Macht zurück, eine Quelle, die uns nichts anderes als bedingungslose Liebe bietet, die ein vollkommenes Verständnis dafür hat, wer wir wirklich sind, einschließlich des glorreichen Potenzials, das jeder von uns in sich trägt.

Unser *emotionaler Ballast* steht unserer Entwicklung zur besten und reinsten Version unseres Selbst im Weg. Wie Sie in diesem Buch erfahren werden, stammt ein Teil Ihrer Altlasten aus Ihren eigenen Lebenserfahrungen, und einen anderen Teil haben Sie aus dem Leben und von den Schwierigkeiten Ihrer Vorfahren geerbt. So oder so wird der Emotion Code Sie in die Lage versetzen, diese emotionalen Lasten zu finden und zu lösen, nicht nur von sich selbst, sondern auch von Ihren Familienmitgliedern und anderen geliebten Menschen. Sie können den Emotion Code verwenden, um das Leben all derer dramatisch zu verändern, die Ihnen wichtig sind, einschließlich Ihrer Haustiere!

Öffnen Sie Ihr Herz und Ihren Verstand, und ich werde Sie auf eine Reise mitnehmen und Ihnen die kraftvollste, effizienteste und doch einfachste Methode energetischer Arbeit nahebringen, die je entwickelt wurde: den Emotion Code.

Teil I
Eingeschlossene Emotionen

1

Eingeschlossene Emotionen: Die unsichtbare Epidemie

Wahrheit ist oft befremdlicher als Dichtung, weil die Dichtung sozusagen gehalten ist, im Rahmen des Wahrscheinlichen zu bleiben, die Wahrheit hingegen nicht.

MARK TWAIN

Was wären Sie ohne Ihre Emotionen? Wenn die Gesamtsumme all Ihrer Erfahrungen den Wandteppich Ihres Lebens ausmacht, dann sind die Gefühle, die Sie erlebt haben, das, was die Farbe des Wandteppichs ausmacht.

Versuchen Sie einen Moment lang, sich eine Welt vorzustellen, in der keine Emotionen aufkommen könnten. Es wäre nicht möglich, Freude zu empfinden. Keine Gefühle des Glücks, der Nächstenliebe oder der Güte. Niemand könnte Liebe empfinden, es gäbe keinerlei positive Emotionen jeglicher Art.

Auf diesem imaginären emotionslosen Planeten gäbe es auch keine negativen Emotionen. Keine Sorgen, keinen Ärger, keine Niedergeschlagenheit und keine Trauer. Auf einem solchen Planeten zu leben wäre ein ödes Dahinvegetieren. Ohne die Fähigkeit, Gefühle zu verspüren, wäre das Leben auf einen farblosen mechanischen Ablauf zwischen Wiege und Grab reduziert. Seien Sie dankbar, dass Sie Gefühle empfinden können!

Aber gibt es nicht auch Emotionen, die Sie lieber nicht verspürt hätten? Wenn Sie so sind wie die meisten Menschen, dann hatte Ihr Leben auch seine Schattenseiten. Wahrscheinlich haben auch Sie Momente der Beunruhigung oder der Trauer, des Ärgers, der Frustration oder der Angst erlebt. Vielleicht haben Sie Zeiten der Sorge, der Niedergeschlagenheit, der geringen Selbstachtung oder der Hoffnungslosigkeit durchgemacht. Oder vielleicht waren es bei Ihnen andere Emotionen aus der großen Bandbreite negativer Gefühle.

Sie bemerken dabei vielleicht nicht, dass einige dieser negativen Emotionen, die Sie erlebt haben, Ihnen jetzt auf subtile Art und Weise Probleme bereiten, ja sogar Schaden anrichten können, auch wenn das ursprüngliche Empfinden dieser Gefühle schon lange zurückliegt. Ja, einige Ihrer früheren Erlebnisse können Sie jetzt noch auf subtile, jedoch schädliche Art und Weise beeinflussen. Der Emotion Code ist eine Methode, die es ermöglicht, diese alten Emotionen ausfindig zu machen und für immer aufzulösen.

Ein großer Teil unserer Probleme wird von negativen emotionalen Energien verursacht, die sozusagen in uns *eingeschlossen* sind. Der Emotion Code ist eine einfache und kraftvolle Methode, um diese eingeschlossenen Energien aufzufinden und zu lösen.

Viele Menschen haben die Erfahrung gemacht, dass sie ein wesentlich gesünderes und glücklicheres Leben führen können, seitdem sie sich von diesen alten, im Körper gespeicherten Emotionen befreit haben. Jede einzelne dieser eingeschlossenen Emotionen kann sowohl körperliche als auch emotionale Probleme verursachen.

Die folgenden aus dem Leben gegriffenen Beispiele veranschaulichen, wie das Lösen eingeschlossener emotionaler Energien mit dem Emotion Code plötzliche und erstaunliche Verbesserungen der körperlichen und emotionalen Befindlichkeit bewirken kann:

- Die lähmenden Hüftschmerzen von Allison verschwanden augenblicklich, und sie konnte noch am gleichen Abend in ihrer Aufführung tanzen ...
- Lindas fortwährende suizidale Depression verschwand ...
- Jennifers chronische Ängstlichkeit war verschwunden, und sie empfand die uneingeschränkte Zuversicht, nach der sie sich schon immer gesehnt hatte ...
- Laura konnte zum ersten Mal in ihrem Leben die Liebe Gottes verspüren ...
- Sandra war endlich in der Lage, den Ärger über ihren Ex-Mann abzuschütteln und eine wunderbare Liebesbeziehung mit einem neuen Mann einzugehen ...

- Julia bestand ihre Prüfung mit Auszeichnung, nachdem sie zuvor mehrmals durchgefallen war …
- Larrys Schmerzen im Fuß und sein Hinken verschwanden …
- Connies Allergien waren wie weggeblasen …
- Mikes unüberwindbares Gefühl des Grolls gegenüber seinem Vorgesetzten, das er zwei Jahre lang gehegt hatte, löste sich in Luft auf …
- Yolanda konnte endlich abnehmen, nachdem sie es schon über Jahre hinweg erfolglos versucht hatte …
- Johannas Bulimie war nach einer Woche weg …
- Toms Sehvermögen verbesserte sich …
- Jims Schulterschmerzen verschwanden …
- Maggies Karpaltunnelsyndrom war nicht mehr nachweisbar …
- Sandy hatte wegen ihrer Knieschmerzen schon drei verschiedene Ärzte aufgesucht – sie hörten binnen Sekunden auf …
- Carolines Albträume, die sie seit mehr als dreißig Jahren gequält hatten, kamen nach einer Woche nicht mehr wieder …

Ich habe jedes einzelne dieser Ereignisse selbst erlebt und noch viele weitere ähnliche Erlebnisse gehabt. In all den Jahren der Praxis und des Lehrens habe ich unzählige, fast wie Wunder anmutende Heilungen wie die hier genannten gesehen, die alle nur durch das Lösen eingeschlossener Emotionen mit dem Emotion Code zustande kamen.

Meine Absicht mit diesem Buch ist es, Ihnen zu erklären, wie Sie solche eingeschlossenen und blockierenden Emotionen bei sich selbst und anderen auffinden und lösen können.

Ob Sie Arzt sind oder Fischer, Hausfrau oder Teenager – Sie können den Emotion Code erlernen. Es ist einfach.

Jeder hat die Fähigkeit zu lernen, wie man sich von den sehr realen und schädlichen Auswirkungen der im Körper eingeschlossenen Emotionen befreien kann.

Was sind Emotionen?

Im Laufe der Tage und Jahre Ihres Lebens verspüren Sie fortwährend das eine oder andere Gefühl. Diese Gefühle, die Sie haben, dienen alle einem Zweck: Sie geben Ihnen Motivation und Richtung, außerdem vermitteln sie Kommunikation von Ihrem Körper, Ihrem höheren Selbst und dem Göttlichen. Auch negative Emotionen können nützlich sein, selbst wenn sie manchmal unangenehm oder schmerzhaft sind. Jeder von uns erlebt zeitweise emotionale Extreme. Dies scheint Teil dessen zu sein, was es bedeutet, Mensch zu sein.

Unsere Gefühle kommen nicht aus dem Nichts – sie werden von unserem Körper erzeugt, basierend auf zwei Kriterien: auf dem, was wir im Moment erleben, und auf in unserem Körper und Verstand gespeicherten Informationen aus früheren Erfahrungen. Ob wir nun Glück oder Scham empfinden, dieses Gefühl kommt aus unserem tiefsten Inneren, und zwar aus einem bestimmten Grund.

Woraus bestehen Emotionen? Wir werden dies später im Buch ausführlicher darstellen. Einfach ausgedrückt, bestehen Emotionen aus Schwingungen reiner Energie. Jede Emotion hat ihre eigene, einzigartige Schwingungsfrequenz.

Alles im Universum besteht aus Energie, und Emotionen sind da keine Ausnahme. Die Quantenphysik hat bewiesen, dass Energien andere Energien beeinflussen. Daraus folgt, dass wir von der Energie unserer Emotionen beeinflusst werden, weil auch unser Körper aus Energie besteht. Diese einfache Tatsache ist der Grund dafür, dass unsere Emotionen uns auf mentaler, emotionaler und physischer Ebene tiefgreifend beeinflussen können.

Die emotionale Erfahrung in Kürze

Drei Dinge geschehen, wenn wir ein Gefühl erleben:

- Erstens erzeugt unser Körper die emotionale Schwingung.
- Zweitens beginnen wir, das Gefühl und alle dazugehörigen Gedanken oder körperlichen Empfindungen zu verspüren, die damit einhergehen.
- Drittens entscheiden wir uns dafür, die Emotion loszulassen und weiterzugehen, meist nach einigen Sekunden oder Minuten. Die-

ser letzte Schritt wird *Verarbeitung* genannt, und wenn er abgeschlossen ist, haben wir diese emotionale Erfahrung erfolgreich hinter uns gelassen, und daraus sollten uns keine Probleme entstehen.

Wird jedoch entweder der zweite oder der dritte Schritt unterbrochen, ist die emotionale Erfahrung unvollständig, und es ist wahrscheinlich, dass die Energie der Emotion im Körper eingeschlossen wird.

Wir verstehen noch nicht alle Gründe, warum Emotionen manchmal nicht vollständig verarbeitet werden. Es scheint, dass je überwältigender oder intensiver eine Emotion ist, desto wahrscheinlicher wird sie eingeschlossen. Es könnte auch andere Gründe geben, z.B. Schwäche im Körper oder viele bereits vorhandene alte eingeschlossene Emotionen mit ähnlicher Schwingung, aber wir werden später noch eingehender darauf eingehen.

Was ist eine eingeschlossene Emotion?

So gern wir auch einige der emotional schwierigen Zeiten, die wir durchlebt haben, vergessen würden, der Einfluss dieser Ereignisse kann in Form von eingeschlossenen Emotionen an uns haften bleiben. Manchmal können wir uns bewusst an Herausforderungen erinnern, manchmal nicht. Ob Sie sich an ein schmerzliches Ereignis erinnern oder nicht, spielt nicht wirklich eine Rolle, denn Ihr Unterbewusstsein *erinnert sich,* und bei der Emotion Code-Anwendung können wir auf diese Information zugreifen. Viele Menschen, die ein extremes Trauma durchgemacht haben, haben Jahre ihres Lebens ausgeblendet und erinnern sich an fast nichts davon, aber der Emotion Code erlaubt es uns, das Bewusstsein vollständig zu umgehen. Stattdessen können wir Zugang zu wichtigen Informationen über eingeschlossene Emotionen aus dem Unterbewusstsein erhalten.

Jedes Mal, wenn Sie eine Emotion in sich einschließen, bleiben Sie mitten in dem traumatischen Ereignis stecken, das Sie erlebt haben. Anstatt also einen Moment des Ärgers oder eine vorübergehende Periode von Trauer oder Niedergeschlagenheit einfach hinter sich zu lassen und das Leben fortzusetzen, verbleibt die betreffende negative emotionale Energie dann in unserem Körper und kann dort potenziell beträchtlichen physischen und emotionalen Stress verursachen. Die meisten Menschen sind sehr erstaunt darüber, dass die Redewendung von emotionalen Lasten wörtlicher zu nehmen ist, als sie es sich vorstellen können. Eingeschlossene Emotionen bestehen in der Tat aus genau definierten Energien mit einer bestimmten Form und Ausprägung. Sie sind zwar unsichtbar, aber dennoch sehr real.

Mikes Groll

In dieser Begebenheit erzählt ein kanadischer Lehrer, wie aus einer schwierigen Situation eine eingeschlossene Emotion zurückblieb, die er anschließend mit sich herumtrug und die sein Leben negativ beeinflusste.

Als ich vor einigen Jahren an einer Schule unterrichtete, kam ich mit der Rektorin der Schule nicht sehr gut aus. Fast vom ersten Tag an stritten wir ständig über das eine oder andere Thema. Sie benahm sich mir gegenüber extrem feindselig, nachtragend und in jeder Hinsicht herablassend. Schließlich kam es in dem Schuljahr im Januar so weit, dass ich so nicht mehr arbeiten konnte. Ich ging zu meinem Arzt und ließ mich krankschreiben. Er sagte zu mir: „Nehmen Sie eine Auszeit, versuchen Sie, sich zu regenerieren und wieder zu Kräften zu kommen." Das tat ich drei Monate lang, danach ging ich bei guter Gesundheit wieder zur Arbeit. Der Arzt hatte allerdings die Bedingung gestellt, dass ich nicht in die gleiche Situation mit dieser unangenehmen Rektorin zurückkehren dürfe.

So weit, so gut. Dennoch ließen mich die negativen Gefühle bezüglich dieser Rektorin und im Hinblick auf die gesamte Situation nie vollständig los. Sie kamen oft wieder hoch, ich geriet dann ins Grübeln und Nachdenken, ich fühlte, dass mein Blutdruck anstieg, und ich spürte den ganzen Ärger und Groll darüber, wie ich behandelt worden war, in mir hochsteigen. Die Tatsache, dass das Ganze für diese Rektorin keine disziplinarischen Konsequenzen nach sich gezogen hatte, obwohl sie bereits seit Längerem für ihr feindseliges Verhalten gegenüber Kollegen mit anderer Auffassung von Führungskompetenz bekannt war, ärgerte mich sehr.

So ging es zwei Jahre weiter. Ich konnte nachts nicht richtig schlafen, weil mich das immer noch sehr belastete. Als wir dann einige Zeit später nach Südkalifornien reisten, suchte ich Dr. Nelson in seiner Sprechstunde auf. Er löste eine eingeschlossene Emotion von Groll auf. Dabei verspürte ich sehr deutlich, dass etwas von mir abfiel. Auch wenn ich diese Frau immer noch nicht leiden kann, habe ich doch seit diesem Moment die negativen Gefühle ihr gegenüber, den Groll und den Ärger, der mir jahrelang zu schaffen gemacht hatte, nicht mehr verspürt. Mein Blutdruck normalisierte sich seitdem wieder. Das ist der Bericht einer aufgelösten emotionalen Blockade nach den Prinzipien des Emotion Codes von Dr. Nelson. – Mike B.

Gefühlte Geiselhaft

Fühlen Sie sich manchmal so, als ob Sie an einer Belastung zu tragen oder mit einer Einschränkung zu kämpfen hätten, die Sie nicht recht zuordnen können? Vielleicht verläuft Ihr Leben nicht so, wie Sie es sich erhofft haben. Vielleicht misslingen jedes Mal aufs Neue Ihre Versuche, dauerhafte Beziehungen aufzubauen. Möglicherweise wünschen Sie sich, dass bestimmte Ereignisse Ihrer Vergangenheit niemals passiert wären, aber Sie fühlen sich machtlos und nicht in der Lage, darüber hinwegzukommen. Vielleicht haben Sie sogar das unangenehme Gefühl, dass Ihre Gegenwart auf vage und undefinierbare Art und Weise eine Geisel Ihrer Vergangenheit ist.

Jennifers Selbstsabotage

Der Bericht von Jennifer ist ein gutes Beispiel dafür, dass eingeschlossene Emotionen ein Hindernis darstellen können. Sie war eine gute Freundin meiner Tochter, eine lebensfrohe Studentin mit besten Zukunftsaussichten. Zu Beginn der Sommerferien besuchte sie uns, als sie auf dem Weg nach Hause war. Am College ging es ihr gut, doch äußerte sie sich besorgt darüber, dass ihr Ereignisse aus ihrer Vergangenheit immer noch zu schaffen machten, und sie fragte sich, ob sie wohl unter alten eingeschlossenen Emotionen litt.

Sie erzählte mir, dass sie im Jahr vorher eine stürmische Liebesbeziehung mit einem jungen Mann gehabt habe. Seit diese Beziehung beendet wurde, fühlte sie sich bei jeder neuen Begegnung unsicher und hatte eine unbegründete Angst vor Bindung, die sie nicht überwinden konnte. Sie hatte den Eindruck, dass sie jede neu entstehende Beziehung unabsichtlich selbst sabotierte. Ich testete sie und entdeckte tatsächlich mindestens eine eingeschlossene Emotion, die zu ihrem Problem beitrug.

Da sie weit von uns entfernt lebte, brachte ich ihr bei, wie sie fortfahren konnte, ihre eingeschlossenen Emotionen selbst zu lösen. Sie erlernte den Emotion Code leicht und schnell und fand selbst mehrere eingeschlossene Emotionen in ihrem Körper. Die erwähnenswerteste davon war eine Emotion der *kreativen Unsicherheit*. Dieses spezielle Gefühl resultiert aus einem mangelnden Vertrauen in sich selbst, neue Dinge zu schaffen, vom Malen eines Bildes über das Aufnehmen einer neuen Arbeit bis zum Beginn einer neuen Beziehung und vielem mehr. Jennifer hatte dieses Gefühl in ihrer alten Beziehung erlebt, und im weiteren Verlauf hatte sie diese Emotion in sich eingeschlossen. Jetzt löste sie innerhalb weniger Minuten diese kreative Unsicherheit (neben anderen eingeschlossenen Emotionen) aus ihrem Körper und setzte dann ihre Fahrt nach Hause fort.

Wenige Tage später erhielt ich einen Anruf von ihr, bei dem sie mir von ihrer erstaunlichen Verhaltensänderung berichtete. Sie ging mit einem jungen Mann aus und fühlte sich dabei sehr wohl, locker und voller Selbstvertrauen, und außerdem konnte sie sich wesentlich besser ausdrücken. Zuvor war sie in seiner Gegenwart schüchtern und zurückhaltend gewesen. Monate später war sie immer noch glücklich in dieser wachsenden Beziehung, die sie, wie sie selbst sagte, sicherlich wieder sabotiert hätte, wenn sie nicht zuvor ihre eingeschlossenen Emotionen gelöst hätte.

Die Entfernung von eingeschlossenen Emotionen kann Ihnen auf ähnliche Weise helfen. Auch Sie können Hindernisse aus Ihrer Vergangenheit überwinden und neues Leben in Ihre Ehe, Ihre Familie und andere persönliche Beziehungen bringen.

Frei von eingeschlossenen Emotionen zu sein, kann Ihnen zu mehr Sicherheit und Motivation verhelfen und Ihnen die Freiheit geben, sich die Beziehungen, die Karriere und das Leben zu erschaffen, die Sie sich immer gewünscht haben.

Häufig spüren Menschen, dass ihre eigenen Emotionen aus der Vergangenheit eine Belastung darstellen, aber sie wissen nicht, wie sie diese überwinden können. Der traditionelle Ansatz in der westlichen Gesellschaft liegt im Allgemeinen darin, mit einem Therapeuten die Vergangenheit zu reflektieren und über Bewältigungsmechanismen zu sprechen. Dies ist zwar oft hilfreich und kann Leben retten, spricht jedoch die eingeschlossenen Emotionen nicht direkt an, was bedeutet, dass die wahren Wurzeln des Problems bestehen bleiben.

Eingeschlossene Emotionen führen bei Menschen oft auf verschiedene Weise zu Selbstbetäubung. Sie können sich bei stundenlanger Arbeit wiederfinden, Drogen nehmen oder trinken, nach Nervenkitzeln suchen oder versuchen, die Probleme der anderen zu lösen.

Viele Menschen sind nicht in der Lage, die Leistungen zu erbringen, die ihren Fähigkeiten entsprechen, und haben Schwierigkeiten, im Leben zurechtzukommen. Oftmals ist die Ursache ihrer Frustration eine eingeschlossene Emotion, die von einem Ereignis aus der Vergangenheit herrührt, von der sie vielleicht nicht wissen, dass sie ihre Bemühungen sabotiert. Der folgende Bericht ist ein perfektes Beispiel dafür, wie dies geschehen kann.

Julia, die angehende Justizangestellte

Julia machte eine Ausbildung als Protokollführerin des Gerichts und freute sich auf ihren zukünftigen Beruf. Protokollführer lernen, auf einer besonderen, sprachgesteuerten Schreibmaschine zu schreiben, und müssen alles, was im Gerichtssaal gesagt wird, sehr schnell und akkurat tippen. Julia erbrachte in der Ausbildung gute

Leistungen, aber bei Prüfungen fiel sie immer durch. Sie machte sich große Sorgen, zumal sie bei der Abschlussprüfung schon dreimal durchgefallen war, und hatte Angst, da die nun bevorstehende vierte Prüfung ihre letzte Chance war.

Ich testete sie, um herauszufinden, ob eingeschlossene Emotionen ihr Verhalten in der Prüfungssituation beeinflussten. Ihr Körper gab die Antwort *Ja*. In ihrem Fall handelte es sich um eine eingeschlossene Emotion von Entmutigung. Mit 15 Jahren hatte sie eine schwierige Zeit durchlebt, als ihre Eltern sich scheiden ließen. Sie hatte eine überwältigende Entmutigung empfunden, die sich in ihrem Körper festgesetzt hatte. Unter dem Druck der aktuellen Prüfungssituation hatte diese eingeschlossene Emotion ihre Leistung sabotiert. Wir lösten die Emotion auf, und Julia bestand ihre Abschlussprüfung mit Bravour, völlig entspannt und mit großem Selbstvertrauen. Julia hatte keine Ahnung gehabt, dass die Scheidung ihrer Eltern und ihre damals empfundenen Gefühle sie jetzt noch negativ beeinflusst hatten.

Ähnlich, wie man den Wind eher fühlt als sieht, können eingeschlossene Emotionen zwar unsichtbar sein, aber dennoch einen spürbaren Einfluss auf uns ausüben.

Meiner Erfahrung nach wird ein signifikanter Prozentsatz von Selbstsabotage, physischer Krankheit und emotionalen Schwierigkeiten definitiv von solchen unsichtbaren Energien verursacht. Das nächste Fallbeispiel zeigt dies sehr deutlich.

Marc, der Sänger

Marc ist professioneller Sänger. Er hatte in den letzten Monaten Schwierigkeiten mit den Aufnahmen. Er klagte darüber, dass seine Stimme nicht die gleiche sei. Er war überzeugt davon, einen Klumpen in seiner Kehle zu haben, weshalb er von seinem Arzt mehrfach Antibiotika erhielt. Ich erklärte ihm, dass wir einen anderen Ansatz ausprobieren könnten, und er stimmte zu. Die erste Emotion, die wir austesteten, war eine Empörung von vor sechs Monaten, entstanden im Zusammenhang mit seiner Verlobten, und sie war im

Kehlkopfbereich lokalisiert. Als ich ihn fragte, was vor sechs Monaten geschehen war, brach er in Tränen aus und sagte, zu der Zeit habe er herausgefunden, dass sie ihn betrog. Er erinnerte sich auch daran, dass die Probleme mit der Stimme ebenfalls ungefähr zu dieser Zeit begonnen hatten. Nachdem wir etwa vier eingeschlossene Emotionen im Zusammenhang mit diesem Ereignis gelöst hatten, fühlte er sich viel besser. Noch am selben Tag ging er wieder in sein Studio, und die Aufnahme verlief fehlerfrei. – Lustin L.

Der Schaden, den eingeschlossene Emotionen verursachen

Eingeschlossene Emotionen können Ursache sein für falsche Vermutungen, Überreaktionen auf gut gemeinte Bemerkungen, für Fehlinterpretationen von Verhalten und für Kurzschlusshandlungen in zwischenmenschlichen Beziehungen. Schlimmer noch, auch Depressionen, Phobien und andere unerwünschte, kaum zu bewältigende Gefühlsausbrüche können von eingeschlossenen Emotionen verursacht sein. Ebenso können sie die gesunde Funktion von Organen und Geweben beeinträchtigen, verheerenden Schaden im Körper anrichten, Schmerzen, Erschöpfung und Krankheit verursachen. Wie sehr wir auch darunter leiden mögen, diese unsichtbaren Energien werden von der konventionellen Schulmedizin nicht erkannt und diagnostiziert, obwohl diese Energien zu den Hauptursachen unserer körperlichen und emotionalen Schwierigkeiten gehören.

Um ein gesundheitliches Problem aus der Welt zu schaffen, muss man seine zugrunde liegenden Ursachen erkennen und beseitigen. Viele wirkungsvolle Arzneimittel können die Symptome von Krankheiten lindern. Aber wenn die Wirkung nachlässt, tauchen die Symptome nur allzu häufig wieder auf, denn die tiefer liegenden Ursachen wurden nicht angesprochen.

Für Sie ist es von entscheidender Bedeutung, Ihre vorhandenen eingeschlossenen Emotionen zu erkennen und zu entfernen, bevor sie größeren Schaden anrichten können. Wenn Sie sich davon befreien, können Sie ein wesentlich besseres Leben führen.

Dieses Buch möchte die Wahrheit ans Licht bringen: dass die im Körper gespeicherten Emotionen eine verborgene, aber wesentliche

Ursache für viele Krankheiten und Leiden (sowohl körperlicher als auch emotionaler Natur) sind.

Heilt die Zeit alle Wunden?

Das geflügelte Wort „Die Zeit heilt alle Wunden“ kennt sicherlich jeder, es ist aber nicht unbedingt immer zutreffend. Sie denken vielleicht, Sie hätten alle emotionalen Schmerzen aus früheren Beziehungen losgelassen. Vielleicht waren Sie deswegen sogar in Therapie. Es sieht so aus, als hätten Sie alles hinter sich gelassen, aber Ihr Körper kann immer noch von den unsichtbaren Energien alter Emotionen buchstäblich bewohnt sein. Das sind Wunden, die die Zeit allein nicht heilen kann und nicht heilen wird. Sie können Ihr Handeln und Fühlen und Ihre gegenwärtigen Beziehungen beeinflussen oder diese sogar sabotieren. Je länger eine eingeschlossene Emotion in Ihrem Körper verbleibt, desto größer ist tatsächlich die Wahrscheinlichkeit, dass sie Ihnen körperliche oder emotionale Schmerzen bereitet.

Wenn eine eingeschlossene Emotion gelöst wird, ist das so, als ob buchstäblich eine Last hinweggenommen wird. Klienten verspüren definitiv danach häufig ein Gefühl der Leichtigkeit. Das Finden und Lösen solcher eingeschlossener negativer Energien kann zu großen Veränderungen führen, etwa in Ihren Gefühlen, Ihrem Verhalten, Ihren Entscheidungen und den Ergebnissen, die Sie erzielen. Und meistens beginnt diese neu gewonnene Freiheit und dieses Vertrauen ganz automatisch Ihnen zuzufließen!

Der Durchbruch bei der Aufführung von J.

Mein siebzehnjähriger Sohn J. leidet an Autismus. Er ist sehr schüchtern, ruhig, und früher ging er nicht einmal ans Telefon. Seitdem er Emotion Code-Sitzungen erhalten hat, ist er mehr und mehr aus seinem Schneckenhaus herausgekommen. Wir gingen zu seinem Frühjahrskonzert, wo sein Lehrer ihn für das Solo im Finale eingeteilt hatte. Er stand auf der Bühne und sang allein vor Hunderten von Menschen. Meine Tochter und ich saßen da und sahen erstaunt zu – wir hielten uns in den Armen und hatten beide Tränen in den Augen. Ja, er war nervös, aber er hat es geschafft. Vor einem Jahr wäre das undenkbar gewesen. Er hat sich in den letzten Wochen so sehr geöffnet. Ich habe versucht, ihm diese Methode zu erklären, und er versteht es nicht, dennoch hat sie eine erstaunliche Auswirkung auf ihn. Ich bin so dankbar für die Gelegenheit, den Emotion Code zu erleben! – Richelle T.

Wenn das Unmögliche geschieht

Ich würde gern die Geschichte eines meiner Klienten erzählen. Er ist ein sechsjähriger Junge, der international adoptiert wurde. Er wiegt nur etwa dreißig Pfund, sieht aus, als wäre er zwei oder drei Jahre alt, und seine kognitive Entwicklung entspricht (mittels Mainstream-Tests) etwa einem Alter von sechzehn Monaten. (In seinem ersten Lebensmonat erhielt er nichts als Wasser.) Er interagierte weder mit den Menschen um ihn herum noch mit seiner Umgebung und hatte kaum verbale Fähigkeiten. Ich hatte mit ihm gearbeitet, um mit naturheilkundlichen Methoden sein Gleichgewicht wiederherzustellen, wo dies möglich war. Seine Mutter kontaktierte mich, um mir zu berichten, dass er plötzlich jeden Morgen Weinkrämpfe von zwei bis drei Stunden Dauer hatte. Ich bat sie um die Erlaubnis, eine Emotion Code-Sitzung durchzuführen, und sie stimmte bereitwillig zu. Nach einer einzigen Sitzung hörte er sofort auf zu weinen, und danach hatte er nie wieder eine Attacke. Seine Eltern erzählten, dass er zu jeder Tageszeit mehr lächelte und sich viel wohler fühlte. Wir haben die Emotion Code-Sitzungen fortgesetzt und Gott sei Dank erstaunliche Ergebnisse erzielt. Der kleine Junge begann, mit seiner Familie auf eine Weise zu interagieren, wie er es zuvor nie getan hatte. Er reagiert jetzt angemessenen, wenn er Fragen gestellt bekommt oder Anweisungen erhält, und er hat tatsächlich damit begonnen, verschiedene Dinge zu verbalisieren. Das sind die großen Veränderungen, aber er hat noch viele andere positive Auswirkungen der Emotion Code-Anwendung erlebt. Seinen Eltern war gesagt worden, dass keinerlei solcher Fortschritte möglich seien, aber wir sehen, dass sie offensichtlich doch möglich sind. Ein Werkzeug zu sein, das Wunder möglich macht, ist ein großer Segen in meinem Leben. Ich bin so dankbar für das Geschenk Emotion Code! – Dr. Pamela R.

Der Emotion Code ermöglicht es Ihnen, Ihre persönliche Last abzuwerfen, damit Sie so sein können, wie Sie in Ihrem Inneren wirklich sind. Sie sind nicht Ihre *emotionalen Lasten,* aber manchmal können Ihre eingeschlossenen Emotionen Sie zum Entgleisen bringen oder Sie auf Wege führen, auf die Sie sich eigentlich gar nicht begeben wollten. Eingeschlossene Emotionen können Sie davon abhalten, das dynamische, gesunde Leben zu führen, das Ihnen zusteht.

Eingeschlossene Emotionen und körperliche Schmerzen

Zusätzlich zu offensichtlichem emotionalem Unwohlsein leiden Millionen von Menschen unter körperlichen Schmerzen. Häufig tragen unsichtbare emotionale Energien zur Entstehung der Schmerzen bei oder sind sogar die Hauptursache dafür. Im nächsten Beispiel sehen Sie, welchen erstaunlich wirkungsvollen Einfluss eingeschlossene Emotionen auf unseren physischen Körper ausüben können.

Debbies gebrochenes Herz

Debbie war bereits seit einem guten Jahr meine Patientin, als sie eines Tages in meine Praxis kam und über Beschwerden klagte, die sie für einen Herzanfall hielt. Sie hatte Brustschmerzen und Atemnot, und ihr linker Arm war vollständig taub, ebenso die linke Gesichtshälfte. Sie gab an, die Beschwerden hätten sich in den letzten 24 Stunden kontinuierlich verschlimmert. Ich bat sie, sich sofort hinzulegen und versetzte meine Assistenten in Alarmbereitschaft, da wir möglicherweise einen Notarzt benötigen würden. Nachdem ich ihre Vitalzeichen überprüft und für normal befunden hatte, testete ich sie, um festzustellen, ob diese Symptome von eingeschlossenen Emotionen verursacht wurden. Ihr Körper gab die Antwort *Ja*.

Weiteres Testen ergab schnell, dass die zugrunde liegende Emotion in diesem Fall Kummer war. Diese Emotion hatte sich vor drei Jahren in ihrem Körper festgesetzt. Debbie brach in Tränen aus und rief: „Ich dachte, ich hätte all das schon durch meine Therapie hinter mir gelassen. Ich kann kaum glauben, dass es schon wieder auftaucht!" Sie erklärte, dass ihr damaliger Mann vor drei Jahren eine Affäre gehabt habe. Diese Nachricht war für sie niederschmetternd gewesen. Ihre Ehe war zerstört, und für eine Weile war ihr ganzes Leben ein einziges Desaster. Aber nach und nach hatte sie sich damit abgefunden. Sie hatte viele Tränen geweint, war ein Jahr lang zur Psychotherapie gegangen, hatte erneut geheiratet, und ihr Leben lief weiter – so dachte sie zumindest.

Debbie war sehr überrascht, dass dieser vergangene Kummer sie immer noch belastete, und das auf so dramatische Art und Weise. Wie konnte dies die Ursache für ihre Schmerzen sein, nachdem sie sich schon so sehr bemüht hatte, darüber hinwegzukommen? Sie hatte all das getan, was in solchen Fällen empfohlen wird. Sie hatte ihren Tränen freien Lauf gelassen, ihren Gefühlen Ausdruck verliehen, Trost bei Freunden und Rat von Therapeuten gesucht, war mit ihrem Ex-Mann in Dialog getreten und hatte sich mit der Scheidung ausgesöhnt. Es war nicht immer einfach gewesen, und sie hatte in vieler Hinsicht Fortschritte gemacht. Ihrer Meinung nach hatte sie sich genügend damit befasst und das Ganze hinter sich gelassen.

Was sie nicht sehen konnte, war das, was niemand von uns sehen kann. Es gab da eine physische Auswirkung dieser Ereignisse, die still und unsichtbar blieb, bis sich daraus resultierende Symptome zeigten. Sie hatte ihre Schwierigkeiten bisher in jeder Hinsicht bewältigt, nur nicht in Bezug auf ihre eingeschlossene Emotion, unter der sie litt und die noch nicht gelöst war.

Kaum hatte ich den eingeschlossenen Kummer aus ihrem Körper gelöst, kam innerhalb von Sekunden das Gefühl in ihren Arm und ihr Gesicht zurück. Plötzlich konnte sie wieder frei atmen, der Brustschmerz und das Gefühl der Schwere waren verflogen. Als sie kurz darauf die Praxis verließ, fühlte sie sich rundum wohl.

Der überwältigende Kummer, den sie in den ersten Tagen nach dem Ende ihrer Beziehung verspürt hatte, war buchstäblich in ihrem physischen Körper stecken geblieben. Ich war zutiefst erstaunt über die unmittelbare Besserung ihrer körperlichen Symptome. Das Ganze bewog mich zum Nachdenken über die hier zugrunde liegenden Mechanismen. Wie konnte eine einzige eingeschlossene Emotion solch extreme körperliche Symptome hervorrufen?

Die Geschichte von Debbie ist ein dramatisches Beispiel für körperliche Auswirkungen eingeschlossener Emotionen und dafür, dass herkömmliche Therapien diese nicht entfernen können und es auch gar nicht versuchen. Dennoch hat auch die herkömmliche Therapie ihren Platz. Es ist nicht unbedingt typisch für eingeschlossene Emotionen, dass sie dramatische Symptome solchen Ausmaßes erzeugen. Meist sind sie eher subtil, fast unmerklich, und doch bringen sie Körper und Seele aus dem Gleichgewicht.

Sharons Mutter war der Schmerz

Eines Tages kam eine Patientin namens Sharon in meine Praxis, die über Bauchschmerzen klagte. Sie sagte, der Schmerz fühle sich an, als gehe er von ihrem rechten Eierstock aus. Ich testete sie, um zu sehen, ob ihre Schmerzen von eingeschlossenen Emotionen verursacht wurden, und dem war so.

Weiteres Testen ergab, dass es sich um Frustration handelte, die seit drei Tagen vorhanden war und die mit ihrer Mutter zu tun hatte. In diesem Moment wurde die Patientin aufgeregt und ärgerlich zugleich und fauchte: „Oh, meine Mutter! Sie rief mich vor drei Tagen an und überschüttete mich mit all diesen Dingen! Ich wünschte, sie würde aus meinem Leben verschwinden und mich in Ruhe lassen!"

Ich löste die eingeschlossene Frustration aus ihrem Körper, und der Schmerz verging augenblicklich. Sharon war erstaunt und konnte kaum glauben, dass der Schmerz plötzlich völlig verschwunden war. Noch mehr wunderte sie sich darüber, dass die Frustration wegen ihrer Mutter die offensichtliche Ursache ihrer Schmerzen während der letzten drei Tage gewesen war.

Eingeschlossene Emotionen können nicht nur zu Schmerzen führen, wie bei Sharon, sondern auch muskuläres Ungleichgewicht verursachen, was zur Beeinträchtigung von Gelenkfunktionen und letztendlich zu Gelenkdegeneration und Arthrose führen kann. In Hunderten von Fällen habe ich gesehen, dass ein akuter physischer Schmerz sofort verschwand, nachdem eingeschlossene Emotionen gelöst worden waren.

Jims Knieschmerzen

Das Entfernen eingeschlossener Emotionen kann häufig Schmerzen und Leiden lindern, sogar in Fällen, die von der konventionellen Schulmedizin als aussichtslos eingestuft werden. Den folgenden Brief erhielt ich von einem ehemaligen Patienten, in dessen Fall dies sicherlich zutraf.

> *Ich war für einige Jahre Ihr Patient und hatte eine Vielzahl an Problemen mit meinen Füßen, den Knien und dem Rücken, als ich zu Ihnen kam. Ich überstand die Nebenwirkungen Ihrer Entgiftungskur, und dank Ihrer Fähigkeit, den Groll, die Wut und die Angst, die ich in mir hatte, zu lösen, erreichte ich einen derart guten Gesundheitszustand, dass meine Knie nicht mehr schmerzten. Zuvor hatte mir mein Arzt, der mir bereits künstliche Hüftgelenke eingesetzt hatte, mitgeteilt, dass ich auch neue Kniegelenke benötigen würde, da meine so stark abgenutzt seien. Nun aber war ich zum ersten Mal seit Jahren in der Lage, wieder schmerzfrei zu gehen und Treppen zu steigen. Bis zum heutigen Tag bin ich aktiv und schmerzfrei. Jetzt, da ich älter werde, bemerke ich zwar gelegentlich die Arthrose, aber meine abgenutzten Knie funktionieren immer noch gut, und dafür bin ich dankbar. Ich wünsche Ihnen viel Erfolg mit Ihrem Buch und bete, dass es vielen die Tür zu einem gesunden Leben öffnet.* – Jim H.

Viele Menschen nehmen ihre Schmerzen hin und lernen, damit zu leben, vor allem, wenn sie keine Ursache dafür sehen und keine Lösungsmöglichkeit finden. Durch den Schmerz teilt ihr Körper ihnen mit, dass es ein Problem zu lösen gilt. Der Schmerz ist ein Warnsignal, das es zu beachten gilt.

Ich habe in vielen Jahren klinischer Praxis beobachtet, dass Menschen, die unter körperlichen Schmerzen leiden, fast immer Erleichterung finden, oft sofort, wenn die eingeschlossenen Emotionen, die ihren Schmerzen zugrunde liegen, gelöst werden. Tatsächlich können körperliche Schmerzen in etwa 90 Prozent der Fälle als eine Botschaft aus dem Unterbewusstsein verstanden werden, dass eingeschlossene Emotionen vorhanden sind und bearbeitet werden müssen.

Jessicas Erlebnis als Baby

Als ich einmal einen Workshop in Las Vegas gab, hatte ich ein interessantes Erlebnis. Ich fragte nach Freiwilligen für Demonstrationszwecke, und eine junge Frau Anfang 20 meldete sich. Ich fragte sie, ob sie gesundheitliche Beschwerden irgendwelcher Art habe. Sie verneinte und sagte, sie sei gesund und fühle sich wohl.

Ich testete, ob sie eingeschlossene Emotionen habe, und dem war so. Es handelte sich um eine Emotion von Sich-nicht-unterstützt-zu-Fühlen. Es ähnelt dem Gefühl des Alleinseins oder dem Gefühl, ohne Hilfe zu sein, wenn man sie dringend brauchen würde.

Mithilfe des Muskeltest fragte ich ihr Unterbewusstsein, wann sich diese Emotion festgesetzt hatte. Wir konnten sie bis zum ersten Lebensjahr zurückverfolgen. Ich fragte sie, ob sie eine Idee habe, worum es sich handeln könne, und sie verneinte.

Diese junge Frau war gemeinsam mit ihrer Mutter zu der Veranstaltung gekommen. Sie hatten im Publikum nebeneinandergesessen. Als ich zur Mutter hinüberschaute, bemerkte ich, dass diese sich offensichtlich gerade sehr unwohl fühlte.

Ihre Hand bedeckte den Mund, und ihr Blick war voller Angst oder Scham. Ich konnte nicht ganz erkennen, welches von beidem eher zutraf. Da ihre Tochter sich nicht daran erinnern konnte, fragte ich also die Mutter, ob sie noch wisse, was damals passiert war.

Es war ihr höchst peinlich, als sie verschämt erklärte: „Als Jessica ein Baby war, benutzte ich Stoffwindeln, die ich mit Sicherheitsnadeln verschloss. An einem Tag – ich schäme mich, dies zu sagen – stach ich versehentlich mit der Sicherheitsnadel in ihre Haut, um die Windel zu verschließen. Sie schrie und schrie, aber ich merkte nicht, dass ihre Haut von der Sicherheitsnadel durchstochen war, bis ich ihre Windel wechselte. Ich kann kaum glauben, dass das hier auftaucht! Ich hatte so ein schlechtes Gewissen deswegen und habe es immer noch."

Ich drehte mich zu Jessica um und fragte: „Entstand die eingeschlossene Emotion bei diesem Ereignis?" Ich drückte ihren Arm herunter, er blieb sehr stark – das bedeutete, dass dies der Fall war. Ich löste die eingeschlossene Emotion, und Jessica setzte sich wieder. Zwei Wochen später erhielt ich folgende E-Mail:

> *Hallo Dr. Nelson,*
> *bei Ihrem Workshop in Las Vegas lösten Sie bei meiner Tochter Jessica eine eingeschlossene Emotion, die aus ihrer Kindheit stammte. Seitdem sie zwölf Jahre alt war, hatte sie immer wiederkehrende Schmerzen in den Hüften und Knien gehabt, die sich in den letzten Jahren zunehmend verschlimmert hatten. Seitdem Sie ihre im Körper eingeschlossene Emotion von Sich-nicht-unterstützt-Fühlen gelöst haben (vor rund anderthalb Wochen), hat sie keinerlei Hüft- oder Kniebeschwerden mehr. Vorher hatte sie nie mehr als einen oder zwei schmerzfreie Tage am Stück, zunehmend war auch ihr Gangbild beeinträchtigt gewesen. Jetzt ist sie überglücklich, sie erfährt gerade eine neue Dimension der inneren Freude. Sie bedankt sich auf das Herzlichste. Jessica sagt, Sie können ihre Geschichte gern weitererzählen. Sie selbst erzählt mit Sicherheit jedem in Las Vegas davon! Vielen Dank!* – Maureen C.

Das war ein weiteres Beispiel dafür, wie eingeschlossene Emotionen körperliche Schmerzen verursachen können. Das ursächliche Ereignis fand im Säuglingsalter statt, sie hatte keine bewusste Erinnerung daran. Wir wissen nicht, warum die Hüft- und Kniebeschwerden sich erst im Alter von zwölf Jahren entwickelt hatten. Das Wichtigste daran ist, dass sie sich jetzt ohne diese Beeinträchtigung durch Schmerzen bewegen kann. Nicht nur ihre Chancen auf ein gutes, gesundes Leben ohne diese Schmerzen sind viel höher, sondern auch ihre Gelenke werden gesünder und beweglicher bleiben, und vielleicht konnte eine mögliche spätere Gehbehinderung vermieden werden.

Sonyas seltsame Schmerzen

Meine Mutter starb vor fünf Jahren an einer Schwarzschimmelvergiftung, und es war eine sehr schwierige Zeit für mich. Nur wenige Monate später zog mein einziger Sohn aus. Ich freute mich für ihn, war aber auch am Boden zerstört, da er mir alles bedeutet. Dann heiratete ich einen wunderbaren Mann. Bald darauf überfuhr ich aus Versehen meinen geliebten kleinen Hund Jack. Nach der Operation und drei Wochen auf der Intensivstation kam er durch, musste aber rund um die Uhr gepflegt werden, was ich tat. Obwohl er überlebte, war die Schuld, die ich fühlte, gewaltig. Während dieser Jahre hatte ich auch eine Hysterektomie und arbeitete in einem SEHR stressigen, nicht gerade erfüllenden Job. Ich fühlte mich so überwältigt und war oft am Rande der Tränen.

Plötzlich hatte ich häufiger nachts wechselnde Schmerzen im rechten Oberschenkel, nachdem ich zu Bett gegangen war. Dieser Schmerz wurde von Monat zu Monat heftiger und zog dann in meinen linken Oberschenkel. Er war so stark, dass ich meistens nicht einschlafen konnte, und wenn ich doch mal schlief, weckte er mich wieder auf. Manchmal war es nur ein Bein und manchmal waren es beide. Der Schmerz verlagerte sich schließlich in meinen linken Arm und dann in meinen rechten Arm. Dann ging er wahllos auf meinen ganzen Körper über. Bald war es nicht mehr nur nachts, sondern viel häufiger. Ich konsultierte mehrere Ärzte, die sagten, dies sei seltsam. Alle medizinischen Untersuchungen waren „in Ordnung und innerhalb des Normbereichs“.

Außerdem hatte ich schreckliche Nacken-, Schulter- und Rückenschmerzen. Ich dachte, es sei alles auf arbeitsbedingten Stress zurückzuführen. Schließlich hatte ich noch einen eingeklemmten Nerv im Rücken. Ich war bei einem Massagetherapeuten, einem Chiropraktiker, einem Akupunkteur, einem Physiotherapeuten, und bald musste ich Muskelrelaxantien und Schmerzmittel gegen Rückenschmerzen einnehmen. Keine Erleichterung. Alle sagten immer wieder, es sei seltsam oder merkwürdig. Der Schmerz war anstrengend, lähmend, und ich begann deswegen, depressiv zu werden. Ich dachte schon, ich würde irgendwann in einem Rollstuhl landen. Es fühlte sich an, als stünde ich still, während andere ständig mit Paintballs o.ä. auf mich schossen. Mein Mann war untröstlich, weil er nicht wusste, was er tun sollte oder wie er das Problem lösen könnte.

Im folgenden Jahr erhielt ich meine Reiki-Zertifikate der Stufen 1 und 2 und versuchte, an mir selbst zu arbeiten, um die Schmerzen zu lindern. Bei mir hat das nicht funktioniert. Ich fühlte mich, als sei ich es nicht wert, Reiki anzuwenden.

Da ahnte ich noch nicht, dass Wertlosigkeit tatsächlich eine Emotion ist, die im Körper eingeschlossen sein kann. Dann stieß ich irgendwie – durch die Gnade Gottes, glaube ich – auf das Emotion Code-Buch. Normalerweise kann ich mich beim Lesen nicht lange konzentrieren, aber dieses Buch konnte ich kaum weglegen. Ich las es zu Ende und dachte sofort, dass dieses Buch Pflichtlektüre in Schulen sein sollte. So gut war es! Ich begann, ein wenig mehr darüber zu lernen, und innerhalb einer Woche nach der Lektüre des Buches kaufte ich auch das gesamte Body-Code-System, weil es eine große Menge an Informationen über den Körper enthält.

Ich begann, mit dem Emotion Code an mir selbst zu arbeiten, eingeschlossene Emotionen zu lösen und schrieb alles in einem Notizbuch auf, was ich gelöst habe ... Seite für Seite. Viele Seiten später habe ich keine seltsamen Schmerzen mehr, die meinen Körper befallen, und es ist nur ein paar Monate her, dass ich den Emotion Code entdeckt habe. Diese tiefe, dunkle Traurigkeit, die ich wegen so viel Tod und Verlust in meinem Leben empfunden hatte, ist auch verschwunden.

Ich betete wegen all dem und fragte Gott, ob dies gut und wahr sei, und die Antwort darauf lautete: Ja, es ist die Wahrheit und gut. Ich beschloss, dass ich anderen und allen Geschöpfen Gottes so viel Gutes tun konnte mit diesen Informationen. Wir ALLE leiden an irgendeinem Punkt in unserem Leben, ob wir nun Mensch oder Tier sind, und wir ALLE verdienen es, frei zu sein von dem Leiden, in welcher Form auch immer. Deshalb habe ich beschlossen, zertifizierter Emotion Code-Anwender zu werden ..., um überall Erleichterung zu bringen, wo es möglich ist. Also begann ich mit dem Zertifizierungsprogramm. Außerdem habe ich auch mit der Arbeit an meinem Sohn Christopher, meinem Ehemann und meinen Tieren begonnen. Es war schon immer meine Leidenschaft, Tieren zu helfen, da Tiere oft links liegen gelassen oder vernachlässigt werden, sich uns jedoch so großzügig zur Verfügung stellen, ohne eine Gegenleistung zu erwarten.

Wenn ich auf mein Leben zurückblicke, angefangen bei meiner Kindheit, als ich in einen Autounfall verwickelt war, der das Leben meines Vaters auslöschte (ich war dreizehn, er war fünfunddreißig), die Schulzeit, eine schreckliche Scheidung, unerfüllte Berufsabsichten, dann praktisch verlor ich meine ganze Familie (durch Tod, Entfernung oder Umstände), ist es kein Wunder, dass sich all diese Krankheiten" manifestiert haben, Symptome, die Operationen erforderten, Schmerzen und dergleichen. Wer weiß, was noch alles dahinter lauerte und was im Innern mit jeder einzelnen hässlichen eingeschlossenen Emotion wuchs, eine sich auf die andere aufsetzend. Ich bin so gesegnet, dies gefunden zu haben. Ich sage meinem Mann, dass ich den schmerzhaftesten Teil meines Lebens hinter mich gebracht habe, sodass ich den verbleibenden Teil mit Liebe, Sinn und Zweck verbringen kann. Ich bin so dankbar!!! – Sonya M.

Natürlich werden nicht alle körperlichen Schmerzzustände durch eingeschlossene Emotionen verursacht. Aber ist es nicht interessant, darüber nachzudenken, dass sie körperliche Schmerzen verursachen oder dazu beitragen können? Ich habe festgestellt, dass scheinbar an fast jeder Erkrankung, mit der ich konfrontiert war, eingeschlossene Emotionen in mehr oder weniger starkem Ausmaß beteiligt gewesen sind. Wie ist das möglich?

Eingeschlossene Emotionen und Krankheit

Die älteste Auffassung der Heilkunst besagt, dass Krankheit durch ein Ungleichgewicht im Körper hervorgerufen werde. Eingeschlossene Emotionen sind vielleicht die häufigste Art von Ungleichgewicht, an der Menschen leiden. Meiner Erfahrung nach können sie direkt oder indirekt bei fast allen Krankheiten eine Rolle spielen. Da sie allgegenwärtig zu sein scheinen – wenn auch unsichtbar – und immer eine Beeinträchtigung des Energiefelds des Körpers verursachen, können sie eine unglaubliche Bandbreite an körperlichen Problemen verursachen, ohne dabei erkannt zu werden. Hier sind einige Beispiele, von denen Emotion Code-Anwenderin Laurie W. berichtet:

- Für Claudia war eine Augenoperation geplant. Nach der Arbeit mit dem Emotion Code sagte ihr Arzt die Operation ab, da sie spontan in Remission war.
- Catherine hatte nach einem Verkehrsunfall, in den sie verwickelt gewesen war und bei dem ihre Schwester gestorben war, große Angst, im Auto zu fahren. Der Emotion Code machte einen großen Unterschied. Sie ist endlich wieder in der Lage, Auto zu fahren.
- Baby Sam wachte regelmäßig in jeder Nacht mehrmals auf. Wir entdeckten und lösten mit dem Emotion Code einige eingeschlossene Emotionen von seiner traumatischen Geburt. Es war eine Zangengeburt gewesen. Seine Nächte und die Nächte seiner Eltern waren wesentlich besser, seit diese emotionalen Energien gelöst wurden, denn er schläft nun die Nacht durch.
- Camille fühlte sich plötzlich völlig hoffnungslos in Bezug auf ihre Karriere und allgemein deprimiert. Einen Monat zuvor hatte sie ihr Haustier bei einem schweren Unfall verloren. Nach einer Emotion Code-Anwendung, um all die eingeschlossenen Emoti-

onen rund um diesen Verlust zu lösen, fühlte sie noch am selben Abend, dass sich eine dunkle Wolke von ihr gehoben hatte.

Eingeschlossene Emotionen sind wahrhaftig eine Art Epidemie, und sie sind die unsichtbare, heimtückische Ursache für viel Leid und Krankheit sowohl körperlicher als auch emotionaler Natur. Eingeschlossene Emotionen schwächen das Immunsystem und machen den Körper anfälliger für Krankheiten. Sie können Körpergewebe irritieren, den Energiefluss blockieren und die normale Funktion von Organen und Drüsen stören.

Von all den Beschwerden und Krankheiten, deretwegen Patienten mich je konsultierten, liste ich im Folgenden diejenigen auf, bei denen ich eingeschlossene Emotionen als Teil- oder Hauptursache ausfindig machen konnte:

ADHS
Ängste
Albträume
Allergien
Asthma
Augenschmerzen
Autismus
Autoimmunerkrankungen
Bauchschmerzen
Bipolare Störung
Brustschmerz
Chronische Müdigkeit/CFS
Colitis ulcerosa
Depressionen
Diabetes mellitus
Dyslexie
Essstörungen
Fazialisparese
Fibromyalgie
Frigidität
Gelenkschmerzen
Gewichtsprobleme
Hiatushernie des Magens
Hüftschmerzen
Hypoglykämie-Neigung
Immunschwäche
Impotenz
Karpaltunnelsyndrom
Knieschmerzen
Kopfschmerzen/Migräne
Krebserkrankungen aller Art
Lernschwächen/Legasthenie
Lupus erythematodes
Morbus Crohn
Morbus Parkinson
Multiple Sklerose
Nackenschmerzen
Nebenhöhlenentzündungen
Nervenschmerzen
Niedriges Selbstwertgefühl
Panikattacken
Parkinson
Phobien
Posttraumatische Belastungsstörung (PTBS)
Reizdarm/Colon irritabile
Rückenschmerzen/Hexenschuss

Schilddrüsenfunktionsstörungen	Selbstsabotage	Süchte
Schlafstörungen	Sexuelle Dysfunktion	Suizid-Gedanken
Schulterschmerzen	Sodbrennen/Reflux	Tennisellbogen
Schwindel	Soziale Ängste	Unfruchtbarkeit
		Verstopfung

Ich behaupte nicht, dass das Lösen eingeschlossener Emotionen ein Allheilmittel darstelle. Der Emotion Code sollte niemals als alleinige Methode zur Behandlung ernsthafter Erkrankungen oder Beschwerden angewendet werden, sondern als zusätzliche Unterstützungsmöglichkeit eingesetzt werden. Wenn eingeschlossene Emotionen zu einer physischen Erkrankung beitragen, kann das Auflösen nur helfen.

Der Emotion Code ist in der Anwendung einfach und präzise. Manchmal bringt das Lösen eingeschlossener Emotionen ein sofortiges dramatisches Resultat; meistens jedoch kommt die Wirkung langsam, fast unmerklich. So oder so: Häufig allerdings scheint es mehr Zufriedenheit und mehr inneren Frieden mit sich zu bringen, entweder sofort oder zu einem späteren Zeitpunkt.

Ein verändertes Leben

Ich würde gern meine Erfahrungen nach mehreren Emotion Code-Sitzungen mit Ihnen teilen. Verschwunden sind meine Höhenangst und mein Bedürfnis nach Bewegung, um meinen Geist zu beruhigen. Ich fühle mich wesentlich besser mit mir selbst und anderen verbunden, mit einem gesteigerten Gefühl von Zugehörigkeit, Selbstbewusstsein und Sicherheit. Ich habe mehr Seelenfrieden, mehr Freude und Glücklichsein und kann besser mit Familienangelegenheiten umgehen und die Dinge ins rechte Licht rücken.

Mein Schlaf und meine Verdauung haben sich verbessert. Ich kann besser mit anderen kommunizieren, habe mehr Wertschätzung für meine Mutter und meinen Vater. Die größere Offenheit meines Herzens und mein neues Freiheitsgefühl ist überwältigend. Alle meine negativen Selbstgespräche, mein Bedürfnis nach Thera-

pie, meine Neigung, Dinge persönlich zu nehmen, meine ständigen Ängste und Sorgen und meine Hüftschmerzen habe ich hinter mir gelassen. Es fühlt sich an, als ob die vergangenen Traumata aus meinem Leben verschwunden sind, und ich fühle mich viel leichter! Ich bin so DANKBAR! – Laura J.

Wenn Sie so sind wie die meisten der Tausenden von Menschen, die die Kraft dieser heilenden Methode entdeckt haben, werden Sie auch bemerken, dass die Emotion Code-Anwendung neue Freude und Freiheit in Ihr Leben bringen kann. Sie werden gelassener sein, weil Sie sich von emotionalen Lasten aus der Vergangenheit befreien. Als Ergebnis verspüren Sie größere Ausgeglichenheit, neue innere Ruhe und eine nie da gewesene tiefe Heilung, selbst wenn Ihnen vorher nichts helfen konnte.

2

Die verborgene Welt eingeschlossener Emotionen

Der Arzt der Zukunft wird keine Arznei verschreiben, sondern das Interesse seiner Patienten an der Fürsorge für den ganzen Menschen, an der Ernährung, an den Ursachen und der Verhütung von Krankheiten wecken.

THOMAS A. EDISON

Inzwischen fragen Sie sich vermutlich, ob bei Ihnen selbst eingeschlossene Emotionen zu finden sind und welche das sein könnten. Jeder hat eingeschlossene Emotionen, denn jeder hat schwierige Erfahrungen im Leben gemacht. Selbst ein vorübergehender Kampf oder ein besonders schlechter Tag kann eine eingeschlossene Emotion hervorrufen. Im Folgenden nenne ich einige Lebensumstände und Ereignisse, aus denen wahrscheinlich eingeschlossene Emotionen resultieren können:

- Scheidung oder Beziehungskrisen
- Gefühle der Unterlegenheit oder Minderwertigkeit
- Finanzielle Schwierigkeiten
- Stress (zu Hause oder am Arbeitsplatz)
- Verinnerlichung von Gefühlen
- Langfristiger Stress
- Verlust einer geliebten Person
- Fehlgeburt oder Schwangerschaftsabbruch
- Negative Gefühle über sich selbst oder andere
- Negative Selbstgespräche
- Vernachlässigung
- Körperliche Erkrankung von Ihnen oder einem geliebten Menschen
- Körperliche oder emotionale Auseinandersetzungen

- Körperliches Trauma
- Körperliche, seelische, verbale oder sexuelle Misshandlung/Missbrauch
- Ablehnung

Diese Liste erhebt keinen Anspruch auf Vollständigkeit. Die einzige Möglichkeit herauszufinden, ob Sie eingeschlossene Emotionen haben, besteht darin, Ihr Unterbewusstsein zu fragen. Das geht sehr leicht, doch zunächst sind hierzu noch einige Erklärungen notwendig.

Bewusstes und Unterbewusstes

Lassen Sie uns zunächst den Unterschied zwischen Bewusstsein und Unterbewusstsein beleuchten. Vereinfacht kann man es wie folgt betrachten: Es wurde schon oft gesagt, dass wir nur einen kleinen Teil unseres Gehirns nutzen. Neuere Studien belegen definitiv, dass das Bewusstsein fast gar keine der gesamten Ressourcen des Gehirns benötigt. Oder anders ausgedrückt: Die Aktivitäten, die uns bewusst sind – nämlich Denken, Bewegen, Entscheiden, Planen, Sehen, Hören, Schmecken, Fühlen und Riechen – benötigen nur einen minimalen Anteil der Verarbeitungskapazität des Gehirns.

Wenn das stimmt, wozu dient dann der restliche große Anteil unseres Gehirns? Wenn nur ein so geringer Anteil unserer Intelligenz für bewusste Prozesse gebraucht wird, dann stellt der Rest unser Unterbewusstsein dar. Diese unauffällige unbewusste Intelligenz in Ihnen ist ununterbrochen damit beschäftigt, Informationen zu speichern und das effektive Funktionieren der Organsysteme des Körpers zu steuern. Ebenso wichtig ist es, zu verstehen, dass das Unterbewusstsein einen unsichtbaren, aber tiefgreifenden Einfluss darauf hat, was wir tun, wie wir uns fühlen und wie wir uns verhalten.

Die meisten Menschen schenken der Existenz ihres Unterbewusstseins wenig Beachtung. Aber stellen Sie sich einmal vor, Sie müssten alle seine Aufgaben bewusst erfüllen: Stellen Sie sich vor, wie schwierig es wäre, genaue Anweisungen an Ihren Verdauungsapparat zu geben, wie er das Mittagessen verdauen soll, oder Ihren Zellen mitzuteilen, wie sie Enzyme oder Proteine herstellen sollen. Stellen Sie sich vor, Sie müssten sich jeden Tag permanent darum kümmern, dass Ihr Herz immer weiter schlägt oder dass Luft in Ihre Lungen gepumpt wird ... Und Sie denken, Ihr Terminkalender ist jetzt schon voll!

Wie ein Computer ist Ihr Unterbewusstsein in der Lage, große Mengen an Informationen zu speichern.

Interessanterweise werden neurochirurgische Eingriffe oft im Wachzustand bei vollem Bewusstsein vorgenommen, da das Gehirn selbst nicht mit schmerzempfindlichen Nervenfasern ausgestattet ist. Diesen Umstand nutzen die Neurochirurgen aus, um von ihren Patienten Rückmeldung zu erhalten, während sie feinste Sondierungen im Gehirn vornehmen. So entdeckte Dr. Wilder Penfield, dass bei Patienten während einer Operation am Gehirn Erinnerungen an vergangene Ereignisse auftauchen können, wenn bestimmte Gehirnareale stimuliert werden. Wenn der Chirurg beispielsweise ein Gehirnareal mit einer Elektrode berührt, erinnert sich der wache Patient plötzlich an eine Handlung, einen Geruch oder ein Geräusch aus einem bestimmten Moment seines Lebens.[1]

Häufig handelt es sich bei solchen Flashbacks (Rückblenden) um Ereignisse oder Szenen, die unter normalen Umständen niemals zu Bewusstsein gekommen wären. Wenn exakt dasselbe Hirnareal erneut mit der Elektrode stimuliert wird, kommt es wieder zum Auftauchen derselben Erinnerungen.

Vielleicht fällt es Ihnen – genau wie mir – manchmal schon schwer, sich daran zu erinnern, was gestern passiert ist. Dennoch meine ich, dass das Unterbewusstsein ein Speichermedium erstaunlichen Ausmaßes ist. Ich bin davon überzeugt, dass alles, was Sie jemals getan haben, in Ihrem Unterbewusstsein registriert ist. Jedes Gesicht, das Sie jemals in einer Menschenmenge gesehen haben, jeder Geruch, jede Stimme, jedes Lied, jeder Geschmack, jede Berührung und jeder Sinneseindruck, die Sie je erlebt haben, wurden vom Unterbewusstsein festgehalten.

Jedes Virus, jedes Bakterium oder jeder Pilz, das bzw. der jemals in Ihren Körper eingedrungen ist, alle Ihre Verletzungen, Ihre Gedanken und Gefühle und die gesamte Geschichte jeder einzelnen Körperzelle wurden komplett archiviert. Daher weiß Ihr Unterbewusstsein, ob Ihr Körper eingeschlossene Emotionen beherbergt und welche Auswirkungen diese auf Ihr körperliches, emotionales und seelisches Wohlbefinden haben. All dies und noch mehr ist im Unterbewusstsein gespeichert.

Das Computergehirn

Ihr Unterbewusstsein weiß auch genau, was Ihr Körper braucht, um gesund zu werden. Aber wie können wir an diese Informationen herankommen?

Während meines Studiums zum Chiropraktiker begann ich, mir diese Frage zu stellen. Ich lernte, dass das menschliche Gehirn im Prinzip einem Computer gleicht, und zwar dem leistungsfähigsten Computer des gesamten Universums. Ich fragte mich, ob ich in meinem Heilberuf diese enorme Kapazität des Gehirns nicht anzapfen könnte, um entscheidende Informationen darüber zu erhalten, was meinen Patienten fehlte.

Während der Jahre meiner praktischen Tätigkeit fand ich heraus, dass es tatsächlich möglich ist, an Informationen im Unterbewusstsein zu gelangen, und zwar mit einer kinesiologischen Methode: mit dem Muskeltest. Diese Methode wurde in den 1960er-Jahren von Dr. George Goodheart entwickelt, zunächst um strukturelles Ungleichgewicht des Bewegungsapparates zu korrigieren. Inzwischen ist der kinesiologische Muskeltest in breiten Kreisen anerkannt. Weltweit wenden viele Ärzte und Therapeuten diese Methode an, um Wirbelfehlausrichtungen oder anderes Ungleichgewicht zu korrigieren. Weniger bekannt ist jedoch die Tatsache, dass man mit dem Muskeltest direkt Informationen aus dem Unterbewusstsein erhalten kann.[2]

Kommunikation mit dem Körper

Die Technik, durch den Muskeltest die Kommunikation mit dem Unterbewusstsein des Patienten aufzunehmen, wurde für mich in der Praxis zu einem sehr nützlichen Instrument. Dadurch war ich in der Lage herauszufinden, was für eine möglichst schnelle Genesung des Patienten notwendig war. Ich lernte, der körpereigenen Weisheit vorbehaltlos zu vertrauen und mich auf die angeborene Fähigkeit des Körpers zu verlassen, mir diese Weisheit via Muskeltest mitzuteilen. Ich halte nun bereits seit vielen Jahren Seminare ab, und zwar sowohl für Therapeuten als auch für medizinische Laien. Dabei habe ich festgestellt, dass jeder in der Lage ist, den Muskeltest zu erlernen. Jeder kann Antworten vom Körper erhalten, und jeder kann die notwendigen Schritte unternehmen, die dem Körper zu Heilung verhelfen. Dafür muss man nicht unbedingt Arzt oder Therapeut sein – man muss lediglich bereit sein zu lernen.

Dieses wunderbare Wissen mit der Welt zu teilen, ist zu meiner Lebensaufgabe geworden. Es hat viel Gebet und Mühe gekostet, den Emotion Code zu verfeinern und zu vereinfachen, und jetzt ist er so einfach, dass jeder ihn erlernen kann. Sie werden bald all das Wissen haben, das Sie brauchen, um diese Methode bei sich selbst anzuwenden, um eingeschlossene emotionale Energien aus Ihrem Körper zu entfernen.

Negative und positive Reize

Bevor ich Sie dazu anleiten kann, die im Unterbewusstsein vergrabenen Informationen zu erschließen, sollten Sie ein grundlegendes Prinzip verstehen. Alle lebenden Organismen, ganz gleich wie primitiv, sind in der Lage, auf positive und negative Reize zu reagieren. Pflanzen beispielsweise wachsen immer zum Sonnenlicht hin und wenden sich von der Dunkelheit ab. Eine Amöbe im Aquarium wird sich dem Licht zu- und von der Dunkelheit abwenden. Gibt man einen Tropfen Gift in dasselbe Aquarium, wird sich die Amöbe auch davon abwenden und sich zum sauberen Wasser hinbewegen. Auf der Ebene des Unterbewusstseins reagiert der menschliche Körper auf dieselbe Art und Weise. Ihr Körper fühlt sich normalerweise von positiven Dingen oder Ideen angezogen und von negativen Dingen oder Gedanken abgestoßen. Das war schon Ihr ganzes Leben lang so, ohne dass Sie sich dessen bewusst geworden wären. Wenn Sie bereit sind, Ihr Bewusstsein zur Ruhe zu bringen und sich nunmehr auf Ihren Körper einzustimmen, werden Sie feststellen, dass Ihr Unterbewusstsein wahrhaftig in der Lage ist, mit Ihnen zu kommunizieren.

Sind Sie bereit, Ihr Unterbewusstsein zu Ihnen sprechen zu lassen?

Der Neigetest

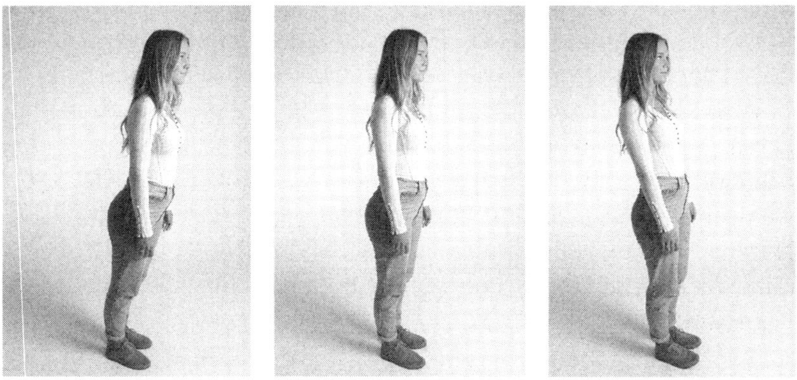

Die einfachste mir bekannte Methode, Informationen vom Unterbewusstsein zu erhalten, ist der sogenannte Neigetest. Später in diesem Buch werden Sie noch andere Techniken des Muskeltestens kennenlernen. Der Neigetest ist sehr einfach zu erlernen und benötigt keine Hilfestellung einer anderen Person, sodass Sie ihn gut allein durchführen können.

Um den Neigetest auszuprobieren, stellen Sie sich zunächst bequem hin. Der Raum sollte ruhig sein, jegliche Ablenkung (auch Musik oder Fernsehen) schalten Sie am besten aus. Am einfachsten erlernen Sie die Technik allein oder gegebenenfalls mit einer Person, die dies ebenfalls lernt.

So funktioniert der Test

- Stellen Sie sich bequem hin, die Füße in Schulterbreite auseinander.
- Bleiben Sie ruhig stehen und lassen Sie die Arme seitlich hängen.
- Lassen Sie alle Ihre Sorgen los und entspannen Sie Ihren Körper vollständig. Schließen Sie Ihre Augen, wenn Sie sich dabei wohlfühlen.

Innerhalb weniger Sekunden werden Sie feststellen, dass es unmöglich ist, absolut still zu stehen. Ihr Körper wird seine Haltung ständig geringfügig verändern, während Ihre Muskeln damit beschäftigt sind, das Gleichgewicht aufrechtzuerhalten. Sie werden bemerken, dass es nur minimale Bewegungen sind, die nicht von Ihrem Bewusstsein gesteuert werden.

Wenn Sie eine positive, wahre oder kongruente Aussage formulieren, wird Ihr Körper in der Regel innerhalb weniger Sekunden beginnen, sich merklich nach vorn zu neigen, normalerweise in weniger als 10 Sekunden. Wenn Sie dagegen etwas Falsches oder Negatives sagen, sollte Ihr Körper sich innerhalb des gleichen Zeitraums nach hinten neigen.

Dieses Phänomen beruht meines Erachtens auf der Art und Weise, wie wir gewöhnlich unsere Umwelt wahrnehmen. Obwohl unsere Umgebung uns permanent von allen Seiten umgibt, haben wir es uns doch zur Gewohnheit gemacht, uns nur mit dem zu befassen, was sich vor uns befindet. Wenn wir Auto fahren, laufen, essen oder am Schreibtisch arbeiten, beschäftigen wir uns fast ununterbrochen mit dem, was vor uns liegt, und nicht mit dem, was hinter uns oder seitlich von uns ist. Mit einer Aussage, die wir machen, verfährt unser Körper ähnlich wie mit all den anderen Dingen, um die er sich kümmern muss (beispielsweise eine Akte auf unserem Schreibtisch oder Essen auf unserem Teller). Grob vereinfacht können Sie sich vorstellen, dass sich die getroffene Aussage direkt vor Ihnen befindet und bereit ist, *bearbeitet* zu werden.

Wenn Sie soweit sind, sagen Sie: „Bedingungslose Liebe." Denken Sie an bedingungslose Liebe und versuchen Sie, die Gefühle zu empfinden, die damit verbunden sind. In kürzester Zeit werden Sie bemerken, dass Ihr Körper sich nach vorn bewegt. So, wie eine Pflanze sich zum Licht neigt, wird Ihr Körper sich sanft nach vorn neigen, hin zu der positiven Energie dieser Gedanken. Gelegentlich kann die Bewegung Ihres Körpers nach vorn schneller erfolgen oder stärker ausfallen als erwartet und könnte Sie überraschen!

Nun leeren Sie die Bühne Ihrer Gedanken wieder und sagen das Wort: „Krieg." Versuchen Sie, die damit verbundenen Gefühle zu empfinden. So, wie jedes Lebewesen sich automatisch möglichst schnell von einer giftigen oder gefährlichen Substanz entfernt, wird Ihr Körper versuchen, sich von Gedanken an Krieg zu entfernen. Sie werden feststellen, dass Ihr Körper innerhalb weniger Sekunden beginnt, sich nach hinten zu neigen.

Bei alldem ist es wichtig, dass Sie nicht versuchen, die Bewegungen Ihres Körpers zu beeinflussen. Erlauben Sie Ihrem Körper einfach, sich frei zu bewegen. Dies ist vielleicht die erste Gelegenheit, die Sie Ihrem Unterbewusstsein geben, auf diese Weise direkt zu Ihnen zu sprechen. Für beste Ergebnisse ist eine sanfte Vorgehensweise erforderlich. Mit ein wenig Übung wird es immer leichter.

Jetzt versuchen Sie es mit einem Satz, von dem Sie wissen, dass er der Wahrheit entspricht. Sagen Sie laut Ihren Namen: „Ich heiße … ." Wenn Ihr Name z.B. Alex wäre, würden Sie sagen: „Ich heiße Alex." Ihr Unterbewusstsein weiß, ob etwas wahr ist oder nicht. Wenn Sie eine zutreffende Aussage machen, neigt Ihr Körper sich nach vorn, weil er sich von Positivem, Kongruenz und Wahrheit angezogen fühlt.

Versuchen Sie es nun mit einer falschen Aussage. Wenn Ihr Name Alex wäre, könnten Sie z.B. sagen: „Ich heiße Chris." Oder: „Ich heiße Kim." Solange Sie einen anderen Namen als Ihren eigenen verwenden, weiß Ihr Unterbewusstsein, dass diese Aussage inkongruent oder falsch ist. Wenn Sie diese Aussage gemacht haben und Ihren Kopf von anderen Gedanken freihalten, werden Sie merken, dass Ihr Körper innerhalb weniger Sekunden beginnt, nach hinten auszuweichen. Das kommt daher, dass nicht nur negative Gedanken wie „Krieg“, sondern auch inkongruente oder unwahre Aussagen auf den Körper abstoßend wirken.

Halten Sie Ihren Kopf frei

Achten Sie darauf, Ihren Kopf von anderen Gedanken freizuhalten, nachdem Sie Ihre Aussage formuliert haben. Wenn Ihre Gedanken wandern, kann Ihr Unterbewusstsein nicht erkennen, worauf Sie tatsächlich hinauswollen. Was passiert, wenn Sie beispielsweise eine positive, richtige Aussage machen, danach aber gleich an den Streit mit Ihrem Partner vom Abend zuvor denken? Wahrscheinlich wird sich Ihr Körper nach hinten neigen, weil die Erinnerung an den Streit negativ ist und Ihr Körper sich davon entfernen will.

Seien Sie geduldig mit sich selbst. Zu Beginn mag es ein wenig länger dauern als erwartet, bis Ihr Körper in eine Richtung schwingt. Verlieren Sie nicht den Mut. Je mehr Sie üben, desto schneller werden Sie die Antwort ihres Körpers wahrnehmen. Die größte Herausforderung bei dieser Art des Testens liegt für manche darin, für einige Momente die Kontrolle aufzugeben und dem Körper zu erlauben, das zu tun, was er tun will. Manchen Menschen fällt das Aufgeben der Kontrolle nicht leicht. Und doch ist es eine einfache Fähigkeit, die erlernt werden kann und die Sie innerhalb kürzester Zeit beherrschen können. Die Hauptsache dabei ist, konzentriert bei der Aussage zu bleiben, die Sie formuliert haben. Bleiben Sie einfach innerlich ruhig und ermöglichen Sie Ihrem Unterbewusstsein, über Ihren Körper mit Ihnen zu kommunizieren.

Wenn Sie aus irgendwelchen Gründen körperlich nicht in der Lage sind, den Test auszuführen, machen Sie sich deswegen keine Sorgen. Es gibt noch einige andere Möglichkeiten, die in Kapitel 5 (→ Seite 159ff.) näher beschrieben werden.

Haben Sie eine eingeschlossene Emotion?

Sobald Sie gelernt haben, den Neigetest erfolgreich auszuführen, können Sie ihn sinnvoll einsetzen. Sagen Sie: „Ich habe eine eingeschlossene Emotion.“ Alternativ können Sie auch eine Frage formulieren, z.B.: „Habe ich eine eingeschlossene Emotion?" Ihr Körper wird sich wahrscheinlich nach vorn bewegen und Ihnen damit bestätigen, dass Sie mindestens eine eingeschlossene Emotion haben. Wenn Ihr Körper sich nach hinten bewegt, heißt das allerdings noch nicht unbedingt, dass Sie frei von eingeschlossenen Emotionen sind. Es könnte auch bedeuten, dass sie etwas tiefer vergraben sind und mehr Aufwand erforderlich ist, um sie aufzudecken. Dies stellt jedoch kein Problem dar. Etwas später werde ich erklären, wie man solche Emotionen auffindet und löst.

Woraus eingeschlossene Emotionen bestehen

Im Universum besteht alles aus Energie, ob diese sich nun in physischer Form zeigt oder unsichtbar bleibt. Das Erscheinungsbild dieser Energien wird durch ihre jeweilige Verteilung und ihre Schwingungsfrequenzen bestimmt. Im Prinzip ist alles, was existiert, aus ein und demselben *Stoff* gemacht – aus Energie. Sie selbst bestehen nicht nur aus Energie, sondern jetzt gerade fließen auch andere Formen von Energie durch Ihren Körper. Unsichtbare Energien umgeben uns permanent in Form von Radiowellen, Röntgenstrahlung, Infrarotstrahlen, Schwingungen von Gedanken und Gefühlen. Wir sind wie Fische, die in einem See von Energie schwimmen. Energie ist die Grundsubstanz aller Dinge. Sie ist in allen Dingen, durchdringt alle Dinge und füllt den Raum des Universums vollständig aus.

Wir können Energie fühlen, wenn sie in Form von Gefühlen vorhanden ist. Wenn negative emotionale Energien in unserem Körper stecken bleiben, können sie uns nachteilig beeinflussen. Eingeschlossene Emotionen bestehen ebenso aus Energie, wie unser Körper und alles andere im Universum aus Energie besteht.

Woher unsere Emotionen stammen

Bereits in der Antike waren die Ärzte scharfsinnige Beobachter des menschlichen Körpers. Sie stellten fest, dass Menschen, deren Leben von einer bestimmten Emotion dominiert wurde, bestimmte körperliche Krankheiten entwickelten. Menschen, deren Leben von

Wut oder Zorn regiert wurde, hatten beispielsweise häufig Leber- oder Gallenblasenprobleme. Patienten, die ihr Leben in Trauer verbrachten, hatten vorwiegend Lungen- oder Dickdarmerkrankungen. Bei angsterfüllten Menschen schienen häufiger Nieren- und Blasenprobleme vorzukommen. Schließlich erkannte man die Korrelation zwischen den Gefühlen, die wir erleben, und den verschiedenen Organen des Körpers. Man glaubte, dass die Organe selbst die Gefühle hervorbrächten, die die Menschen erlebten. Anders ausgedrückt besagte diese Auffassung: Wenn Sie Angst verspüren, dann produzieren Ihre Nieren oder Ihre Blase diese spezielle Energie oder Schwingung. Wenn Sie Trauer empfinden, wird diese von Ihrer Lunge oder Ihrem Dickdarm produziert und so weiter.

Natürlich wissen wir heute, dass beim Empfinden bestimmter Emotionen auch ganz bestimmte Gehirnareale aktiviert werden. Ebenso ist bekannt, dass es eine biochemische Komponente der Gefühle gibt. Dr. Candace Pert erklärt diesen biochemischen Aspekt klar in ihrem Buch „Moleküle der Gefühle".[3]

Unser Dasein hat auch eine energetische Seite. Die moderne Wissenschaft beginnt gerade erst, die energetische Komponente unserer Gefühle zu untersuchen und zu verstehen.

Nach Jahren der Praxiserfahrung bin ich davon überzeugt, dass die Organe in unserem Körper tatsächlich die Gefühle produzieren, die wir empfinden. Die Ärzte der Antike hatten recht. Wenn Sie das Gefühl der Wut verspüren, kommt es nicht vollständig aus Ihrem Gehirn, sondern es strömt tatsächlich von Ihrer Leber oder Gallenblase aus. Wenn Sie sich betrogen fühlen, kommt dieses Gefühl aus Ihrem Herzen oder Ihrem Dünndarm.

Die Emotion Code™-Tabelle

	Spalte A	Spalte B
Reihe 1 Herz / Dünndarm	Verlassenheit Betrogen Aussichtslosigkeit Verlorenheit Nicht empfangene Liebe	Vergebliche Mühe Herzschmerz Unsicherheit Übermaß an Freude Verletzlichkeit
Reihe 2 Magen / Milz	Beunruhigung Verzweiflung Empörung Nervosität Sorge	Versagen Hilflosigkeit Hoffnungslosigkeit Kontrollverlust Geringe Selbstachtung
Reihe 3 Lunge / Dickdarm	Weinen Entmutigung Ablehnung Traurigkeit Bedauern	Verwirrung Verteidigungshaltung Trauer Selbstmisshandlung Sturheit
Reihe 4 Leber / Gallenblase	Wut Bitterkeit Schuldgefühl Hass Groll	Niedergeschlagenheit Frustration Unentschlossenheit Panik Selbstverständlich genommen
Reihe 5 Niere / Blase	Beschuldigung Scheu Angst Entsetzen Verärgerung	Konflikt Kreative Unsicherheit Schrecken Nicht unterstützt Kraftlosigkeit
Reihe 6 Drüsen / Geschlechts-organe	Demütigung Eifersucht Sehnsucht Lust Überwältigung	Stolz Scham Schock Minderwertigkeit Wertlosigkeit

DISCOVER HEALING

Werfen Sie einen Blick auf die Tabelle der Emotionen. Beachten Sie, dass jede Reihe spezifische Emotionen enthält, die von einem der beiden genannten Organe erzeugt werden. Zum Beispiel sind in Reihe 1 die Emotionen aufgeführt, die vom Herz oder vom Dünndarm produziert werden. Ja, so merkwürdig es auch erscheinen mag, diese beiden Organe können die gleichen emotionalen Schwingungen im Körper produzieren. Alle anderen in der Tabelle aufgeführten Organe produzieren die Emotionen in ihren jeweiligen Reihen. Für unsere Zwecke spielt es keine Rolle, von welchem Organ eine eingeschlossene Emotion ursprünglich ausgegangen ist, solange wir die Emotion identifizieren und lösen können. Bedenken Sie, dass wir bisher davon ausgingen, Körper und Seele seien voneinander abgegrenzt und getrennt, aber inzwischen ist diese Grenze so verschwommen, dass wir nicht mehr genau sagen können, wo der Einfluss des einen beginnt und der des anderen aufhört.

> Ihr *gesamter Körper* ist intelligent, nicht nur Ihr Gehirn. Jedes Organ stellt eine eigene Intelligenz in Ihrem Körper dar, das bestimmte Aufgaben erfüllt und spezifische Emotionen produziert.

Die meisten Menschen sind sehr überrascht zu hören, dass verschiedene Organe in unserem Körper die Gefühle produzieren, die wir empfinden. Dennoch gibt es in unserem Leben sehr deutliche Hinweise auf dieses Prinzip, wenn sie auch in den meisten Fällen der Aufmerksamkeit der Ärzte entgehen.

Die exakte Schwingung identifizieren

Es gibt viele verschiedene Bezeichnungen, um die verschiedenen Gefühlszustände zu beschreiben, und das ist außerdem von Sprache zu Sprache unterschiedlich. Im Deutschen beispielsweise beschreiben wir die verschiedenen Schattierungen von Wut mit Wörtern wie *Zorn, Raserei, Tobsucht, Unmut, Ärger, aufgebracht, gereizt, erregt, genervt* und *sauer.* Es ist wichtig zu erkennen, dass wir nach Schwingungen suchen, wenn wir den Emotion Code verwenden und dass die Worte, die wir zur Beschreibung unserer nuancierten Gefühle verwenden, weniger wichtig werden.

Wenn die genaue Emotion, die Sie erlebt haben und nach der Sie jetzt suchen, nicht in dieser Tabelle aufgeführt ist, wird Ihr Unterbewusstsein Sie zu der Emotion führen, die der tatsächlichen am ähnlichsten ist. Folglich deckt diese Tabelle mit sechzig Emotionen die gesamte Bandbreite aller Emotionen ab, die wir erleben, und wird alles sein, was Sie jemals benötigen werden, um den Emotion Code anzuwenden. Eine Liste der Definitionen emotionaler Schwingungen finden Sie auf → Seite 399ff.

Starb Dana Reeve an eingeschlossenen Emotionen?

1995 wurde der berühmte amerikanische Schauspieler Christopher Reeve infolge eines tragischen Reitunfalls vom Hals abwärts querschnittsgelähmt. Viele Menschen waren berührt von der unermüdlichen Hingabe seiner Frau Dana und waren schockiert und traurig, als sie im Alter von vierundvierzig Jahren starb – weniger als achtzehn Monate nach dem Tod ihres Mannes.

Dana Reeve war Nichtraucherin und starb an Lungenkrebs. Obwohl man allgemein davon ausging, dass Passivrauchen zu der Erkrankung geführt haben könnte, bin ich doch anderer Meinung: Die Lungen produzieren das Gefühl der Trauer. Ein Übermaß an Trauer führt mit Sicherheit zu eingeschlossenen Emotionen, die oft das Herkunftsorgan beeinträchtigen. Dana hatte offensichtlich Grund zu trauern, und ich bin fest davon überzeugt, dass eingeschlossene Emotionen, unter anderem Trauer, zumindest teilweise, wenn nicht vollständig für ihren Tod verantwortlich gewesen sein könnten.

Als weiteres Beispiel kann man auch die Wirkung von Alkohol auf die Menschen betrachten. Es ist bekannt, dass Alkoholiker häufig an Lebererkrankungen sterben. Außerdem wissen wir aber auch, dass viele Menschen unter Alkoholeinfluss wütend, aggressiv und gewalttätig werden können. Alkohol wird von der Leber zerlegt und verarbeitet, und zu viel Alkohol überreizt die Leber. Wird ein Organ überstimuliert oder überlastet, so produziert es mehr von eben jenen Emotionen, die es zu produzieren in der Lage ist. Die Leber produziert unter anderem Gefühle der Wut. Dieser Mechanismus steckt demnach zumeist dahinter, wenn Alkoholgenuss zu Gewalttätigkeit führt. Wenn eines Ihrer Organe krank, überlastet oder auf irgendeine Weise aus dem Gleichgewicht geraten ist, so erleben Sie die von diesem Organ produzierten Emotionen meist häufiger und intensiver.

Eingeschlossene Emotionen entspringen immer einem spezifischen Organ, unabhängig davon, wo sie aktuell im Körper lokalisiert sind. So kann etwa eine Emotion der Wut zwar ursprünglich aus der Leber kommen, später aber an jedem beliebigen Ort im Körper eingeschlossen sein. Es ist wichtig zu erkennen, dass jede Emotion, die zu einer eingeschlossenen Emotion wird, sich buchstäblich überall im Körper hinsetzen kann.

Zusammenhänge zwischen den Organen und unseren Emotionen sind faszinierend und wichtig für unser Verständnis davon, wie unser Körper tatsächlich funktioniert. Erkenntnisse darüber waren bereits in der antiken Heilkunst bekannt.

Energiemedizin

Energetisches Heilen ist eine der ältesten Praktiken, die in der Welt bekannt sind. Schon 4.000 v. Chr. gingen Heiler davon aus, dass unsere Gesundheit zum größten Teil von der Qualität der Energie abhänge, die unseren Körper ausmacht und durch ihn hindurchfließt. Die Traditionelle Chinesische Medizin nannte diese Energie *Qi* oder *Chi*. In der ayurvedischen Medizin des antiken Indien wurde sie *Prana* genannt. Unausgeglichenes Chi oder Prana kann tiefgreifende Auswirkungen auf unsere körperliche und seelische Gesundheit haben.

Man kann diese Energie mit der Elektrizität vergleichen: Wir können Elektrizität zwar nicht sehen, aber wir können sie fühlen. Sie ist farb- und geruchlos, unsichtbar, aber doch real. Haben Sie jemals einen elektrischen Schlag bekommen? Zum Beispiel als Sie ein Toastbrot aus dem Toaster holten? Dann wissen Sie, was ich meine.

Wir Menschen sind es gewohnt, die Dinge so wahrzunehmen, wie es unserem inneren Glaubenssystem entspricht. Wir formen unsere Glaubenssätze über die physische Welt bereits in jungen Jahren. Wir lernen beispielsweise, dass wir hart auf dem Boden aufprallen, wenn wir vom Klettergerüst fallen, und wir können uns kaum vorstellen, dass sowohl der harte Boden als auch das solide Klettergerüst in Wirklichkeit aus Energieschwingungen bestehen. Vielmehr neigen wir dazu, zu denken, dass die Welt um uns herum genauso sei, wie wir sie sehen. Aber Wissenschaftler wie Einstein, Tesla und andere zeigten, dass das Universum viel komplizierter und wunderbarer ist, als wir es uns vorstellen können.

Die Welt der Quanten

Eine alte englische Redensart lautet: „Ich kenne es so gut wie meinen Handrücken …" Wie gut aber kennen Sie Ihren Handrücken wirklich? Werfen Sie doch einmal einen Blick auf Ihren Handrücken. Ihre Augen sehen die Oberfläche der Haut mit all ihren Fältchen, ihre Fingernägel und kleine Härchen. Aus dieser Perspektive betrachtet, wissen Sie genau, wie Ihr Handrücken aussieht. Wenn Sie Ihre Hand jedoch unter einem Mikroskop vergrößerten, würden Sie nicht mehr dasselbe Bild sehen, das Sie so gut kennen. Stattdessen sähe es so aus, als betrachteten Sie die Oberfläche eines fremden Planeten, der von Hügeln und Tälern übersät ist.

Würden Sie nun den Ausschnitt unter Ihrem Mikroskop auf das Zwanzigtausendfache vergrößern, so sähen Sie einen Haufen sich drängender Zellen. Bei noch stärkerer Vergrößerung könnte man Moleküle sehen. Würden diese Moleküle wiederum vergrößert, so wären die Atome sichtbar, aus denen die Moleküle zusammengesetzt sind. Würden diese Atome weiter vergrößert, so könnte man Wolken subatomarer Energie sehen, aus denen die Atome bestehen: Elektronen, Protonen, Neutronen und andere subatomare Teilchen. Es wäre immer noch Ihr Handrücken, aber er sähe jetzt völlig anders aus als die Hand, die Sie kennen.

Wenn Sie jetzt noch einmal einen Blick auf Ihre Hand werfen, so sieht sie doch aus, als sei sie von fester Beschaffenheit. Hauen Sie mit der Hand auf den Tisch, und Sie hören ein dumpfes Geräusch. Die Hand mag als feste Substanz erscheinen, aber tatsächlich enthält sie eine gewaltige Menge an leerem Raum. Auf subatomarer Ebene existieren große Abstände zwischen den kreisenden Elektronen. Atome bestehen zu 99,99999999 Prozent aus leerem Raum. 99,99999999 Prozent Ihrer Hand sind leerer Raum! Wenn Sie den leeren Raum aus den Atomen Ihrer Hand komplett entfernen könnten, wäre Ihre Hand so klein, dass Sie ein Mikroskop bräuchten, um sie überhaupt noch zu sehen! Sie verschwände geradezu, obwohl sie immer noch dasselbe Gewicht hätte und immer noch dieselbe Anzahl an Atomen aufwiese. Es mag ein wenig Zeit benötigen, um dies zu begreifen. Ihre Hand erscheint von fester Konsistenz und doch besteht sie aus dynamischer Energie, die sich in ununterbrochener Schwingung befindet. In der Tat wissen Physiker heute, dass die sogenannten „subatomaren Partikel", aus denen die Atome bestehen, nicht wirklich Partikel sind. Stattdessen bezeichnen sie jetzt die Inhalte eines Atoms als *Energieeinheiten*, wie es den Tatsachen eher entspricht.[4]

Gedanken bestehen aus Energie

Ihre Gedanken bestehen ebenso aus Energie wie alles andere im Universum auch.

> Gedankliche Energie kennt keine Grenzen. Ihre Gedanken sind im Gegensatz zu Ihrem physischen Körper nicht an ein bestimmtes Volumen oder einen bestimmten Ort gebunden.

Zwar glauben wir gern, dass alle unsere unausgesprochenen Gedanken nicht öffentlich, sondern nur in unserem Kopf vorhanden seien, aber dem ist nicht so. Jeder von uns ist wie ein Radiosender, der ununterbrochen die Energie seiner Gedanken aussendet, die den Raum ausfüllt und alle um uns herum entweder positiv oder negativ berührt.

Das heißt nicht, dass wir anderer Leute Gedanken lesen könnten. Aber die Energie dieser Gedanken kann bis zu einem gewissen Grad auf unterbewusster Ebene wahrgenommen werden. Versuchen Sie doch einmal, in einer großen Menschenmenge den Hinterkopf einer bestimmten Person zu fixieren, und ehe Sie sich versehen, wird die Person sich umdrehen und Ihnen geradewegs in die Augen schauen. Viele Menschen haben das schon erlebt. Falls Sie noch nie ein solches Erlebnis hatten, dann versuchen Sie es doch einmal. Es funktioniert immer!

Wir alle sind miteinander verbunden

Tatsächlich ist die gesamte *menschliche Familie* energetisch miteinander verbunden. Wenn Menschen auf der anderen Seite der Erdhalbkugel leiden und sterben, fühlen wir ihre entfernten Schreie und Qualen auf einer unterbewussten Ebene, und unsere Stimmung wird dadurch getrübt. Wenn irgendwo auf der Welt etwas Tragisches passiert, empfindet die gesamte Weltbevölkerung dies auf unterbewusster Ebene mit und wird dadurch beeinflusst. Andererseits wird unser aller Leben erhellt, wenn irgendwo auf unserer Erde wunderbare Dinge geschehen. Diese Verbundenheit, die wir alle miteinander teilen, zeigt sich oft durch subtile Gedanken, die aus dem Unterbewussten auftauchen und in unser Bewusstsein dringen.

Eine solche energetische Verbindung scheint zwischen einer Mutter und ihren Kindern am stärksten ausgeprägt zu sein. Mütter sind oft in der Lage zu spüren, wenn eines ihrer Kinder in Schwierigkeiten steckt. Wir nennen das mütterliche Intuition. Meine eigene Mutter war eine wahre Meisterin der Intuition. Die Verbindung zu unserer eigenen Mutter ist so stark, möglicherweise dank einer Art geistiger Nabelschnur, die uns nach wie vor verbindet.

Ein eindrucksvolles Beispiel dafür liefert folgende Begebenheit, die eine Patientin vor einigen Jahren schilderte: Eines Abends saß sie gemeinsam mit ihrem Mann zu Hause vor dem Fernseher. Plötzlich bekam sie starke, pochende Schmerzen, die auf unerklärliche Art und Weise im gesamten Körper umherwanderten. Die Intensität dieser plötzlichen Schmerzattacke war erschreckend. Nachdem die Attacke schließlich überstanden war, war die Frau auf der einen Seite sehr erleichtert, aber andererseits auch erschöpft und verängstigt. Sie hatte etwas Derartiges noch nie erlebt und war völlig verwirrt darüber, was da plötzlich mit ihrem Körper passiert war. Ihre Versuche, diese bizarre und qualvolle Attacke zu beschreiben, stellten alle einschließlich ihres Arztes vor ein Rätsel.

Drei Tage später erhielt sie einen Telefonanruf von ihrem Sohn, der auf den Philippinen arbeitete. Er rief von seinem Krankenhausbett aus an und erzählte ihr, dass er vor einigen Tagen von örtlichen Polizeibeamten heftig geschlagen worden sei. Als sie den Zeitpunkt seiner Verletzung mit dem Moment ihrer eigenen seltsamen Schmerzattacke verglichen, stellten sie fest, dass beide Vorgänge gleichzeitig stattgefunden hatten. Sie war auf irgendeine Art und Weise so stark mit ihrem Sohn verbunden, dass sie seine Schmerzen buchstäblich fühlen konnte. Das nenne ich mütterliche Intuition!

Gedanken sind kraftvoll

Ihre Gedanken haben immens große Kraft und Wirkung. Wann auch immer Sie Ihre Gedanken zum Ausdruck bringen oder aufschreiben, benutzen Sie Ihre Gedankenkraft, um die Welt um Sie herum zu beeinflussen. Alles, was passiert, geschieht aufgrund von Gedanken, Überzeugungen und Absichten. Wissenschaftliche Experimente konnten wiederholt zeigen, dass Gedanken direkten Einfluss auf das Wachstum von Pflanzen, Pilzen und Bakterien haben. William Tiller, ein Physiker der *Stanford University*, demonstrierte, dass Gedanken sogar elektronische Geräte beeinflussen können.[5]

> Studien haben bewiesen, dass absichtlich gelenkte Gedankenenergie Wirkung auf andere haben kann, unabhängig davon, ob sie sich in der Nähe oder weit entfernt auf einem anderen Kontinent befinden.

Man kann beispielsweise bei einer Zielperson mehr Entspannung oder aber Beunruhigung induzieren, indem man sich entweder auf beruhigende oder auf aktivierende Vorstellungen konzentriert. Der Effekt ist sogar so ausgeprägt, dass er durch labortechnische Messungen des elektrischen Hautwiderstandes gemessen werden kann.[6]

Nun können Sie sich vorstellen, wie Ihre eigenen Gedanken Sie selbst beeinflussen. Jeder führt ab und zu innerliche Selbstgespräche irgendwelcher Art. Was sagen *Sie* zu sich selbst? Viele Menschen kritisieren sich selbst viel häufiger, als dass sie sich loben. Negative Selbstgespräche fügen Ihnen mehr Schaden zu, als Sie denken!

Und wie steht es mit anderen Menschen um Sie herum? Fragen Sie sich auch manchmal, ob andere spüren können, was Sie über sie denken? Das Unterbewusstsein anderer empfängt ununterbrochen die Schwingungen Ihrer Gedanken. Haben Sie schon einmal erlebt, wie ein Freund oder eine Freundin genau das aussprach, was Sie in diesem Moment gerade dachten? Haben Sie schon einmal instinktiv gewusst, wer Sie anrief, sogar schon, bevor das Telefon klingelte? Das sind keine Zufälle, sondern Belege für die Kraft der Gedankenenergie.

Das Auffinden eingeschlossener Emotionen mit dem Emotion Code funktioniert in gewisser Weise ähnlich wie das Aufspüren der Schwingungen von Gedanken oder Gefühlen anderer. Der Unterschied besteht darin, dass Sie das Unterbewusstsein fragen und auf diese Weise definitive Antworten vom Körper durch den Muskeltest erhalten können, was wesentlich genauer ist, als zu raten. Anschließend können Sie die eingeschlossenen Emotionen lösen und mit Sicherheit wissen, dass diese für immer entfernt worden sind.

Glücksfall oder Präzision?

Jeder, der im Bereich alternativer Gesundheitsversorgung arbeitet, kann Ihnen bestätigen, dass fast jeder Mensch alte emotionale Energien aus der Vergangenheit mit sich herumschleppt. Unser physischer Körper hält an den eingeschlossenen Emotionen fest. Sowohl Ärzte als auch andere, die in irgendeiner Weise mit dem Körper arbeiten, sind sich dessen bewusst; denn manchmal kann eine einzige Berührung bei einem Patienten eine Flut von Emotionen und

Erinnerungen aktivieren. Aus meinem Bekanntenkreis haben ausnahmslos alle, die mit dem menschlichen Körper arbeiten – vom Chiropraktiker über Anwender von Energiearbeit bis zum Masseur –, Episoden erlebt, in denen sie einen unerwarteten emotionalen Ausbruch eines Patienten provozierten, während der Körper die vorher festgehaltenen Energien loslassen konnte. Das Lösen solcher eingeschlossenen Emotionen kann zu augenblicklicher, nachhaltiger Heilung führen. Diese per Zufall ausgelösten Prozesse waren zwar willkommen, entsprachen in diesen Fällen jedoch nicht der ursprünglichen Absicht der Therapeuten.

Der Ansatz der Emotion Code-Methode ist hingegen zielgerichtet. Manchmal bezeichne ich sie als eine Art *emotionale Chirurgie*, denn wir suchen gezielt nach eingeschlossenen Emotionen, mit der klaren Intention, sie zu entfernen. Hierbei wird nichts dem Zufall überlassen. Weil eingeschlossene Emotionen potenziell zerstörerisch sind, sollten wir sie entfernen und anschließend überprüfen, ob sie wirklich beseitigt wurden. Genau dies einfach, aber präzise zu bewirken ist die Absicht der Emotion Code-Methode.

Eingeschlossene Emotionen bei Kindern

Eine meiner frühen Erfahrungen mit eingeschlossenen Emotionen habe ich mit meinem Sohn Rhett erlebt, als er noch ein Kleinkind war. Rhett und Drew sind zweieiige Zwillinge, sie sind so unterschiedlich, wie zwei Brüder nur sein können. Drew war immer sehr zärtlich und anhänglich sowohl meiner Frau Jean als auch mir gegenüber. Rhett verhielt sich bei meiner Frau genauso, aber mir gegenüber entwickelte er etwa im Alter von drei Jahren eine Art Blockade. Wenn ich ihn umarmen oder streicheln wollte, schob er mich von sich und sagte: „Böser Doktor! Weg!“ Zuerst dachten wir, er gehe nur durch eine Phase, die bald vorbei sein würde. Aber seine negativen Gefühle mir gegenüber blieben über ein Jahr lang konstant bestehen. Es bereitete mir Kummer und frustrierte mich. Ich konnte einfach nicht verstehen, warum mein kleiner Junge mich so ablehnte.

Eines Abends saßen Jean und ich beieinander und unterhielten uns. Rhett saß dabei auf Jeans Schoß. Ich öffnete meine Arme, um ihn zu umarmen. Wieder schob er mich fort und sagte: „Böser Doktor! Weg!“ Dieses Mal fühlte es sich für mich so an, als würde mein Herz brechen. Ich spürte, wie Herzschmerz in meiner Brust hochkam, und glaubte, jeden Moment weinen zu müssen. Meine Frau sagte: „Weißt du, vielleicht hat er eine eingeschlossene Emotion.“

Bis zu diesem Zeitpunkt hatten wir nur bei Erwachsenen eingeschlossene Emotionen entfernt. Wir testeten Rhett, um zu sehen, was los war. Wir wendeten den Emotion Code an und fanden heraus, dass er tatsächlich eine eingeschlossene Emotion hatte. Es war eine *Trauer.* Aber er hatte diese Emotion nicht produziert, sondern ich selbst war definitiv die Ursprungsperson! Die Emotion hatte nicht einmal etwas mit Rhett zu tun. Meine Tochter und ich hatten an einem Tag einen Streit gehabt, ich war deswegen sehr traurig, und Rhett war Zeuge des Streits gewesen und hatte diese negative Energie in seinen Körper aufgenommen. (Wir werden später im Buch mehr über solche übernommenen eingeschlossenen Emotionen erfahren.)

Wir lösten die im Körper gespeicherte Traurigkeit auf, und zu meiner Verwunderung kam Rhett direkt danach zu mir her und umarmte mich. Als ich meinen Jungen in den Armen hielt, weinte ich und war erstaunt und begeistert zugleich. Wenn mein Sohn sich allein durch das Lösen einer eingeschlossenen Emotion von einem Moment zum anderen so sehr verändern konnte, wie vielen Kindern könnte dann damit ebenfalls geholfen werden?

Die Tochter des Piloten

In meiner Sprechstunde am nächsten Tag erzählte ich einer Patientin von dieser Begebenheit mit Rhett. Sie sagte: „Wissen Sie, ich glaube, meine kleine Tochter könnte auch eine eingeschlossene Emotion haben. Mein Mann ist Pilot. Er ist oft mehrere Tage am Stück unterwegs, und wenn er nach Hause kommt, rennt unsere sechsjährige Tochter weg und versteckt sich vor ihm. Sie meidet ihn völlig, wenn er heimkommt, und es bricht ihm das Herz.“

Am nächsten Tag brachte sie ihre Tochter in meine Sprechstunde. Ich fand heraus, dass das kleine Mädchen tatsächlich eine eingeschlossene Emotion hatte, die in Zusammenhang mit ihrem Vater stand. Es handelte sich in diesem Fall um eine Emotion der Sorge. Es war ihre eigene Sorge wegen der tagelangen Abwesenheit ihres Vaters. Irgendwann hatte sie dieses Gefühl so stark gefühlt, dass es ihren Körper überforderte, und die Emotion wurde eingeschlossen. Diese emotionale Energie hatte einen starken unterbewussten Einfluss und hatte auch Auswirkungen auf ihr Verhalten gegenüber ihrem Vater. Wir lösten die Emotion, und Mutter und Tochter gingen nach Hause.

In der darauffolgenden Woche kam die Mutter wieder in meine Praxis und sagte: „Dr. Nelson, Ihre emotionale Behandlung funktioniert wirklich. Als ich mit meiner Tochter bei Ihnen in der Sprechstunde war, war mein Mann gerade fort. Als er dann vor ein paar Tagen von Übersee nach Hause kam und die Tür öffnete, rannte unsere Tochter ihm entgegen und sprang in seine offenen Arme. Das hat sie noch nie zuvor getan! Er ist begeistert! Vielen Dank.“

Drews traumatische Geburt

Als unsere Zwillinge vier Jahre alt waren, war Rhett sehr wortgewandt und redselig. Drew dagegen war das glatte Gegenteil. Er war so zurückhaltend, dass meine Frau und ich uns Sorgen um ihn machten. Mit seinen vier Jahren konnte Drew immer noch keine Sätze bilden. Er sagte kaum ein Wort, und wenn er schließlich einmal etwas sagte, dann meist mit der Hand vor dem Mund, ganz so, als ob er sich fürchtete, etwas zu sagen.

Überhaupt schien er sehr ängstlich zu sein. Im Schwimmbad sprang Rhett gleich ins Wasser, während Drew mit ängstlichem Blick am Rand stehen blieb. Er war immer sehr vorsichtig beim Ausprobieren neuer Dinge. Zudem litt er unter Klaustrophobie und hatte Angst, ausgesperrt oder zurückgelassen zu werden. Wenn er zum Spielen hinausging und die Tür hinter ihm zufiel, bekam er Panik und schrie.

Psychologische Tests zeigten, dass Drew einen hohen IQ hatte, sich aber nicht altersgemäß entwickelte. Hörtests ergaben ein normales Hörvermögen. Es schien keine Erklärung für sein Verhalten zu geben. Nach unserer Erfahrung mit Rhett entschlossen wir uns, auch Drew auf das Vorhandensein eingeschlossener Emotionen zu testen, ohne zu ahnen, dass dies die Ursache seiner Schwierigkeiten war.

Beim Testen fanden wir rasch mehrere eingeschlossene Emotionen, die von den traumatischen Ereignissen am Tag seiner Geburt und kurz danach herrührten: Jeans Wehen und die Entbindung hatten sehr lange gedauert, insgesamt 22 Stunden. Rhett kam zuerst auf die Welt. Er sah hübsch und zufrieden aus und schlief gleich nach der Geburt ein. Drew wurde 14 Minuten später geboren, er war blau und schlapp und sah sehr mitgenommen aus. Mehrere Ärzte kümmerten sich sofort um ihn. Es war anfangs nicht sicher, ob er überleben würde. Seine Situation war kritisch.

Er kam durch, aber die nachfolgenden zehn Tage waren weiterhin traumatisch für ihn. Wir hatten beide Babys schon mit nach Hause genommen, aber Drew musste wenige Tage später erneut stationär aufgenommen werden, denn er konnte die Muttermilch nicht bei sich behalten und nahm rapide an Gewicht ab. Man sagte uns, dass er sich bereits in den ersten Tagen eine lebensbedrohliche Infektion zugezogen habe. Um sein Leben zu retten, mussten die Ärzte eine Lumbalpunktion an seinem kleinen Körper durchführen und intravenös Antibiotika verabreichen.

Gegen unseren Willen wurden Jean und ich aus dem Raum geschickt, als damit begonnen wurde. Wir konnten ihm nicht beistehen und mussten hilflos mit anhören, wie Drew vor Angst schrie, als die Ärzte wiederholt versuchten, Nadeln in seine kleinen Venen und seinen Wirbelkanal einzuführen. Wir selbst hingen diesen traumatischen Ereignissen nicht lange nach, und wir hatten auch mit Drew bis dato nicht darüber gesprochen. Bei dem bloßen Gedanken daran hätten wir uns zu sehr aufgeregt. Jetzt, vier Jahre später, hatte er, soweit wir wussten, keine bewusste Erinnerung an diese Ereignisse. Aber er hatte viel Angst im Leben vor den verschiedensten Dingen.

Wir fanden und lösten eine eingeschlossene Emotion nach der anderen. Sie alle hatten mit diesen traumatischen Ereignissen zu tun. Wir waren erstaunt darüber, was Drew als Säugling wahrgenommen hatte und was für tiefe emotionale Narben dies in ihm hinterlassen hatte. Er hatte wahrscheinlich erwartet, es sei wundervoll, auf die Welt zu kommen. Stattdessen geriet er in eine unglaublich schmerzhafte Situation, mit der er kaum umzugehen vermochte. Es musste für ihn so gewesen sein, als wäre er in die Hölle geboren worden. Wie Sie sich vorstellen können, hatte er eingeschlossene Emotionen der Angst, des Schreckens und der Verlassenheit. Ohne Zweifel waren das exakt die Gefühle, die er während der lebensrettenden Maßnahmen im Krankenhaus verspürt hatte, deren Ertragen für uns alle so schwer gewesen war.

Drew hatte zudem auch Panik entwickelt, während er im Bauch seiner Mutter auf seinen zögerlichen Bruder warten musste, denn Rhett hatte sich nicht gerade beeilt, seine dunkle und bequeme Behausung zu verlassen. Diese Emotion der Panik stellte sich als die Ursache seiner Klaustrophobie heraus.

Zusätzlich hatte er eine eingeschlossene Emotion der Wut, die er von seinem Großvater geerbt hatte. Diese geerbte Wut war es letzten Endes, durch die seine Sprachentwicklung verzögert war. Er hatte gefürchtet, jemanden mit seinen Worten zu verletzen, was auch erklärte, warum er beim Sprechen immer die Hand vor den Mund hielt. Wir lösten alle diese eingeschlossenen Emotionen und gingen zu Bett.

Am nächsten Morgen beim Frühstück konnten wir den Unterschied kaum fassen: Drew war zur Plaudertasche geworden! Plötzlich und zum ersten Mal in seinem Leben sprach er in vollständigen Sätzen. Ohne die Last der eingeschlossenen Emotionen, die ihn an die Traumata der Vergangenheit gebunden hatten, konnte er seine Ängste loslassen. Seine Klaustrophobie verschwand, ebenso seine ängstliche Einstellung. Er war jetzt frei und konnte ein fröhliches, glückliches und neugieriges Kind werden.

Im Laufe der Zeit wurde mir immer klarer, wie problematisch und sogar verheerend eingeschlossene Emotionen für Kinder und Erwachsene sein können. Im Folgenden einige weitere Erfahrungsberichte, die mir Emotion Code-Anwender zugesandt haben und die veranschaulichen, wie der Emotion Code das Leiden von Kindern lindern kann.

Singend unter der Dusche

Ich habe den Emotion Code bei Easton, einem zehnjährigen Jungen, angewendet. Er war sehr traurig und verärgert über die Trennung seiner Mutter und seines Stiefvaters. An diesem Tag hatte er kein Interesse an seiner Sprachtherapiesitzung. Ich löste mehrere eingeschlossene Emotionen, wie Weinen, Sehnsucht, Panik, Unsicherheit und Trauer. Ich schickte seiner Mutter eine SMS, und sie antwortete, er singe gerade laut unter der Dusche. Wir sprachen über das Timing und stellten fest, dass er, kurz nachdem ich seine Sitzung beendet hatte, zu singen begonnen hatte!

Seine Mutter fragte ihn: „Wow, du bist so gut gelaunt, was macht dich so glücklich?" Er sagte: „Ich weiß nicht, ich bin einfach so glücklich, aber ich will nicht, dass du denkst, das kommt vom Duschen! – Renee L.

Bauchschmerzen

Im vergangenen Sommer planten wir eine lange Reise, um den Vater meines Mannes zu besuchen. Am Tag vor der Abreise wurde mein sechsjähriger Sohn stundenlang von schweren Bauchschmerzen geplagt. Am frühen Nachmittag kippte er um und weinte, und wie aus dem Nichts hatte ich die Idee, nachzusehen, ob irgendwelche eingeschlossenen Emotionen zu seinen Schmerzen beitrugen. Ich ließ ihn sich bäuchlings auf mein Bett legen und testete mit dem Neigetest. Ich löste drei eingeschlossene Emotionen: Kontrollverlust, Traurigkeit und eine geerbte geringe Selbstachtung. Die geringe Selbstachtung war von seinem Urgroßvater, dem Vater des Großvaters, den wir besuchen wollten, eingeschlossen worden. Sobald ich fertig war, sprang er vom Bett und hüpfte davon, als ob nichts gewesen wäre.
– Safire T.

Eingeschlossene Emotionen sind weit verbreitet

Wenn Menschen traumatische oder sehr emotionsgeladene Erlebnisse hatten, wie z.B. einen Autounfall, einen heftigen Streit oder eine Scheidung, tragen sie deswegen häufig eingeschlossene emotionale Energien mit sich. Allerdings ist es nicht automatisch so, dass jedes emotionale Ereignis eingeschlossene Emotionen nach sich zieht. Der Körper ist so beschaffen, dass er im Normalfall emotionale Energien bewältigen kann. Wenn sich also eine Emotion festsetzt, ist das zum Teil auf die Umstände zurückzuführen. Das kann in Zeiten geschehen, in denen wir auf irgendeine Weise verletzlich sind, etwa durch ein geschwächtes Immunsystem oder durch starke Müdigkeit oder durch ein anderweitiges Ungleichgewicht. Wenn unser Körper nicht in Bestform ist, sind wir anfälliger für die Entwicklung eingeschlossener Emotionen.

Die Resonanz eingeschlossener Emotionen

Jede eingeschlossene Emotion ist an einem spezifischen Ort im Körper lokalisiert und schwingt mit einer ihr eigenen spezifischen Schwingungsfrequenz. Diese Schwingung bringt das umgebende Gewebe dazu, ebenfalls mit dieser Frequenz zu schwingen. Dieses Phänomen nennen wir Resonanz.

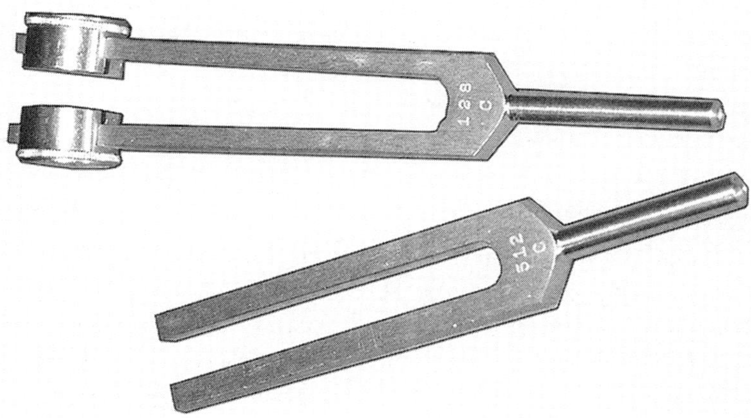

In meinen Seminaren verwende ich Stimmgabeln, um zu demonstrieren, wie stark unser Universum auf Resonanz reagiert. Die eine Stimmgabel hat eine Eigenfrequenz von 512 Hertz, ihr Ton ist sehr hoch. Eine zweite Stimmgabel von anderer Größe schwingt bei 128 Hertz und gibt einen viel tieferen Ton.

Wenn Sie mehrere Stimmgabeln unterschiedlicher Größe in einen Raum stellen und nur eine davon zum Schwingen bringen, so werden alle Stimmgabeln der gleichen Größe und Eigenfrequenz ebenfalls zu vibrieren beginnen. Wenn Sie dann die erste, tonangebende Stimmgabel stoppen, werden die anderen trotzdem weiter schwingen. Dies ist nicht etwa durch eine naturgegebene Affinität zwischen Stimmgabeln bedingt. Auf diese Weise funktioniert unser gesamtes Universum.

Wenn Sie eine schwingende Stimmgabel direkt an eine Glasscheibe halten, wird diese beginnen, mit der gleichen Frequenz zu schwingen, und zwar deshalb, weil die Stimmgabel die Energie der Glasscheibe synchron zu ihrer eigenen Schwingung in Bewegung bringt.

Eine eingeschlossene Emotion ist wie eine Stimmgabel in Ihrem Körper, die kontinuierlich mit der spezifischen Frequenz einer negativen Emotion schwingt. Unglücklicherweise wird dies mehr von dieser bestimmten Emotion in Ihr Leben bringen.

Haben Sie je erlebt, wie in einem Raum voller Menschen eine einzelne unruhige Person alle anderen mit ihrer Unruhe ansteckt? Vielleicht haben Sie schon erlebt, dass Sie mit einigen anderen Patienten ruhig im Wartezimmer einer Arztpraxis sitzen und Zeitschriften lesen, als ein aufgeregter Patient hereinkommt. Er läuft unruhig auf und ab, nimmt sich eine Zeitschrift und legt sie wieder hin. In verärgertem Tonfall spricht er mit der Dame an der Rezeption. Seine Körpersprache lässt keinen Zweifel an seiner Stimmung. Der unsichtbare Effekt ist jedoch der stärkste: Dieser Patient sendet eine starke Schwingung der Unruhe an sein Umfeld. Einige Ihrer eigenen Körperzellen sowie auch einige Zellen der Dame an der Rezeption und anderer Patienten werden anfangen, buchstäblich mit derselben Frequenz zu schwingen. Über kurz oder lang wird sich jeder der Anwesenden ein wenig unruhig fühlen. Es verändert die Stimmung im Raum. Die Menschen fühlen sich anders und reagieren anders. Der unruhige Patient hat nicht nur mehr Unruhe in sein Leben gezogen, er hat diese Unruhe auch in den Menschen um sich herum erzeugt.

Negative Schwingungen

Wenn Sie eine eingeschlossene Emotion haben, wird dies mehr von der gleichen emotionalen Qualität in Ihr Leben ziehen. Sie werden auch geneigt sein, diese Emotion leichter und häufiger erneut zu verspüren, als es sonst der Fall wäre. Sie können sich die eingeschlossene Emotion als einen Energieball vorstellen – das ist sie tatsächlich. Dieser Energieball hat eine bestimmte Größe und Form, auch wenn er unsichtbar ist und „nur" aus Energie besteht. Meistens haben eingeschlossene Emotionen die Größe einer Orange bis hin zu einer Melone.

> Eingeschlossene emotionale Energie ist immer an einem bestimmten Ort im physischen Körper lokalisiert. Das Gewebe des Körpers in diesem Bereich wird die Tendenz haben, mit der Schwingungsenergie dieser Emotion in Resonanz zu treten. Mit anderen Worten: Das jeweilige Gewebe verspürt in der Tat kontinuierlich diese emotionale Schwingung.

Nehmen wir einmal an, Sie hätten Wut als eingeschlossene Emotion. Sie würden sie nun schon seit Jahren mit sich herumtragen, ohne davon auch nur zu wissen. Als Ergebnis würden Sie in einer Situation, in der Sie mit Wut reagieren *könnten*, daher auch tatsächlich mit höherer Wahrscheinlichkeit wütend *werden*, denn auf faszinierende und buchstäbliche Weise wäre ja ein Teil Ihres Körpers *bereits* wütend. Wenn ein Teil ihres Körpers aufgrund der eingeschlossenen Emotion *bereits* mit der Frequenz der Wut schwingt, dann fällt es Ihrem ganzen Körper natürlich leicht, damit in Resonanz zu treten, wenn etwas passiert, das eine verärgerte Reaktion in Ihnen hervorrufen *könnte*.

Manchmal verstehen Menschen nicht, warum sie sich so leicht aufregen oder warum sie bestimmte Gefühle nicht einfach abschütteln können. Meistens liegt es daran, dass genau die Emotion, mit der sie kämpfen, bereits aufgrund früherer, nicht immer erinnerter Erfahrungen in ihnen gespeichert ist. Folglich ist der Effekt des Lösens eingeschlossener Emotionen nicht vergleichbar mit jeglicher anderer Form von Therapie. Oftmals sind die Emotionen und Verhaltensweisen, die so schwer abzuschütteln waren, einfach verschwunden.

Das kann fast zu einfach erscheinen, um glaubhaft zu sein, aber wenn Sie es selbst erfahren haben, werden Sie es verstehen. Sie werden an dem schweren Gewicht der eingeschlossenen Emotionen so lange zu tragen haben, bis Sie sie gelöst haben.

Ich habe dieses Phänomen bei unzähligen Gelegenheiten beobachtet. An der nachfolgend geschilderten Erfahrung einer meiner Patientinnen wird dies besonders deutlich.

Lori und die Cheerleaderin

Lori hatte eine eingeschlossene Emotion von Groll. Als ich diese Emotion zeitlich zurückverfolgte, stellte sich heraus, dass sie aus ihrer Schulzeit stammte und dass sie sich auf ein anderes Mädchen bezog. Daraufhin erklärte mir Lori: „Ja, natürlich. Ich weiß genau, worum es dabei geht.“ Sie erzählte, dass es da ein bestimmtes Mädchen in der Cheerleader-Gruppe gab, das sie einfach nicht ausstehen konnte. Aus irgendwelchen Gründen hatte sie diesem Mädchen gegenüber jahrelang Groll gehegt. Der Groll war nie ganz verschwunden, denn vor vielen Jahren hatte er sich ja bei Lori im Körper festgesetzt.

Lori sagte: „Wissen Sie, ich empfinde bis auf den heutigen Tag so viel Groll gegenüber diesem Mädchen! Das ist schon seltsam. Schließlich bin ich 43 und die Schulzeit liegt lange hinter mir. Man sollte meinen, ich hätte all das längst vergessen, aber es ist, als ob ich es nicht loslassen kann. Ich habe sie seit der Schulzeit nicht mehr gesehen, aber wenn ich an sie denke, dann spüre ich sofort wieder den alten Groll ihr gegenüber."

Ich erklärte Lori, wie eingeschlossene Emotionen uns das Loslassen von Dingen, die wir lieber vergessen würden, erschweren. Mit einem Magnet lösten wir die eingeschlossene Emotion in wenigen Sekunden, und Lori verließ meine Praxis. Als ich sie ein paar Tage später wieder sah, rief sie aus: „Dr. Nelson, es hat funktioniert! Gestern Abend sprach ich mit einer alten Freundin, und irgendwie kamen wir auf den Namen des besagten Mädchens. Zum ersten Mal seit der Schulzeit habe ich dabei nichts empfunden! Sonst kam immer der alte Groll wieder hoch, aber diesmal fühlte ich nichts! Das tut so gut. Vielen Dank!"

Kirks lebenslanges Wut-Problem

Kirk war ein grundsätzlich jähzorniger Mensch. Er kam mit Ende Siebzig zur Behandlung seiner Rückenschmerzen zu mir. Es zeigte sich jedoch schon bald, dass er noch ein weiteres Problem hatte. Er behandelte mein Praxisteam grob und unfreundlich, und auch mir gegenüber war er barsch und kurz angebunden. Sein Verhalten gegenüber seiner Frau, die sehr liebenswürdig war und ihn in jeder Hinsicht unterstützte, war äußerst respektlos und herabwürdigend. Zuerst dachte ich, er tue das seiner starken Schmerzen wegen. Als seine Rückenschmerzen sich besserten, veränderte sich aber sein Verhalten nicht. Ich testete ihn bezüglich eingeschlossener Emotionen und fand *Wut, Bitterkeit, Beunruhigung, Groll, Frustration* und *Angst*, die meisten davon stammten aus seiner Kindheit.

Nach dem Lösen dieser eingeschlossenen Emotionen wurde aus Kirk ein anderer Mensch: ein liebenswürdiger und hingebungsvoller Ehemann, mehr um seine Frau besorgt als um seine eigenen Schmerzen und Gebrechen.

Früher hatte er sich unaufhörlich über alles nur Erdenkliche beklagt, neuerdings hingegen wendet er sich anderen mit einem Lächeln zu und beklagt sich kaum noch. Die Veränderung fiel allen auf, die ihn kannten. Wenn nur seine eingeschlossenen Emotionen früher hätten gelöst werden können, dann hätte er vielleicht ein völlig anderes Leben gehabt.

Natürlich hatte Kirk immer die Wahl, sich für bestimmte Emotionen zu entscheiden, aber seine eingeschlossenen Emotionen machten es ihm leicht, in Resonanz damit zu treten, während er andernfalls – bildlich gesprochen – gegen den Strom hätte schwimmen müssen. Teile seines Körpers waren voller Wut, Bitterkeit und Anspannung, voller Groll, Frustration und Angst gewesen. Damit hatte er jeden wachen Moment seines Lebens kämpfen müssen, bis zu dem Zeitpunkt, da wir diese Energien lösten.

Die Auswirkung von Ungleichgewicht

Bedenken wir die Zusammensetzung des menschlichen Körpers aus kleinsten Quanten-Einheiten. Wenn wir morgens aufstehen, erwarten wir, dass unser Körper exakt so aussieht wie am Tag zuvor. Er erscheint uns hierfür ausreichend robust und berechenbar. Während wir uns anziehen und dabei einen Blick in den Spiegel werfen, sehen wir nicht etwa herumwirbelnde Energiewolken anstelle von Armen und Beinen. Aber genau das ist es, was wir tatsächlich sind. Ob Sie es in diesem Moment so wahrnehmen oder nicht: Ihr Körper ist in der Tat eine Ansammlung von Energien, die dicht gedrängt in Formation fliegen.

Wenn Sie in diese Formation die negative Schwingung einer eingeschlossenen Emotion einbringen, verändern Sie die Schwingung der gesamten Formation. Sie werden es vielleicht nicht immer spüren und können es sicherlich nicht am Aussehen bemerken, aber man kann es auf andere Weise feststellen.

Denken Sie an die Wirkung der Stimmgabel: Wenn Ihr Körper eine eingeschlossene Emotion beherbergt, wird er andere Emotionen anziehen, die mit ähnlicher Frequenz schwingen. Wenn es sich beispielsweise um Angst handelt, werden Sie leichter und häufiger ängstlich reagieren. Je länger sich diese Energie in Ihrem Körper aufhält, desto mehr werden Sie sich daran gewöhnen, sie zu fühlen. Mit der Zeit werden Sie denken, dass Sie eben eine ängstliche Person seien, weil Sie so häufig Angst haben. In Wirklichkeit kommt es daher, dass ein Teil Ihres Körpers in dieser spezifischen eingeschlossenen emotionalen Energie oder dem buchstäblichen „Ball der Angst" existiert, und daher sind Sie zum Scheitern verurteilt. Der betreffende Teil Ihres Körpers empfindet diese Emotion unaufhörlich, sodass Sie allein dadurch viel leichter in den Zustand der Angst verfallen, wenn sich Ihnen eine potenziell Angst auslösende Situation präsentiert. Mit anderen Worten: Da ein Teil Ihres Körpers bereits mit der Frequenz der Angst schwingt, ist es nur ein kleiner Schritt für Ihren gesamten Körper, damit in Resonanz zu treten.

Wo eingeschlossene Emotionen lokalisiert sind

Ich werde oft gefragt, warum eine Emotion sich gerade in einem ganz bestimmten Bereich des Körpers festsetzt und nicht in einem anderen. Nach meiner Erfahrung sind eingeschlossene Emotionen häufig an Stellen lokalisiert, die dafür anfällig sind. Dies kann durch genetische Disposition, durch eine Verletzung oder durch Nährstoffmangel der Fall sein, sodass der Körper an der Stelle geschwächt oder aus dem Gleichgewicht geraten ist, entweder energetisch oder physisch. Manchmal spielen dabei auch metaphorische Bedeutungen eine Rolle. Das erscheint plausibel, wenn man bedenkt, dass es unser Unterbewusstsein ist, das unseren Körper und unsere Träume steuert.

> Die Sprache des Unterbewusstseins besteht aus Symbolen und Metaphern, sodass es ganz natürlich erscheint, dass Emotionen in Körperarealen mit symbolischer Bedeutung gespeichert werden können.

Nehmen wir einmal an, dass Sie zum Beispiel wegen der Fehlgeburt einer Freundin traurig sind. Wenn die Emotion, die Sie erleben, zu intensiv empfunden wird, kann sie sich festsetzen. Wenn Sie eine Frau sind, wäre es nicht überraschend, wenn diese eingeschlossene Emotion in Ihrer Gebärmutter oder Ihrer Brust – den nährenden weiblichen Organen – lokalisiert ist. Oder stellen Sie sich vor, Sie steckten gerade in einer schwierigen Phase im Leben, in der alles schiefzugehen scheint. Sie fühlen sich frustriert und überwältigt, als ob Sie die Last der ganzen Welt auf ihren Schultern tragen müssten. Bei einem solchen Szenario könnte sich eine eingeschlossene Emotion in einer Ihrer Schultern festsetzen. Tatsächlich kann jede Emotion an jeder beliebigen Körperstelle stecken bleiben.

Wenn Sie ein solches Ungleichgewicht nicht bemerken, kann es über Jahre hinweg bestehen bleiben. Schließlich kann es ernste gesundheitliche Probleme in psychischer und körperlicher Hinsicht hervorrufen.

Die duale Wirkung eingeschlossener Emotionen

Eingeschlossene Emotionen können uns auf zwei Ebenen beeinflussen: sowohl auf der psychischen als auch auf der körperlichen Ebene. Ich darf zuerst über den psychischen Effekt sprechen. Solche Emotionen können Ursache dafür sein, dass man übertrieben emotional reagiert. Lassen Sie mich anhand einiger aus dem Leben gegriffener Situationen den offensichtlichen psychischen Einfluss beleuchten.

Marie und ihr Trauma

Eines der dramatischsten Beispiele hierfür lieferte Marie, eine bildhübsche, liebenswürdige Patientin um die Fünfzig. Ein Jahr, bevor sie zu mir kam, war ihr einziger Sohn auf brutale Weise ermordet worden. Hinzu kam, dass der Prozess gegen den Mörder bei Gericht mehrmals hinausgezögert wurde, sodass sie noch nicht einmal damit anfangen konnte, den ganzen Fall für sich abzuschließen.

Als Marie das erste Mal zu mir kam, hatte sie große Schwierigkeiten, das Leben überhaupt zu bewältigen. In dem gesamten Jahr seit der Ermordung ihres Sohnes war sie völlig in ihrer Trauer und ihrem Verlust versunken. Als wir sie auf eingeschlossene Emotionen testeten, fanden wir eine nach der anderen, die alle mit dem Tod ihres Sohnes zu tun hatten. Nachdem wir die Emotionen gelöst hatten, war Marie frei. Obwohl sie ihren Sohn immer noch vermisst und unter seiner Abwesenheit leidet, ist sie dennoch wieder einer der glücklichsten und ausgeglichensten Menschen, die ich kenne. Ihre eingeschlossenen Emotionen hatten sie aus dem Gleichgewicht gebracht, indem sie eine negative Schwingung aufrechterhalten hatten. Nachdem diese eliminiert waren, konnte sie auf gesündere Weise mit ihrem Verlust umgehen.

Sarah und die Ermordung von John F. Kennedy

Sarah, eine 71-jährige Patientin, die zur Behandlung in meine Praxis kam, werde ich nie vergessen. Ich fragte ihr Unterbewusstsein durch den Muskeltest, was sie brauche. Wir fanden heraus, dass sie eine eingeschlossene Emotion von *Traurigkeit* hatte.

Während Ihr Bewusstsein sich möglicherweise nicht immer an alles zu erinnern vermag, weiß Ihr Unterbewusstsein hingegen alles, was Ihnen je passiert ist. Und natürlich kennt es jede eingeschlossene Emotion im Detail. Es weiß genau, wann diese auftrat, um welche Emotion genau es sich handelt, wer daran beteiligt war und noch vieles mehr.

Als ich Sarahs Unterbewusstsein über diese eingeschlossene Emotion befragte, versuchte ich herauszufinden, wann sie aufgetreten war. Es zeigte sich, dass die Traurigkeit sich im Jahr 1963 in Sarahs Körper festgesetzt hatte.

Aus reiner Vermutung fragte ich sie: „Bezieht sich die Traurigkeit auf die Ermordung von John F. Kennedy?“ Ihr Körper signalisierte ein *Ja* als Antwort beim Muskeltest. In diesem Augenblick fing Sarah an zu weinen. Sie sagte unter Tränen: „Ja, das hatte mich so tief getroffen. Und als Präsident Kennedys Sohn John jr. vor ein paar Jahren bei einem Flugzeugunglück starb, kam alles wieder hoch. Ich heulte tagelang, ich konnte nichts dagegen tun.“

Falls Sie alt genug sind, um sich an den Tag im November 1963 zu erinnern, als John F. Kennedy ermordet wurde, werden Sie noch wissen, wie schockierend und traurig diese Nachricht war. An jenem Tag wurde Sarahs ganzer Körper von Traurigkeit erfüllt. Sie war überwältigt von diesem Gefühl. Es war zu intensiv, um von ihrem physischen Körper vollständig verarbeitet zu werden, und als Ergebnis wurde es eingelagert.

Emotionale Auswirkungen eingeschlossener Emotionen

Eingeschlossene Emotionen beinhalten eine spezifische energetische Schwingung. In unserem Verstand sind diese verknüpft mit bestimmten Arten von Ereignissen. Bei Sarah war die Traurigkeit – in der ihr eigenen Schwingungsfrequenz – im Unterbewusstsein verknüpft mit dem plötzlichen Tod eines Kennedy. Als John Kennedy jr. dann auf tragische Weise ums Leben kam, wurde ihre normale und angemessene Traurigkeit durch die bereits im Körper gespeicherte Traurigkeit noch verstärkt. Ihr gesamter Körper fiel in Resonanz mit der eingeschlossenen Emotion. Daher heulte sie tagelang, anstatt ein wenig zu weinen und dann das alltägliche Leben wieder aufzunehmen. Der Schmerz des Tages im November 1963 kam mit voller Kraft wieder in ihr hoch. Tatsächlich hatte dieser Schmerz sie niemals ganz verlassen. Auf buchstäbliche und faszinierende Weise hatte ein Teil ihres Körpers nie aufgehört, diese Traurigkeit zu verspüren. Dies ist ein eindrucksvolles Beispiel dafür, wie eine eingeschlossene Emotion über Jahre hinweg bestehen bleiben und die Ursache dafür sein kann, dass Sie ähnliche Gefühle auf übersteigerte Art und Weise wieder und wieder verspüren. Meistens jedoch erkennen wir die Verbindung von aktuellem Erleben mit alten Traumata nicht. Aber wenn Sie jemals in einer Situation emotional überreagiert haben, können Sie davon ausgehen, dass eine oder mehrere eingeschlossene Emotionen schuld daran waren.

> Werden eingeschlossene Emotionen nicht gelöst, dann können wir den Schmerz und die übersteigerte Reaktion für den Rest unseres Lebens spüren. Das ist jedoch glücklicherweise unnötig, denn man kann diese Emotionen sehr leicht entfernen.

Bevor ich Sarahs Traurigkeit löste, fragte ich noch, wo im Körper die Emotion fast 40 Jahre lang gesessen hatte. Welche Gewebe ihres Körpers hatten all die Jahre unter dem Einfluss tiefer Traurigkeit leiden müssen? Was war die Auswirkung auf diese Gewebe gewesen? Das Unterbewusstsein kennt alle Antworten, und sie herauszufinden ist genauso einfach wie Fragen stellen. Die Antwort war für uns beide schockierend.

Der Muskeltest ergab, dass die eingeschlossene Traurigkeit in ihrer linken Brust lokalisiert war. Sarah und ich sahen uns einen Moment lang verwundert an. Sie war Brustkrebspatientin, hatte bisher den Krebs aber glücklicherweise überlebt. Vor vier Jahren war ihre linke Brust durch eine Mastektomie operativ entfernt worden. Die eingeschlossene emotionale Energie hatte sich in ihrer linken Brust festgesetzt und war dort verblieben. Warum ihre linke Brust und nicht eine andere Körperstelle? Vielleicht hatte sie dort eine Schwachstelle aufgrund einer schleichenden Infektion, einer früheren Verletzung oder eines anderen Ungleichgewichts. Mein Gefühl sagte mir jedoch, dass sich die Traurigkeit in diesem Gewebe – so nahe am Herz – festgesetzt hatte, weil sie so starke Sympathien für Präsident John F. Kennedy gehabt hatte.

Was auch immer der Grund für die Lokalisation war, diese eingeschlossene Emotion verblieb jedenfalls über Jahre hinweg in ihrem Körper und verursachte eine ständige geringgradige Irritation des Gewebes, die zur Krebsentstehung beigetragen haben könnte. Die Anzeichen dafür wurden nicht früh genug erkannt, und schließlich hatte ihre linke Brust entfernt werden müssen, um Sarahs Leben zu retten. Die Traurigkeit aber war immer noch geblieben und hatte emotionale Auswirkungen auf sie gehabt. Die Entfernung der eingeschlossenen Traurigkeit aus ihrem Körper half Sarah, emotional zu heilen. Ich wünschte nur, ich hätte es Jahre früher entdeckt. Dadurch wäre ihr vielleicht eine Menge Schmerz und Leid erspart geblieben, und möglicherweise hätte sogar der Brustkrebs verhindert werden können.

Körperliche Auswirkungen eingeschlossener Emotionen

Körpergewebe, die kontinuierlich von einer eingeschlossenen Emotion beeinträchtigt werden, leiden irgendwann unter den Auswirkungen.

Halten Sie einen Magnet nahe an den Bildschirm eines alten Röhrenfernsehers oder eines Computermonitors, so sehen Sie eine Bildstörung, weil das Magnetfeld die Elektronen im Bildschirm von ihrer normalen Bahn ablenkt. Wenn man den Magnet nahe genug an das Gerät heranführt und lange genug dort belässt, wird er eine bleibende Bildstörung verursachen, und der Bildschirm ist daraufhin nicht mehr zu gebrauchen. Eingeschlossene Emotionen haben eine ähnliche Wirkung auf unseren Körper. Schließlich besteht unser Körper aus Energie – und die Emotionen ebenfalls. Sie bestehen allerdings aus negativer Energie, die das Körpergewebe genauso beeinträchtigt, wie der Magnet das Fernsehbild stört. Wird langfristig in dieser Form auf das Körpergewebe eingewirkt, so sind Schmerzen und Funktionsstörungen das Ergebnis. Daher kann das Lösen eingeschlossener Emotionen häufig sofortige Erleichterung von Unwohlsein oder anderen Symptomen bringen, möglicherweise sogar die Kehrtwendung in einem Krankheitsverlauf bewirken.

Zweifellos ist dies ein Ansatz für weitergehende Forschung, die zu tiefgreifenden Einsichten in die Entstehung von Krankheiten führen könnte. Meiner Erfahrung nach können eingeschlossene Emotionen erstaunlichen Einfluss auf Körpergewebe ausüben. Was passiert, wenn ein Gewebe über längere Zeit kontinuierlich dieser Irritation ausgesetzt ist? Die erste Auswirkung ist häufig eine subtile Fehlfunktion, die in Abhängigkeit von der Lokalisation der eingeschlossenen Emotion im Körper unterschiedlich aussehen kann. Zu den dazugehörigen Symptomen können erhöhte Muskelanspannung, beeinträchtigte Immunfunktion, erhöhte Anfälligkeit für Verletzungen und Beschleunigung des Alterungsprozesses gehören.

Schmerzen aller Art und Stärken sind ein äußerst weit verbreitetes Ergebnis eingeschlossener Emotionen. Von Migräne-Kopfschmerzen bis zu Schmerzen im unteren Rücken, von Nacken- bis

Knieschmerzen: in solchen emotionalen Energien ist scheinbar die häufigste tiefere Ursache zu sehen.

Darüber hinaus scheint es so zu sein, dass eingeschlossene Emotionen auch auf der genetischen Ebene eine tiefgreifende Wirkung haben können. Früher dachte man, wenn man Träger einer bestimmten Gensequenz ist, die zum Beispiel mit Brustkrebs in Verbindung gebracht wird, sei der Krebs in der Zukunft unausweichlich. Denken Sie zum Beispiel an die präventive beidseitige Brustentfernung bei der Schauspielerin Angelina Jolie. Inzwischen wissen wir jedoch, dass solche genetischen Merkmale *exprimiert* oder aktiviert werden können oder auch nicht. Es hängt alles von Ihren Erlebnissen ab, von Ihrer Ernährung, den Giftstoffen, denen Sie ausgesetzt sind, Ihrem Stressniveau und Ihren emotionalen Altlasten. Nach meiner Erfahrung kann die Beseitigung der Störung, die eingeschlossene Emotionen verursachen, sogar das Potenzial haben, eine genetische Sequenz selbst zu verändern. Zumindest scheint der Emotion Code oft den Schmerz und andere durch genetische Krankheiten verursachte Symptome zu lindern. Im Folgenden ein Bericht von einer Patientin mit einer unheilbaren genetischen Anomalie, die durch den Emotion Code Erleichterung fand.

Linderung bei Gendefekt

Ich trage das Gen für Spondylitis ankylosans, und es ist seit vielen Jahren aktiv. Dabei handelt es sich um eine Autoimmunarthritis, die die Bänder der Wirbelsäule in Knochen verwandelt und nach deren Zusammenwachsen einen Rundrücken verursacht. Sie betrifft auch jedes Gelenk im Körper und die Organe. Meine Schmerzen hatten ein Maximum erreicht, und es war schwierig geworden, mich im Bett umzudrehen oder ohne extreme Schmerzen aufzustehen.

Ich hatte meine erste Emotion Code-Sitzung, und mein Schmerzniveau ging von 8 auf 1 herunter, meine Knochenschmerzen waren im Grunde genommen verschwunden. Seitdem sind inzwischen drei Monate vergangen, und immer noch bin ich fast frei von Knochenschmerzen! – Susan R.

Wenn Gewebe über längere Zeit irritiert wird, kann es schließlich in einen Zustand der Veränderung oder *Metaplasie* eintreten. Anders ausgedrückt kann eine Regression eines spezifischen Zelltyps hin zu einer primitiveren Zelle stattfinden. Dies ist oft eine Vorstufe von Malignität oder Krebs.

Auch wenn man davon ausgeht, dass es mehrere verschiedene Ursachen für die Krebsentstehung geben kann, können eingeschlossene Emotionen beträchtlich zum Prozess der Entstehung von Krebs und vielen anderen Erkrankungen beitragen.

Bei jedem einzelnen Krebspatienten, den ich bisher behandelt habe, gab es eingeschlossene Emotionen, die im Krebsgewebe lokalisiert waren.

Es ist möglich, dass sich solche Energien an einer bestimmten Körperstelle genau deshalb festsetzen, weil sich das Gewebe dort bereits in ausgeprägtem Ungleichgewicht befindet. Dies ist ein möglicher und wahrscheinlicher Vorgang in einem Stadium, in dem die Krankheit bereits in Entwicklung begriffen ist. Dabei erwiesen sich eingeschlossene Emotionen auch als unerkannte, jedoch als ausschlaggebende der Krebserkrankung zugrunde liegende Ursache. Daher ist es von entscheidender Bedeutung, dass solche Emotionen aufgelöst werden. Selbst dann, wenn sie bereits zur Krankheitsentstehung beigetragen haben, kann ihre Auflösung verhindern, dass sie in der Zukunft weiteren Schaden anrichten.

Rochelles Lungenkrebs

Rochelle kam zu mir zur Behandlung ihrer Lungenkrebs-Erkrankung. Bei unserem ersten Termin hatte ihre Geschwulst in der Lunge die Größe eines Baseballs. Sie unterzog sich gerade einer Chemotherapie. Ich fragte ihren Körper, ob es in ihrem Lungenkrebsgewebe eingeschlossene Emotionen gäbe, und die Antwort lautete *Ja*.

Die Emotionen in Rochelles Tumor stammten aus einer Zeit, die viele Jahre zurücklag, als sie noch ein junges Mädchen war. Sie stammte von den Philippinen und hatte einen amerikanischen

Matrosen geheiratet, der auf den Philippinen stationiert gewesen war. Nachdem sie ein gemeinsames Kind bekommen hatten, war Rochelles Mann häufig für sechs Monate und länger auf hoher See. Das hatte sie allerdings bereits im Voraus gewusst, und so hatte sie sich – zumindest in ihrem bewussten Denken – mit dieser zeitweisen Trennung und Fernbeziehung arrangiert. Aber es fiel ihr trotz allem schwer, das Kind allein großzuziehen, und sie fühlte sich oft einsam. Dennoch lebte sie in dem Bewusstsein, es gehe ihr auch bei Abwesenheit ihres Mannes gut. Der Muskeltest offenbarte allerdings, dass Emotionen wie Groll, Frustration und Einsamkeit während dieser Zeit in ihren Körper eingeschlossen worden waren.

„Nein, nein", sagte Rochelle, „ich habe mich nie so gefühlt. Ich wusste ja vorher, dass Danny so lang weg sein würde, und das war in Ordnung für mich." Und doch, nachdem ich die Emotionen mit dem Magnet gelöst hatte, setzte sie sich auf und schüttelte ihren Kopf. „Wissen Sie, es ist seltsam. Ich fühle mich viel leichter, so, als ob eine große Last von meinem Brustkorb genommen worden wäre."

Da Rochelle einen neunzigminütigen Anfahrtsweg zu meiner Praxis hatte, kam sie nur dreimal zu mir, aber das reichte aus, um alle eingeschlossenen Emotionen zu lösen, die sich im Tumorgewebe zeigten. Fünf Wochen später kam sie wieder zu mir, ganz begeistert von den jüngsten Neuigkeiten: Ihre Ärzte hatten erneut ein Röntgenbild angefertigt, und der Tumor war vollständig aus ihrer Lunge verschwunden! Könnten die eingeschlossenen Emotionen einen Beitrag zur Krebsentstehung geleistet haben? Ich bin davon überzeugt, dass die Antwort *Ja* ist.

Natürlich kann ich nicht beweisen, dass das Lösen der Emotionen den Krebs zum Verschwinden gebracht hat, da Rochelle sich zeitgleich auch einer Chemotherapie unterzogen hat. Aber durch das Lösen der eingeschlossenen Emotionen aus ihrem Brustkorb haben wir die besten Voraussetzungen für die Wirksamkeit der Chemotherapie geschaffen. Vielleicht war das genau der Anstoß, den ihr Körper gebraucht hatte, um heilen zu können. Ich hoffe, lange genug zu leben, um den Tag zu erleben, an dem alle Patienten mit den besten aller Methoden behandelt werden, so wie es hier der Fall war.

Jeans Unterleibsschmerzen

In Bezug auf eingeschlossene Emotionen überraschte es mich persönlich am meisten, dass sie in der Lage sind, körperliche Schmerzen zu verursachen. Meine erste Erfahrung mit diesem Phänomen war sehr dramatisch. Meine Frau Jean bekam plötzlich heftige Unterleibsschmerzen auf der linken Seite. Mithilfe des Muskeltests fand ich heraus, dass die Schmerzen durch ihren linken Eierstock verursacht wurden und dass die Ursache emotionaler Natur war. Zu meiner Überraschung fand ich nicht nur eine, sondern sechs verschiedene Emotionen. Wie Sie später sehen werden, lösen wir eine eingeschlossene Emotion nach der anderen. Manchmal nisten sich mehrere Emotionen an ein und derselben Körperstelle ein, wie in diesem Fall. Mit einer Ausnahme hatten alle Emotionen etwas mit tragischen oder erschütternden Ereignissen zu tun, die engen Freundinnen von Jean passiert waren. Ich entfernte jede einzelne der Emotionen, nachdem ich sie identifiziert hatte.

Erstaunlicherweise nahm die Intensität der Schmerzen mit jeder gelösten Emotion sofort und merklich ein Stück ab. Nachdem fünf Emotionen gelöst waren, war im Vergleich zu den heftigen Schmerzen vorher nur noch ein kleiner Bruchteil des Schmerzes übrig.

Aber ihr Körper zeigte an, dass dazu noch eine letzte eingeschlossene Emotion vorhanden war. Weiteres Testen ergab, dass sie während ihrer Zeit im Kindergarten eine Emotion der *Wertlosigkeit* abgespeichert hatte.

Diese stammte aus dem Jahr 1960, einem Wahljahr in den Vereinigten Staaten. Die Präsidentschaftskandidaten waren Richard Nixon und John F. Kennedy. Jeans Erzieherin sagte ihr, dass ein Junge und ein Mädchen aus ihrem Kindergarten von der lokalen Zeitung zur anstehenden Präsidentschaftswahl interviewt werden sollten und dass sie das Mädchen sein dürfe. Man sagte ihr, sie würde über die beiden Kandidaten befragt werden, insbesondere, wen sie wählen würde, wenn sie könnte.

Sie war sehr aufgeregt, und der große Tag kam bald. Sie wurde in einen für das Interview vorbereiteten Raum im Kindergarten gebracht. Es gab dort vorn zwei Stühle, einen für jedes Kind. Zuerst wurden dem Jungen Fragen gestellt, während es mehrmals blitzte und er fotografiert wurde. Jean wurde ebenfalls fotografiert, aber aus irgendeinem Grund wurde sie gar nicht befragt. Sie wurde fast völlig ignoriert, abgesehen davon, dass ihr gesagt wurde, wie sie für das Foto posieren solle. Plötzlich war das Interview vorbei. Sie wurde zum Gruppenraum zurückgebracht und war verwirrt. Langsam dämmerte es ihr, wie unwichtig sie wohl sein müsse. Sie begann, sich wertlos zu fühlen, und das Gefühl war so stark, dass es in ihrem physischen Körper eingeschlossen wurde.

Emotionen bestehen aus Energie. Die spezifische Schwingungsfrequenz einer Emotion legt genau fest, um welche Emotion es sich handelt. Eine eingeschlossene Emotion ist wie ein kleiner Energieball, der irgendwo im Körper *landet* und sich dort festsetzt. Aus irgendwelchen Gründen setzte sich diese Emotion der Wertlosigkeit in Jeans linkem Eierstock fest, wo die Emotion dreißig Jahre lang blieb.

Als wir diese Emotion entfernten, verschwand augenblicklich auch der letzte verbliebene Rest der Schmerzen. Sie stand auf, und wir sahen einander an, beide völlig verblüfft über das, was wir soeben erlebt hatten. Jean hat seither nie wieder solche Schmerzen gehabt. Ich kann nicht umhin, an all die Menschen zu denken, die unter akuten körperlichen Schmerzen ähnlicher Art leiden, wobei die Abhilfe doch so schnell und einfach sein kann.

Jacks Tennisellbogen

Ein weiteres Beispiel dafür, dass eingeschlossene Emotionen Schmerzen verursachen können, liefert die Geschichte meines Patienten Jack. Er war 42 Jahre alt, als er zur Behandlung seines äußerst schmerzhaften Tennisellbogens zu mir kam, der ihn seit Monaten plagte. Seine Beschwerden im rechten Unterarm gingen so weit, dass er den Zündschlüssel seines Autos nur noch unter starken Schmerzen umdrehen konnte. Ich begann mit den üblichen chiropraktischen Behandlungen der Wirbelsäule und der Extremitäten sowie mit Physiotherapie. Nach einer Woche war keine nennenswerte Veränderung seines Zustands zu verzeichnen, und das wunderte mich. Normalerweise lässt sich ein Tennisellbogen mit chiropraktischen Maßnahmen sehr erfolgreich behandeln.

Jacks mangelnder Fortschritt gefiel mir nicht. Das war in den Anfängen meiner Arbeit mit eingeschlossenen Emotionen. Ich fing gerade erst an zu verstehen, wie machtvoll eingeschlossene Emotionen sein können und was für viele verschiedene Arten von Symptomen sie verursachen können. Ich wusste, dass sie körperliche Schmerzen verursachen können, aber ich wusste auch, dass der Tennisellbogen ein entzündlicher Zustand ist, den ich auch zuvor schon erfolgreich behandelt hatte.

Da ich anderweitig keinen Erfolg gehabt hatte, fragte ich also Jacks Unterbewusstsein, ob eingeschlossene Emotionen die tiefer liegende Ursache seiner Beschwerden seien. Ich war ein wenig überrascht, als sein Körper mit *Ja* antwortete.

Wir wendeten den Emotion Code an und identifizierten die erste Emotion. Es war eine Emotion der *Minderwertigkeit*, die während der Schulzeit in seinem Körper gespeichert worden war, und sie hatte etwas mit einem bestimmten Mädchen zu tun, das er damals gemocht hatte. Ich löste die Emotion, und Jack war überrascht über die sofortige Auswirkung auf seinen Arm, denn sein Ellbogenschmerz ließ augenblicklich spürbar nach. Ich fragte weiter nach, ob es noch andere eingeschlossene Emotionen gäbe, die wir lösen könnten. Sein Körper bejahte dies, und wir fanden die nächste eingeschlossene Emotion, die ebenfalls aus der Schulzeit stammte und von einer kurzen Beziehung mit einem anderen Mädchen herrührte, die für Jack nicht zufriedenstellend verlaufen war. Es handelte sich um eine *Nervosität*. Als wir sie lösten, ließen Jacks Ellbogenschmerzen noch deutlicher nach als zuvor. Wir fuhren mit dieser Vorgehensweise fort, bis wir fünf eingeschlossene Emotionen entfernt hatten.

Sie waren alle in der Schulzeit entstanden, und jede bezog sich auf ein anderes Mädchen. Seine Frau, die bei der gesamten Sitzung anwesend war, war sichtlich amüsiert.

Mit jeder gelösten Emotion sank das Schmerzniveau in Jacks Unterarm deutlich wahrnehmbar. Nach dem Entfernen der letzten Emotion war der Schmerz vollständig verschwunden. Er drehte seinen Arm in beide Richtungen und imitierte die Bewegung beim Starten des Autos. Er hatte keinerlei Schmerzen mehr und plötzlich die volle Bewegungsfreiheit seines Ellbogengelenks wiedererlangt. Auch durch Fingerdruck auf die Unterarmmuskulatur, wo er zuvor äußerst berührungsempfindlich gewesen war, konnte ich keine Schmerzen mehr provozieren. Dieses Ergebnis war für alle Anwesenden sehr verblüffend.

Jack hatte auf der Highschool Tennis gespielt, nun aber schon seit Jahren nicht mehr. Emotionen neigen dazu, sich in geschwächten Körperbereichen anzusiedeln, wo es bereits eine Überlastung, eine Verletzung oder Infektion oder ein anderes Ungleichgewicht gibt. Alle eingeschlossenen Emotionen waren bei Jack im Unterarm lokalisiert, und zwar möglicherweise deshalb, weil dieser in der Highschool-Zeit durch das Tennisspielen wiederholt beansprucht und sogar bis zu einem gewissen Grad verletzt worden war. Zur gleichen Zeit erlebte er wegen seiner erfolglosen Liebesabenteuer emotionalen Kummer und sammelte eingeschlossene Emotionen an. Wie bereits erwähnt, sind eingeschlossene Emotionen immer irgendwo im Körper lokalisiert, und zwar am wahrscheinlichsten an einer Schwachstelle des Körpers. Wenn ich nicht selbst dabei gewesen wäre und dies miterlebt hätte, könnte ich es immer noch nicht glauben.

Als ich weiterhin den Emotion Code bei meinen Patienten anwendete, war ich immer wieder verwundert darüber, wie viele Beschwerden tatsächlich ganz oder teilweise von eingeschlossenen Emotionen verursacht werden und wie zerstörerisch sie für die Gesundheit meiner Patienten waren.

Kraftvolle Heilung kann eintreten, wenn eingeschlossene Emotionen endlich losgelassen werden. Wer weiß, wie viel Schmerz,

Unglück und chronische Krankheiten durch die Beseitigung eingeschlossener Emotionen vollständig vermieden werden könnten! Ich lernte schnell, dass einige der im Körper meiner Patienten eingeschlossenen Gefühle schon viel länger da waren, als ich es für möglich gehalten hätte. Es macht mich traurig, wenn ich daran denke, dass diese Patienten in gewisser Weise all die Jahre ständig unter etwas litten, das so leicht zu beseitigen ist.

Verbesserte Sehfähigkeit

Im ersten Monat, in dem ich die Emotion Code-Anwendung erlernte, begann ich, an meinem Vater zu arbeiten. Innerhalb weniger Tage folgte sein träges Auge regelmäßiger dem anderen Auge. Nach zwei Wochen ging es seinem chronisch schmerzenden Knie viel besser, und vor Kurzem lief er die Länge eines hundert Morgen großen Ackerlandes ab. Am Ende des Tages fragte ich ihn, wie es seinem Knie ginge. Er war überrascht, dass es ihm so gut ging! Normalerweise hätte es ihm wegen des unebenen Bodens und der Entfernung wirklich Beschwerden bereitet. Er hatte zufällig bald darauf einen Termin bei einem Augenarzt, um den Druck in seinen Augen wegen eines Glaukoms zu überprüfen. Der Druck war vorher zu hoch gewesen und musste genau überwacht werden. Ich hatte eine Menge eingeschlossener Emotionen entfernt, die die Gesundheit seiner Augen beeinträchtigt hatten. Als er von dem Termin zurückkam, sagte er: „Mein Augeninnendruck ist jetzt normal, und der Arzt sagte, dass ich mir wegen eines Glaukoms keine Sorgen mehr machen müsse. Außerdem wurde mein Sehvermögen mit zwanzig-zwanzig getestet, was sinnvoll ist, denn meine Brille ist zu stark geworden. Ich mag sie nicht mehr tragen, und jetzt weiß ich auch, warum!“ – Stacey B.

Phobien

Eine Phobie wird als eine irrationale chronische Angst vor bestimmten Aktivitäten, Personen, Objekten oder Situationen definiert. Ich habe herausgefunden, dass eingeschlossene Emotionen wichtige, häufig sogar die einzige Ursache von Phobien sein können. Bei den meisten Menschen, die an einer bestimmten Phobie leiden, sind eine oder mehrere eingeschlossene Emotionen die Ursache dafür. Phobien können ein Leben lang anhalten und das Leben schwerwiegend beeinträchtigen. Im Folgenden der Bericht von einer Person mit lebenslanger Klaustrophobie, die schließlich Erleichterung fand, eingereicht von einem Emotion Code-Anwender.

Klaustrophobie verschwindet

Eine Klientin hatte eine fünfzigjährige Vorgeschichte von schwerer Klaustrophobie hinter sich. Wie Sie sich vorstellen können, hatte dies ihr Leben auf vielen Ebenen stark eingeschränkt, und zwar in einem solchen Ausmaß, dass selbst Fernsehen oder ein Kinobesuch ein Problem für sie darstellten.

Wenn sie einen eingeengten Raum auf der Leinwand sehe, so sagte sie, würde sie buchstäblich aufspringen und direkt aus dem Raum rennen!

Nach unserer allerersten Emotion Code-Sitzung teilte sie mir fröhlich mit, dass sie zum ersten Mal in ihrem Leben in der Lage gewesen sei, eine bestimmte Sendung zu sehen. Dann ging sie auf die genauen Einzelheiten ein, die sie in dieser Sendung gesehen hatte. Es war die Art von Sendung, bei der sie vorher bei bloßer Erwähnung des Titels aus der Tür gerannt wäre. Sie war begeistert, von allen Einzelheiten aus der Sendung „Leben auf einem U-Boot" zu berichten! – Kirsty W.

Die Flugzeug-Phobie

Es gibt Phobien buchstäblich zu allem Möglichen. Einmal kam zum Beispiel eine Frau zu mir wegen einer eher merkwürdigen Phobie: Sie bekam allein beim Anblick eines Flugzeuges eine heftige Panikattacke, unabhängig davon, ob es ein reales Flugzeug oder lediglich eine Abbildung in einer Zeitschrift oder im Fernsehen war. Wenn ein Flugzeug über ihr hinweg flog, musste sie die Augen zum Boden senken. Wenn sie das Flugzeug angesehen hätte, hätte sie eine Panikattacke bekommen.

Mithilfe des Muskeltests fragte ich ihr Unterbewusstsein, ob es eine eingeschlossene Emotion als Ursache ihrer Phobie gebe. Die Antwort lautete *Ja*. Durch weiteres Erfragen von Einzelheiten und Testen fanden wir heraus, wie die Emotion entstanden war.

Vor einigen Jahren hatte sie einen Zeitungsartikel über einen Flugzeugabsturz gelesen. Dabei war auch ein Foto dieser Passagiermaschine kurz vor dem Absturz abgebildet. Als sie den Artikel gelesen hatte, wurde sie von Gefühlen überwältigt. Sie identifizierte sich sehr stark mit den in Angst und Schrecken versetzten Passagieren, und dadurch wurde eine eingeschlossene Emotion erzeugt. Ich löste die Emotion, und die Phobie war augenblicklich verschwunden. Sie konnte sofort ohne Schwierigkeiten sowohl Fotos als auch echte Flugzeuge betrachten. Die Phobie trat niemals wieder auf.

Nachtschreck

Nächtliche Albträume können durch eingeschlossene Emotionen verursacht werden. Der Nachtschreck aber hängt fast immer mit eingeschlossenen Emotionen zusammen. Carol, eine 42-jährige Patientin, litt zeitlebens unter dem Nachtschreck. Ihre angsterfüllten Schreie hatten ihren Mann und ihre Kinder in mindestens drei Nächten pro Woche geweckt! Der Nachtschreck unterscheidet sich von einfachen Albträumen insofern, als die panischen Gefühle scheinbar nicht von einem spezifischen Traum ausgelöst werden. Stattdessen verspürt der Betroffene im Schlaf eine bestimmte, stark angstauslösende Emotion.

Carols nächtliche Angstattacken stellten während der meisten Zeit ihres Lebens ein großes Problem für sie dar. Sie hatte sich schon das Schlüsselbein, mehrere Rippen und den Schädelknochen gebrochen, als sie wild um sich schlug, um den Angstattacken zu entfliehen. Ihr Unterbewusstsein bejahte meine einfache Frage:

„Werden Ihre nächtlichen Angstattacken durch eine eingeschlossene Emotion verursacht?" Weiteres Testen brachte Emotionen der Panik, des Schreckens und der Angst zum Vorschein, die sich in ihrem Körper festgesetzt hatten, als sie fünf Jahre alt war und für eine kurze Zeit einen immer wiederkehrenden Albtraum gehabt hatte. Der Albtraum war seit Langem verschwunden, aber die eingeschlossenen Emotionen waren geblieben. Nach dem Lösen der Emotionen verschwanden die nächtlichen Angstattacken innerhalb einer Woche und tauchten nie wieder auf.

Posttraumatische Belastungsstörung

Die posttraumatische Belastungsstörung (PTBS) ist eine häufige und belastende Erkrankung, die zu emotionaler Abgrenzung, Depression, Angst, Rückzug von Freunden und Familie und zum Verlust des Interesses an alltäglichen Aktivitäten führt. Darüber hinaus können PTBS-Betroffene extreme emotionale oder körperliche Reaktionen wie Panikattacken, Herzklopfen und Schüttelfrost haben, wenn sie an das traumatische Ereignis oder die Ereignisse, die zu ihrer PTBS geführt haben, erinnert werden. Nach offizieller Schätzung entwickeln etwa acht Prozent der Erwachsenen im Laufe ihres Lebens eine PTBS. Die meisten Menschen meinen, PTBS habe mit militärischem oder kampfbedingtem Stress zu tun, aber jedes erschreckende, traumatische oder lebensbedrohliche Ereignis, das entweder erlebt oder miterlebt wird, kann zu PTBS führen.

Erleichterung bei PTBS und Depression

Im Alter von neunundvierzig Jahren wurde bei meinem Mann John aufgrund von Kindheitstraumata, einigen traumatischen Unfällen, zwei beinahe tödlichen Krankheiten, zwanzig Jahren Misshandlung in erster Ehe und einer konfliktreichen Scheidung PTBS und Depression diagnostiziert. Zu allem Überfluss verlor er seine Gesundheit und in der Folge dadurch auch seine körperliche Fähigkeit, Häuser zu renovieren, was er über zwanzig Jahre lang getan hatte.

Er fühlte sich an Körper, Geist und Seele völlig gebrochen und kämpfte in fast jeder Hinsicht darum, funktionieren zu können. Er hatte ohne Erfolg mehrere psychotrope Medikamente ausprobiert, um die Depression und die Angst zu bewältigen. Tatsächlich war seine Situation dadurch nur verschlimmert worden. John war mein erster PTBS-Klient. Er willigte ein, mein „Versuchskaninchen" zu sein, und wir erprobten den Emotion Code.

Nachdem wir seine Herzmauer aufgelöst und seinen Körper von allen eingeschlossenen Emotionen befreit hatten, verschwand Johns PTBS vollständig. Er folgte sofort seiner Leidenschaft für das Filmemachen und schrieb sich an einer Filmschule ein, gewann Stipendien für seine Leistungen und arbeitet nun als Service-Leiter einer Beratungsstelle für Ehekrisen mit Paaren in Schwierigkeiten. Bis heute hat er weder mit PTBS noch mit Depressionen zu kämpfen.

Seit dieser Erfahrung mit John habe ich gesehen, wie viele Menschen aus dem Schatten der Depression auftauchen konnten, nachdem sie ihre Herzmauern aufgelöst und den Körper von allen eingeschlossenen Emotionen befreit hatten. Ich habe auch erlebt, dass diese Arbeit es Menschen ermöglicht, emotional und mental stark genug zu werden, um Probleme in ihrem Leben anzugehen, die eine Depression verursachen. So ein Potenzial für unser Leben hat der Emotion Code! – Alisa F.

PTBS nach einem Sturz

Mein Freund Michael und ich waren im Devils Lake State Park in Wisconsin beim Wandern. Dabei fiel er fünfundachtzig Fuß (knapp 30 Meter) tief von einem Steilhang herunter. Wie durch ein Wunder überlebte er und erholte sich im Krankenhaus körperlich vollständig, aber es war mir klar, dass wir beide emotionale Narben davongetragen hatten. Er konnte sich an vieles nicht mehr erinnern, was passiert war, und hatte wiederholt Panikattacken. Ich hatte schwere Angstzustände und PTBS. Zu diesem Zeitpunkt lernte ich den Emotion Code kennen. Mit ihm habe ich Michaels Panikattacken und Ängste lindern und ihm helfen können, im täglichen Leben nicht mehr so extrem überfordert und gestresst zu sein. Bei mir selbst ist die Angst fast nicht mehr vorhanden, und ich leide auch nicht mehr an PTBS. – Denay H.

Vietnam-Veteran findet Erleichterung

Mein Mann war mein erster Klient. Er war seit der Vietnam-Ära von PTBS betroffen. Bei ihm war auch Parkinson im Stadium 1 diagnostiziert worden. Ich fing an, bei ihm den Emotion Code anzuwenden. Das ist jetzt neun Monate her, und zwar mit wunderbarem Erfolg! Seine Stimmung hat sich gebessert, sein Blutdruck ist jetzt normal, und das Zittern hat fast aufgehört. Er ist so beeindruckt davon, dass er allen seinen Freunden aus der Vietnam-Zeit davon erzählt hat, und diese buchen jetzt Sitzungen bei mir wegen PTBS. – Jill J.

Emotion Code beseitigt lebenslange Traumata

Ich hatte eine Klientin, die wegen mehrerer Traumata seit ihrer Kindheit an einer schweren PTBS litt. Das beeinflusste ihre Stimmung und ihr Verhalten und führte inzwischen auch zu Symptomen in ihrem Körper. Ich begann damit, dass ich die Emotionen bei ihr löste, und im Nu lernte sie auch, dies ganz selbstständig zu tun, konsequent und fleißig. Inzwischen ist etwa ein Jahr der stetigen Arbeit mit dem Emotion Code vergangen, und sie ist ein neuer Mensch. Ich hatte noch nie zuvor erlebt, dass der Emotion Code so tiefgreifend wirkt, und es war so wunderbar, Teil ihres Heilungsprozesses zu sein. Sie wurde von der Angst befreit, in der sie ständig gelebt hatte, und erfährt jetzt Fülle in ihren Beziehungen, insbesondere in der Beziehung zu Gott. Sie kennt die Kraft, die der Emotion Code in sich birgt, und ist dabei, ein Buch über PTBS und den Emotion Code zu schreiben. – Meghan B.

Können Sie es sich leisten, Ihre eingeschlossenen Emotionen zu behalten?

Ich bin davon überzeugt, dass die Entfernung eingeschlossener Emotionen für eine gute Lebensqualität entscheidend ist. Dies kann bereits im Vorfeld verhindern, dass verschiedene Probleme später überhaupt noch auftauchen. Ich hoffe, Sie können erahnen, wie das Lösen eingeschlossener Emotionen Ihnen bei körperlichen und psychischen Problemen, unter denen Sie möglicherweise leiden, helfen kann.

Frank ist endlich willkommen zu Hause

Einer der allerersten Veteranen, mit denen ich arbeitete, war ein Mann namens Frank, der im Vietnam-Krieg gedient hatte. Er konnte mit niemandem über seine Erfahrungen im Krieg sprechen. Wenn er über diese Erfahrungen nachdachte, spürte er eine enorme Wut, die in ihm aufwallte. Er sprach nie darüber und war einfach sehr verschlossen.

Seine Frau verwies ihn an mich. Da er in einem anderen Staat lebte, sprachen wir am Telefon, und ich erklärte ihm, wie der Emotion Code aus der Ferne angewendet werden kann. Er sagte: „Ich muss Ihnen sagen, dass das hier für mich und mein Verständnis wirklich weit hergeholt ist.“ Und ich sagte: „Das ist in Ordnung. Ich heiße Sie dabei in diesem Moment willkommen.“

In dieser ersten telefonischen Sitzung konnte ich mehrere eingeschlossene Emotionen von ihm lösen. Und ich fand auch heraus, dass einiges, das ihm im Alter von fünf Jahren geschehen war, ihn dazu veranlasst hatte, auf die Situationen im Krieg so zu reagieren, wie er es getan hatte. Ich erfuhr, dass sein PTBS eigentlich schon im Alter von fünf Jahren begonnen hatte. Die emotionalen Lasten aus diesem Alter wurden durch seine Kriegserlebnisse noch verstärkt. Ehe er sich versah, war das Ganze zu einer einzigen großen Reaktion geworden, anstatt in der Lage zu sein, zurechtzukommen und präsent zu sein.

Zunächst bekam ich keine Antwort von ihm und fragte mich, was los war. Doch dann rief er mich an und sagte: „Ich muss Ihnen sagen, dass ich nach der Sitzung erstmals über den Vietnamkrieg sprechen konnte, als sei er Teil der Geschichte und nicht ein Teil von mir. Also beschloss ich, mich mit meinen Brüdern und Schwestern zu treffen.“ Und er ging zu den örtlichen VFW (Veterans of Foreign Wars) und begann, sich dort mit seinen Veteranenkollegen zu unterhalten. Dann sagte er: „Ich beschloss, den nächsten Schritt zu machen. Ich wollte an der Gedenktagsparade teilnehmen.“ Also ging er zum Überschusslager der Armee. Er ging hinein, und der Besitzer sah ihn an und sagte: „Moment mal.“ Er verschwand für einen Moment hinten im Laden, kam mit einem Schuhkarton wieder heraus und fragte: „Welche Schuhgröße haben Sie?“ Er sagte: „Größe 11.“ Dann sagte der Ladenbesitzer: „Ich habe schon auf Sie gewartet. Das ist eine Größe 11 aus dem Vietnamkrieg.“ So lief Frank mit seinen ehrenvollen Stiefeln in der Gedenktagsparade mit. Danach ging er nach Hause und sagte zu seiner Frau: „Heute wurde ich zu Hause willkommen geheißen.“ – Ruth K.

Die Zukunft sieht sehr rosig aus

Ich wandte den Emotion Code bei Gary an, einem genesenden Suchtkranken. Gary lebte in ständiger Angst, wieder Drogen zu nehmen. Er war sehr depressiv, unmotiviert und außerdem selbstmordgefährdet. Nachdem er seine eingeschlossenen Emotionen losgelassen hatte, wurde aus ihm ein sehr glücklicher Mensch. Wochen später bot ihm sein Stamm der amerikanischen Ureinwohner ein sehr interessantes Praktikum an, sodass er wieder zur Schule gehen konnte. Und Gary heiratet nächstes Jahr! – Jacquelyn W.

Ein Fakultätsmitglied hilft einem Teenager in der Schule

Ich hatte die Gelegenheit, bei einem meiner Schüler an der Highschool, an der ich arbeitete, den Emotion Code anzuwenden. Braden war ein achtzehnjähriger junger Mann, der mit Depressionen, Ängsten, Sucht und ADS zu kämpfen hatte. Er war viele Male von anderen schikaniert worden, bevor ich als Emotion Code-Anwender mit ihm arbeiten durfte.

> *Braden war emotional abwesend und lief an den meisten Tagen wie betäubt herum. Seine Augen waren ausdruckslos, es fehlte ihm an Selbstvertrauen, er hatte nur sehr wenige Freunde, und seine Noten waren schlecht, obwohl er sehr intelligent war. Es war traurig mit anzusehen, wie er sich so ohnmächtig und als Opfer seiner Umstände fühlte.*
>
> *Wie man sich vorstellen kann, hatte er mehrere eingeschlossene Emotionen, die ich bei ihm lösen konnte. Nach seiner ersten Sitzung änderte sich sein Gesichtsausdruck, und er lief mit federndem Schritt umher. Es war schwer zu glauben, dass dies derselbe Schüler war, den ich Tage zuvor gesehen und der wie ein Zombie ausgesehen hatte. Er war mehr mit anderen involviert und schien glücklicher zu sein. Braden hat noch viel vor sich, aber der Emotion Code war wirklich eine Rettungsleine für diesen jungen Mann. Es war in der Tat eine wundersame Verwandlung!* – Jocelyn W.

Indem Sie Ihre eingeschlossenen Emotionen aus Ihrem Körper entlassen, entfernen Sie unerwünschte Wolken negativer Energie, die andernfalls Ihre Körperfunktionen negativ beeinflussen würden. Dadurch ermöglichen Sie der Lebensenergie, wieder frei zu fließen, sodass Ihr Körper sich selbst heilen kann. Ihr seelisches Wohlbefinden wird wiederhergestellt. Sie befreien sich von der Dramatik, den Schmerzen und der Last alter emotionaler Blockaden, die Sie daran hindern, in Ihrem Leben voranzukommen.

Im Folgenden werde ich Ihnen von einigen erstaunlichen Geheimnissen der Ärzte der Antike berichten. Sie wussten bereits vieles über das menschliche Energiefeld, das in der heutigen Zeit erst vor Kurzem wiederentdeckt wurde.

Teil II

Die Welt der Energie

3

Geheimnisse der antiken Energiemedizin

Geburt, das ist nur Schlaf und ein Vergessen:
Die Seele, die aufgeht mit uns,
die unsres Lebens Stern,
ein anderes Zuhause hat sie besessen
und kommt daher von fern:
Nicht alles sie vergessen hat,
nicht gleicht sie unbeschrieb'nem Blatt:
Nach uns ziehend Wolkenglanz und Glorienschein,
von Gott wir kommen, dort ist unser Heim.

WILLIAM WORDSWORTH

Bereits 1939 entdeckte ein russischer Elektrotechnikingenieur namens Semyon Kirlian das Phänomen, das heute als Kirlianfotografie bezeichnet wird.[1] Die Kirlianfotografie verwendet gepulste Hochspannungsfrequenzen zum Fotografieren der Energiefelder, die alle Lebewesen umgeben. Diese Technik wird auch Koronaentladungsfotografie genannt.

Russische Wissenschaftler zeigten seitdem mit beeindruckendem Forschungsaufwand, dass alle Dinge Charakteristika eines Energiefeldes aufweisen, bei lebenden Organismen ist dies jedoch deutlich ausgeprägter als bei unbelebten Dingen.[2] Die vielleicht eindrucksvollsten Kirlianfotografien zeigen durchgeschnittene pflanzliche Blatthälften, die noch das vollständige, intakte Energiefeld des gesamten Blattes aufweisen.[3] Ist es denkbar, dass diese Kirlianfotografien die wirkliche innere, geistige Natur der Dinge offenbaren? Bereits seit langer Zeit war die Existenz eines *menschlichen Energiefeldes* Bestandteil der Lehre der Heilkünste. Die Hindus bezeichneten seit mehr als 5.000 Jahren die grundlegende lebensspendende Kraft, die alles durchdringt, als *Prana*. Die Chinesen nannten diese

Energie *Chi* und wussten, dass ein Chi-Ungleichgewicht in einer Person zur Beeinträchtigung der Gesundheit führt.

In der Geschichte der Menschheit gab und gibt es in 97 verschiedenen voneinander unabhängigen Kulturen die Annahme oder Überzeugung, dass es ein menschliches Energiefeld gebe.

Eingeschlossene Emotionen stören und blockieren den Fluss dieser Energie in unserem Körper. Der Emotion Code ist eine einfache Methode, diesen Energiefluss wieder ins Gleichgewicht zu bringen.

Der Geist und sein Tempel

Ich persönlich glaube, dass das menschliche Energiefeld eigentlich im Prinzip der Geist [engl.: *spirit*] ist, der in uns allen existiert. Stellen Sie sich einmal vor, Sie wären auf geheimnisvolle Weise in der Lage, Ihren Geist, Ihre geistige Persönlichkeit aus Ihrem Körper herauszuziehen und beide nebeneinander zu stellen – ich glaube, Sie wären erstaunt über deren Ähnlichkeit.

Viele Berichte über Nahtoderfahrungen haben gezeigt, dass vermeintlich klinisch Tote dabei ihren Körper einfach nur für eine gewisse Zeit verlassen haben. Manchmal realisieren sie nicht einmal, dass sie gestorben sind, bis sie hinunterblicken und ihren physischen Körper da liegen sehen, während sie selbst über ihm schweben. Menschen, die das erlebt haben, verstehen durch eigene Erfahrung, dass sie nicht ihr physischer Körper sind. Stattdessen ist der Körper eher eine Art Tempel, der ihr geistiges Selbst beherbergt.

Eine Erfahrung, die ich nie vergessen werde, lehrte mich, wie sehr diese Vorstellung zutrifft. Während meiner praktischen Tätigkeit arbeitete ich regelmäßig mit zahlreichen Patienten mit schweren chronischen Krankheiten. Ich hatte es mir zur Gewohnheit gemacht, vor jeder Behandlung kurz und still zu Gott um Führung zu beten, und ich lernte die göttliche Hilfe sehr zu schätzen, vor allem in Situationen, in denen mein eigenes Wissen nicht ausreichte.

Eines Tages, nachdem ich mein stilles Gebet gesprochen hatte, richtete ich meine Aufmerksamkeit auf den Patienten, der vor mir auf der Liege lag. In diesem Moment hatte ich eine Eingebung des Verstehens, ein Geschenk von oben. Es war, als sei ich mein ganzes Leben lang zuvor blind gewesen und als könnte ich jetzt plötzlich mit einer klaren spirituellen Form des Sehens erkennen. Es ist unmöglich für mich, vollständig zu beschreiben, wie das war, aber ich nahm sofort und sehr deutlich wahr, dass ich mich in der Gegenwart eines heiligen Tempels befand: dem Tempel des Körpers, der diesem Patienten gehörte. Augenblicklich war ich erfüllt von tiefster Bewunderung und Ehrfurcht. Diese sehr besondere und kraftvolle Offenbarung dauerte nur ein paar Sekunden, aber sie war unvergesslich und zeigte die Wahrheit über den Körper auf einer wesentlich höheren Ebene, als ich sie je zuvor erkannt hatte.

Dieses spirituelle Erlebnis veränderte meine Sichtweise der Menschen. Schon immer begegnete ich den Menschen mit viel Liebe und Respekt, aber jetzt erkannte ich, dass die Wahrheit über unsere Existenz tiefer geht und heiliger ist, als wir uns vorstellen können. Wir sind in der Tat spirituelle Wesen, die hier auf dieser Welt physische Erfahrungen sammeln.

Wie unsere Gedanken andere beeinflussen

Ihre Gedanken entspringen Ihrer geistigen Intelligenz und können die Menschen um Sie herum nachhaltig beeinflussen. Gedanken bestehen aus Energie, die permanent und ohne Einschränkungen vom Körper ausgestrahlt wird.

> Die Energie Ihrer Gedanken und Gefühle nimmt fast unmerklich Einfluss auf andere Menschen und andere Formen des Lebens. Wir stehen ständig mit anderen in Kontakt, ob wir es merken oder nicht, denn Energie ist überall vorhanden und mit allem verbunden.

Gedanken sind Dinge

Heiler der Antike besaßen bereits ein tiefgreifendes Verständnis von der Kraft der Gedanken. In meinen Seminaren wende ich oft eine simple Demonstration an, um zu zeigen, welch starke Wirkung unsere Gedanken auf Körper und Seele anderer Menschen haben können, selbst wenn diese weit entfernt sind.

Ich lasse einen Freiwilligen nach vorn kommen und bitte ihn, sich mit dem Rücken zum Publikum hinzustellen. Ein Basis-Muskeltest zeigt mir, ob diese Person testbar ist. Dafür lasse ich sie das Wort *Liebe* sagen, worauf ich ihren ausgestreckten Arm sanft, aber bestimmt herunterdrücke. Hierbei sollte der Muskel stark bleiben, also meinem Druck nach unten ohne Schwierigkeiten standhalten. Dann lasse ich die Person das Wort *Hass* sagen, jetzt sollte der Muskel meinem Druck nicht standhalten können, also schwach werden.

Dann gebe ich der Testperson die Anweisung, die Augen geschlossen und den Kopf von Gedanken frei zu halten. Auch ich halte meinen Kopf von anderen Gedanken frei, damit ich die Demonstration nicht störe. Anschließend bitte ich die übrigen Teilnehmer, auf mein Handzeichen hin hinter dem Rücken des Freiwilligen ihm still jeweils entweder positive oder negative Gedanken zu senden: wenn ich mit dem Daumen nach unten zeige, etwas wie: „Ich kann Dich nicht leiden“, oder: „Du bist nicht willkommen“. Wenn ich den Daumen dagegen nach oben halte, Gedanken wie: „Ich mag Dich“, oder: „Du bist wunderbar.“

Wenn mein Daumen nach unten zeigt, beginnt das Publikum, negative Gedanken in Richtung Testperson zu senden. Ich drücke sanft auf den ausgestreckten Arm der Testperson. Dies geschieht alles ohne Worte, um den Teilnehmern zu zeigen, dass allein die Kraft ihrer Gedanken für diesen Effekt verantwortlich ist. Ohne Ausnahme testet der Arm der Testperson immer schwach.

Dann gebe ich das andere Signal, indem mein Daumen nach oben zeigt, und das Publikum beginnt, positive Gedanken zu der Person zu senden, und ich drücke erneut den Arm herunter. In diesen Fällen bleibt der Arm der Testperson ausnahmslos stark, und das alles, ohne dass die Testperson meine Signale an das Publikum bewusst wahrnimmt. Sie steht nicht nur mit dem Rücken zum Publikum, sondern meine Kommunikation mit dem Publikum ist ausschließlich nonverbal.

Dieser einfache Test lieferte in all meinen Seminaren über Jahre hinweg konstant reproduzierbare Ergebnisse. Er funktioniert, weil wir alle aus Energie bestehen, und Gedanken bestehen ebenfalls aus Energie. Wenn Gedankenenergie anderer Menschen durch Ihr energetisches Wesen hindurchfließt, so hat dies immer eine Auswirkung, sei sie positiv oder negativ. In unserem Fall schwächen die negativen Gedanken des Publikums die Testperson auf sehr anschauliche Art und Weise. Die positiven Gedanken stärken sie auf die gleiche Weise. Dieser faszinierende, doch einfache Zusammenhang ist von tiefgründiger Bedeutung.

Natürlich haben Ihre eigenen Gedanken die stärksten und unmittelbarsten Auswirkungen auf Ihr eigenes Energiefeld. Wenn Sie Ihr Denken von positiv auf negativ umschalten, ändert sich Ihre Schwingungsenergie ebenfalls sofort von positiv auf negativ. Dies wird unausweichlich negative Konsequenzen haben. Die offensichtlichste und unmittelbarste ist eine allgemeine Schwächung des Körpers. Sie können sich vorstellen, wie negative Gedanken Organe und Gewebe Ihres Körpers nachteilig beeinflussen und wie ein solcher anhaltender negativer energetischer Zustand die Gesundheit und das Wohlbefinden gefährden kann.

Ihr Unterbewusstsein weiß um die negativen Gedanken, die Ihnen schaden, seien es Ihre eigenen oder die von anderen. Häufig ist unser Bewusstsein hingegen sehr langsam darin, negative Energien aufzuspüren, vor allem wenn keine äußeren Anzeichen in Form von Gesichtsausdruck, Körpersprache oder verbaler Kommunikation zu sehen oder zu hören sind. Denn schon in unserer Kindheit brachte man uns bei, nach solchen Beweisen zu suchen.

Diesbezüglich sind wir alle meines Erachtens zu einem gewissen Grad desensibilisiert, sodass die meisten von uns nicht in der Lage sind, unsichtbare Energien bewusst wahrzunehmen.

> Seit dem Tag unserer Geburt wurden wir mit Informationen darüber bombardiert, wie die Welt um uns herum zu sein hat.

Wir werden mit Perspektiven, Meinungen, Vorurteilen, Traditionen, Theorien, Fakten und Lehren gefüttert. Wir hoffen, dass das, was wir lernen, der Wahrheit entspricht. Wir gehen zur Schule und studieren, um die Fakten über die Natur, die Wissenschaft und die Geschichte der Welt zu lernen. Wenn wir das Erwachsenenalter erreichen, sind unsere grundlegenden Ansichten über die Welt bereits angelegt und gefestigt.

Wenn dann neue Informationen auftauchen, ist es nur natürlich, dass unser Verstand diese nur langsam akzeptiert und versteht, vor allem dann, wenn sie nicht zu den vorher gelernten Informationen passen. Es kann schwer sein, Neues zu akzeptieren, wenn es eine Änderung unseres Denkens erfordert, besonders wenn es dem zuwiderläuft, was uns vorher beigebracht wurde.

Die Beschaffenheit von allem, was existiert

Den meisten von uns wurde nie vermittelt, dass die Dinge um uns herum aus Energien bestehen, die auf verschiedenen Ebenen schwingen und die Ursache dafür sind, dass Dinge unterschiedlich aussehen, schmecken, riechen oder sich anfühlen. Ich bezeichne die Welt, in der wir leben, in diesem Zusammenhang gern als ein *Lego-Universum*. Falls Ihnen das nichts sagt, weil Sie in einer Höhle gelebt haben oder vielleicht keinerlei Erfahrungen mit Kindern haben: Legosteine sind kleine Plastikbausteine, die es in den unterschiedlichsten Farben, Formen und Größen gibt. Jeder, der schon einmal einen Freizeitpark namens *Legoland* besucht hat, kann Ihnen bestätigen, dass man mit diesen Bausteinen alles bauen kann, vom Elefanten bis zum Hochhaus.

Unser *Lego-Universum* besteht ebenso aus kleinen Bausteinen, den sogenannten subatomaren Teilchen. Tatsächlich sind sie gar keine Teilchen, vielmehr kann man sie sich als kleinste Einheiten schwingender Energie vorstellen. Wenn man eine genügend große Anzahl dieser kleinsten Energiebausteine zusammenfügt, erhält man ein Atom. Genau wie bei Lego führen unterschiedliche Konstellationen dieser kleinen Energieeinheiten zu Atomen verschiedener Elemente, wie Wasserstoff, Kohlenstoff, Titan usw. Unterschiedliche Atome wiederum können wie bei Lego auf verschiedene Art und Weise zu Molekülen zusammengefügt werden, die wir dann Proteine, Fette, Kohlenhydrate oder ähnlich nennen. Letzten Endes bestehen alle Dinge um uns herum und buchstäblich alles, was existiert – ob Pflanze, Tier oder Gestein, ob gasförmig, flüssig oder fest, sprich: einfach alles – aus diesen kleinen Bausteinen, die wiederum aus Energie bestehen.

Im geheimnisvollen Reich der Quanten

Subatomare Teilchen sind eigentlich keine Partikel, sie sind eher *Quanten* oder Quantitäten von etwas, das mehr oder weniger undefinierbar ist. Die Quantenphysik, die Erforschung solcher kleinsten Energieeinheiten, wurde von Albert Einstein und einigen seiner Zeitgenossen begründet. Diese herausragenden Wissenschaftler ersannen äußerst raffinierte Experimente, um mehr über den Aufbau dieser Energien herauszufinden. Ein Ergebnis der Quantenforschung ist besonders verblüffend: Diese Energien verhalten sich in Abhängigkeit von der Erwartung des Beobachters unterschiedlich. Viele Physiker meinen, die einzige Erklärung dafür bestehe darin, dass die Energieeinheiten innerhalb eines Atoms bis zu einem gewissen Grad selbst *intelligent* seien.[4]

In einem berühmten Experiment spalteten die Forscher ein Atom. Dabei wurden zwei Partikel (oder Energien) erzeugt, die annähernd mit Lichtgeschwindigkeit in unterschiedliche Richtungen abgelenkt wurden. Nach einer bestimmten Wegstrecke durchquerte das eine Teilchen ein starkes elektromagnetisches Feld, das die Richtung des Teilchens erneut änderte. Im gleichen Moment änderte das andere Partikel ebenfalls die Richtung – im exakt gleichen Winkel. Trotz der Trennung durch einen beträchtlichen Abstand waren beide Partikel immer noch auf rätselhafte Weise miteinander verbunden. Was dem einen passierte, beeinflusste auch das andere, unabhängig von Abstand oder Trennung. Wie kann das sein? Wie können diese kleinen Energieeinheiten trotz der Entfernung eine solche Meisterleistung an offensichtlich augenblicklicher Kommunikation vollbringen?[5]

Niemand weiß wirklich mit Sicherheit, zumindest noch nicht, wie dieses Phänomen, die sogenannte *Quantenverschränkung*, funktioniert. Dennoch ließ sich dieses Phänomen in der Quantenphysik vielfach reproduzieren. Eine Veränderung des einen Partikels hat unabhängig von seiner Entfernung eine sofortige und gleichgerichtete Veränderung des verbundenen Partikels zur Folge. Die Entfernung ist kein Hindernis für die Verbundenheit ihrer Energien. Halten wir also fest: Alles ist mit allem verbunden![6]

Erinnerung an die Kamikaze-Angriffe

Dieses unerklärliche Phänomen der Verbundenheit ist jedoch nicht auf das Verhalten subatomarer Teilchen begrenzt. Es wurde offensichtlich auch in den Zellen des menschlichen Körpers gezeigt.

In einer bekannten Studie wurden einer Versuchsperson weiße Blutkörperchen entnommen und in eine Petrischale gegeben. Die weißen Blutkörperchen sind zuständig für die Abwehr von Bakterien, Toxinen und anderen Eindringlingen. Die Versuchsperson wurde an Elektroden zur Messung der elektrischen Aktivität des Körpers angeschlossen. Ebenso wurden ihre weißen Blutkörperchen in der Petrischale in ein hochempfindliches Messgerät gestellt, das ihre elektrische Aktivität erfasste. Es wurden exakte Messungen der elektrischen Aktivität sowohl des Probanden als auch seiner weißen Blutkörperchen durchgeführt.

Einer der Probanden der Studie war während des Zweiten Weltkriegs auf einem Flugzeugträger im Pazifik stationiert gewesen. Dort hatte er Selbstmordanschläge japanischer Kamikaze-Piloten miterlebt. Er war damals von schrecklicher Angst erfüllt und war sich mehr als einmal sicher gewesen, dass er sterben würde.

Nachdem er für die wissenschaftliche Studie an die Elektroden angeschlossen worden war, wurden ihm Archivaufnahmen von

Kamikaze-Piloten im Krieg gezeigt, die einen Flugzeugträger attackierten. Obwohl seine eigenen Erfahrungen schon lange Zeit zurücklagen, hatte sein Körper diese Attacken nicht vergessen. Die plötzliche akute Beunruhigung, die er verspürte, zeigte sich augenblicklich am Ausschlag der Elektroden an seinem Körper.

Diese Reaktion war zu erwarten gewesen. Was die Forscher allerdings überraschte, war die Reaktion der weißen Blutkörperchen des Probanden, die auf der anderen Seite des Raumes die exakt gleichen Veränderungen der elektrischen Aktivität zeigten. Die Anzeigen der Messgeräte waren im Wesentlichen identisch. Die elektrische Aktivität der Zellen des Probanden war plötzlich genauso unregelmäßig wie die seines ganzen Körpers. Nachdem der Projektor ausgeschaltet worden war, ging die elektrische Aktivität sowohl des Probanden als auch die seiner entnommenen Blutkörperchen auf der anderen Seite des Raumes auf ein normales Niveau zurück.

Die Forscher konnten kaum glauben, was sie sahen. Sie wiederholten den Versuch mehrmals, immer mit denselben Ergebnissen. Aus purer Neugier wurde der Versuch mit vergrößertem Abstand zwischen Proband und entnommenen Zellen wiederholt. Zu diesem Zweck wurde das Messgerät mit den immer noch lebenden Blutkörperchen des Probanden in ein anderes Labor gebracht, das einige Kilometer entfernt war. Unter genauer Protokollierung der Uhrzeiten und der Messwerte der elektrischen Aktivität sowohl des Probanden als auch seiner kilometerweit entfernten Zellen wurde der Versuch erneut mehrfach wiederholt. Dem Mann wurden die Kamikaze-Bilder gezeigt, dann durfte er sich wieder entspannen. Wieder sah er die Nachrichtenbilder und nochmals konnte er sich entspannen. Die elektrischen Aktivitäten des Probanden und seiner kilometerweit entfernten Blutzellen stimmten jedes Mal exakt überein.

Die Ergebnisse dieses Experiments widersprachen allem, was die Forscher bis dahin wussten. Fragen Sie irgendjemanden, ob ein Mann, der sich beim Anschauen eines Films aufregt, seine Blutzellen dazu bringen kann, sich erregt zu verhalten – viele Kilometer entfernt – und Sie werden wahrscheinlich ausgelacht. Es klingt unmöglich und doch ist es wirklich passiert.[7]

Das intelligente Universum

Erstaunliche Dinge wie diese scheinen absolut geheimnisvoll zu sein, weil wir sie nicht verstehen. Tatsächlich fangen wir gerade erst an, die mysteriöse Natur der Energie zu verstehen und begreifen, wie sie funktioniert und wie sie nutzbar gemacht werden kann.

Ich bin davon überzeugt, dass eines der größten Geheimnisse des Universums gerade beginnt, sich vor unseren Augen zu enthüllen. Dieses große Geheimnis hat zu tun mit der modernen Entdeckung der intelligenten Eigenschaften subatomarer Teilchen oder der intelligenten Eigenschaften von Energie.

Stellen Sie sich einen Moment lang vor, dass das, was die Quantenphysiker sagen, wahr ist: Stellen Sie sich vor, das Universum, in dem wir leben, besteht voll und ganz aus Energien, die auf ihre eigene Weise intelligent sind.

Denken Sie darüber nach: Der Stuhl, auf dem Sie gerade sitzen, besteht aus Energie. Diese Energie ist intelligent. Ihr Stuhl kann natürlich nicht *denken* wie Menschen es tun, aber er ist aus unzähligen kleinen Energien zusammengesetzt, die genau das tun, was sie tun müssen, damit Ihr Stuhl zusammenhält, damit Sie die Welt so erfahren können, wie Sie es tun.

Max Planck, einer der größten Denker des 20. Jahrhunderts und Begründer der Quantentheorie, sagte, als er den Nobelpreis für Physik erhielt: „Als Physiker, der sein ganzes Leben der nüchternen Wissenschaft, dem Erforschen der Materie gewidmet hat, kann ich Ihnen als Ergebnis meiner Erforschung des Atoms mitteilen: Es gibt keine Materie an sich. Alle Materie entsteht und besteht nur durch eine Kraft, die die Atomteilchen in Schwingung bringt und das winzigste Sonnensystem des Atoms zusammenhält. Wir müssen hinter dieser Kraft einen bewussten, intelligenten Geist annehmen. Dieser Geist ist die Matrix aller Materie“ (Matrix hier im Sinne von: Grundstruktur, Grundprinzip oder auch Architekt; *Anm. d. Verlags*).

Die Macht der Intention

Ihre Intention oder Absicht ist auch eine Form der Energie. Ich beschreibe Intention gern als kraftvolle zielgerichtete Form von Gedankenenergie.

> Weil Energie intelligent ist, hat sie die Fähigkeit, Ihren Intentionen zu *folgen* oder mit Ihren Absichten zu *kooperieren*.

Antike Heiler vertraten und nutzten offensichtlich diese Auffassung oder Vorstellung, dass das Universum aus intelligenter Energie bestehe und ganz davon erfüllt sei und dass diese Energie in der Lage sei, auf Intention zu antworten.

Jesus Christus gilt immer noch als der größte Heiler aller Zeiten, weil er routinemäßig Blinde und Behinderte heilte und sogar Tote auferweckte. Sein erstes Wunder veranschaulicht die Idee der intelligenten Energie sehr deutlich, auch wenn es hierbei nicht um Heilung geht: Jesus war gemeinsam mit seinen Jüngern bei einer Hochzeit eingeladen. Dem Gastgeber ging der Wein aus, dies war zu jener Zeit ein schrecklicher Fauxpas. Jesus wies die Diener an, einige Tonkrüge mit Wasser zu füllen. Zum großen Erstaunen der Anwesenden verwandelte er dann das Wasser in Wein (Johannes 2, 1–11). Ich glaube, Jesus sagte einfach zu dem Wasser, es solle Wein werden, und es gehorchte seinem Wort. Es funktionierte, weil Wasserteilchen intelligent sind und daher in der Lage waren, seinem Befehl zu gehorchen.

Auf dem Wasser gehen?

Ein anderes Beispiel aus der Bibel illustriert, wie Intention oder Absicht auf machtvolle Weise unsere Realität verändern kann. Jesus hatte seine Apostel fortgeschickt, einen See zu überqueren, während er auf einen Berg stieg, um zu beten. Die Apostel befanden sich mitten auf dem stürmischen See in ihrem Boot, als sie in den frühen Morgenstunden eine Gestalt auf dem Wasser entdeckten, die sich auf sie zubewegte. Die Apostel bekamen es mit der Angst zu tun, denn sie dachten, es sei ein Geist. Als sie jedoch erkannten, dass es ihr Meister war, rief Petrus: „Herr, wenn du es bist, so befiehl, dass ich auf dem Wasser zu dir komme." Jesus sagte: „Komm!" Petrus stieg aus dem Boot und ging über das Wasser auf Jesus zu. Er ging auf dem Wasser! Aber als er sich umschaute und erkannte, wie unnatürlich das war, was er tat, und wie stürmisch der See war, bekam er Angst und begann zu sinken. Petrus schrie: „Herr, rette mich!" Jesus streckte seine Hand aus, ergriff ihn und sagte zu ihm: „Du Kleingläubiger, warum hast du gezweifelt?" (Matthäus 14, 22–31)

Petrus hatte anfangs Glauben, er glaubte, dass er auf dem Wasser gehen könne. Sein Glaube und seine Absicht waren so kraftvoll, dass er tatsächlich in der Lage war, auf dem Wasser zu gehen. Die Intelligenz des Wassers beantwortete seinen Glauben und seine Absicht auf eine sehr unmittelbare Art und Weise, sodass das normale Verhalten des Wassers sich änderte, um in der Folge seine Absicht zu unterstützen. In dem Moment, als er Angst bekam, schwanden seine klare Intention und der Glaube an seine Fähigkeit, auf dem Wasser zu gehen, dahin, und er fing an zu sinken, weil das Universum auf seinen veränderten Geisteszustand reagieren musste.

Petrus begann zu sinken, weil er anfing zu zweifeln und sich zu fürchten. Man könnte sich Zweifel und Angst auf der einen Seite einer Skala vorstellen sowie Glaube und Überzeugung auf der anderen Seite. Wenn Ihr Zweifel und Ihre Angst zunehmen, werden Ihr Glaube und Ihre Überzeugung abnehmen und umgekehrt.

Das Universum unterstützt auch Ihre Überzeugungen über sich selbst. Wenn Sie glauben, dass Sie es nicht können, wird das Universum diesen Glauben unterstützen, und Sie werden keinen Erfolg haben.

Wenn Sie andererseits glauben, dass Sie es können, wird das Universum diesen Glauben unterstützen, und Sie werden befähigt sein, es zu tun.

In der Luft schweben

Etwa zwei Monate nach dem Tod meines Vaters hatte ich einen sehr ungewöhnlichen Traum. Er war sehr tiefsinnig, und ich fasste ihn als Botschaft von Gott auf. Ich träumte, dass ich den langen Flur einer Universität entlangging. Auf diesem Flur gab es viele Menschen, die damit beschäftigt waren, Dinge zu erledigen. Ich war umringt von Menschen, und dann geschah etwas sehr Ungewöhnliches mit mir. Ich hob ein wenig vom Boden ab und schwebte buchstäblich in der Luft. Dieses Gefühl war absolut unglaublich. Ich bewegte mich schneller oder langsamer, um zu sehen, ob sich dadurch die Höhe über dem Boden veränderte. Sie veränderte sich nicht, ich bewegte mich nach wie vor zwei bis drei Zentimeter über dem Boden. Dieses Gefühl war unbeschreiblich!

Um mich herum schien niemand davon Notiz zu nehmen, jeder ging weiter seiner eigenen Beschäftigung nach. Ich dachte mir: „Wenn ich drei Zentimeter über dem Boden schweben kann, dann wette ich, dass ich auch dreißig Zentimeter hoch über dem Boden schweben kann." Gedacht, getan! Ich schwebte dreißig Zentimeter über dem Boden. Ich blickte hinter mich und sah eine Gruppe kleiner Kinder, die mich genau beobachteten. Auch sie schwebten dreißig Zentimeter über dem Boden, genau wie ich, aber niemand um uns herum schien es zu bemerken.Ich schwebte weiter und fand heraus, dass ich an Höhe gewinnen konnte, so viel auch immer ich wollte. Bald stieß mein Kopf fast an die Decke. Jetzt bemerkte ich, dass die Menschen um mich herum ihre Tätigkeiten unterbrochen und ihren Blick auf mich gerichtet hatten. Sie fragten mich: „Wie machen Sie das? Wie können Sie nur tun, was Sie da tun?"

Ich antwortete: „Das ist einfach! Alles, was Sie tun müssen, ist Folgendes: *Glauben Sie daran*, dass Sie es tun können, und danken Sie Gott dafür, dass Sie es *tun*!"

Als ich weiter den Flur entlang blickte, sah ich einige große Glastüren, durch die man ins Freie hinausgelangte. Draußen sah ich schöne grüne Hügel, weitere Campus-Gebäude und den freien Himmel. Ich dachte mir: „Wenn ich die Türen passiert habe, werde ich fliegen können!" In diesem Moment erwachte ich.

Noch immer in traumähnlichem Zustand, realisierte ich klar und deutlich, was der Traum bedeutete. Die Tatsache, dass ich in der Luft schweben konnte, bedeutet, dass ich alles tun kann, wenn ich nur glaube, dass ich es tun kann, und Gott dafür danke, dass ich es tue. Die Kinder symbolisieren den einfachen, reinen Glauben von Seelen, die noch nicht von zeitlebens erlernten Einschränkungen begrenzt sind. Die Türen haben zweierlei Bedeutung. Sie stellen einerseits die Einschränkungen dar, die wir uns selbst auferlegen, und andererseits symbolisieren sie auch den Tod. Ein Teil der Botschaft bestand darin, dass mein Vater jenseits dieser Türen war und fliegen konnte, ohne irdische Begrenzung seiner Fähigkeiten. Wenn wir diesen Traum in Form einer mathematischen Gleichung ausdrücken, kommt folgendes Ergebnis dabei heraus:

Unser *Glaube*, dass wir etwas tun können
+ unsere *Dankbarkeit* gegenüber Gott dafür, dass wir es tun
= das *Ergebnis*, das wir erreichen wollen

Würden wir jemals irgendetwas beginnen, wenn wir nicht daran glauben würden, dass wir es schaffen? Nein! Glaube ist entscheidend für alles, was wir tun, er ist der notwendige erste Schritt.

Dankbarkeit ist ein wesentlicher Teil der Gleichung. Wir verdanken unserem göttlichen Schöpfer alles, was wir haben und sind, einschließlich jeder Gelegenheit, die sich uns bietet. Ich kann die Bedeutung des Wortes *Tun* nicht genug betonen. Wenn wir aktive Wörter wie diese verwenden, gibt das unserem Unterbewusstsein die Botschaft, dass wir bereits mittendrin sind, sodass es für uns viel einfacher wird, es tatsächlich zu tun! Atmen Sie tief ein und lassen Sie sich eine Minute lang davon inspirieren. Wenn Sie es spüren und erwarten können, dass es so sein wird, dann wird es so sein. In der Tat passiert es schon.

Während Sie lernen, Dankbarkeit gegenüber Gott zu kultivieren für das, was Sie schon haben, wird Ihr Glaube weiter wachsen, und Sie nähern sich der Quelle der Kraft, von der alles fließt. Bald werden Sie sich selbst dabei ertappen, dass Sie Dinge tun, von denen Sie vorher nur träumten.

Wenn Ihr Herz voller Dankbarkeit ist, können Sie dabei gleichzeitig Angst und Zweifel verspüren? Ich denke nicht. Als Heiler dürfen Sie keine Gedanken des Zweifels zulassen. Sie müssen vielmehr alle Ängste hinter sich lassen. Ihr Herz muss von Liebe und Dankbarkeit erfüllt sein.

Versuchen Sie es mit dem Emotion Code, es ist einfach. Alles, was Sie tun müssen, ist: daran glauben und dankbar sein – dann werden Sie in der Lage sein, es zu tun. Ich meine es buchstäblich genauso, wie ich es sage!

Botschaften des Wassers

Der japanische Wissenschaftler Masaru Emoto leistete einen bemerkenswerten Beitrag zu unserem Verständnis der Energie in unserem Umfeld. In seinem Buch „Die Botschaft des Wassers" beschreibt er seine Forschungsergebnisse über die kristalline Struktur des Wassers. Emoto und seine Kollegen fanden heraus, dass Wassertropfen, die mit unterschiedlichen Arten von Musik beschallt und dann gefroren wurden, völlig verschiedenartige kristalline Muster oder „Schneeflocken" ausbildeten. Beschallung mit Hardrock-Musik beispielsweise ergab auseinandergerissene, fragmentierte Kristalle, während nach einer Symphonie von Mozart sehr schön geformte symmetrische Kristalle entstanden.

In weitergehenden Untersuchungen wurden Zettel an Wassergefäßen befestigt, die unterschiedliche Aufschriften trugen. Nachdem die Gefäße eine Nacht lang beschriftet aufbewahrt worden waren, wurde das Wasser untersucht, wie oben beschrieben. Auch hier ergaben sich unterschiedliche Kristallstrukturen. Der Satz: „Ich liebe dich“, erbrachte symmetrische, wunderschöne Eiskristalle, „Ich hasse dich“ dagegen asymmetrische, zerrissene Kristalle. Die allerschönsten Eiskristalle entstanden nach nächtlicher Exposition des Wassers mit den Worten: „Liebe und Dankbarkeit.“[8]

Bedenken Sie, dass der menschliche Körper zu 70 Prozent aus Wasser besteht. Ist Ihnen nun klar, warum es so wichtig ist, positive statt negative Gedanken zu bilden? Stellen Sie sich vor, wie Ihr Leben sein könnte, wenn Sie sich selbst kontinuierlich mit Gedanken der Liebe und der Dankbarkeit füttern würden. Stellen Sie sich vor, wie Menschen sich zu Ihnen hingezogen fühlen würden. Stellen Sie sich vor, wie Ihr Leben aussehen könnte ... Ich glaube, genauso sollte unser Leben eigentlich sein!

Ich habe viele Berichte von Menschen gelesen, die kurzzeitig klinisch tot waren und dabei die *andere Seite* besucht haben. Ich habe festgestellt, dass sie während ihrer Nahtoderfahrungen niemals gefragt wurden, was für ein Auto sie fuhren oder wie gut gefüllt ihr Bankkonto war. Stattdessen wurden viele von ihnen gefragt: „Wie viel Liebe konntest du für deine Mitmenschen entwickeln?“, oder: „Wie viel Wissen hast du auf der Erde erworben?“

Im Leben geht es darum, Freude zu haben. Es geht darum, unsere Fähigkeit, Liebe zu geben und zu empfangen, zu vergrößern und uns so viel Wissen wie möglich anzueignen. Es geht auch darum, anderen zu helfen, dankbar zu sein für alles, was wir haben, und zu lernen, uns das Leben zu erschaffen, das wir haben möchten. Eingeschlossene Emotionen machen es schwieriger, solche freudigen Erfahrungen zu machen, und sie neigen dazu, sowohl physische als auch emotionale Kurzschlüsse in uns zu erzeugen.

Eine unglaubliche Transformation

Ich hatte die Gelegenheit, Zeuge einer bemerkenswerten Veränderung bei meiner Großmutter zu werden, die derzeit in einer Alzheimer-Einrichtung untergebracht ist. Bevor ich begann, mit ihr mit dem Emotion Code zu arbeiten, war sie ein zerknitterter Haufen Menschenfleisch, der ein unverständliches Durcheinander von unzusammenhängenden Worten murmelte. Im Laufe der letzten sechs Wochen habe ich buchstäblich eine unglaubliche Transformation beobachtet! Sie sitzt jetzt aufrecht in ihrem Rollstuhl und schafft es, volle, manchmal sogar eloquente Sätze zu bilden. Sie konnte sogar meinem Großvater (mit dem sie seit sechzig Jahren verheiratet ist) vermitteln, wie sehr sie ihn wirklich liebte, und sich für ihre Unfähigkeit entschuldigen, ihm diese Botschaft in den letzten Jahren erfolgreich zu vermitteln. – Tiffany S.

Das menschliche Energiefeld

Noch vor einigen Jahrzehnten leugnete unser naturwissenschaftliches Gedankengebäude im Allgemeinen die Existenz eines wie auch immer gearteten menschlichen Energiefeldes völlig. Seither haben Naturwissenschaftler ihre Meinung jedoch grundlegend geändert. Heute weiß man mit absoluter Sicherheit, dass ein menschliches Energiefeld existiert. Durch neue Technologien konnte es dargestellt und bestätigt werden. Beispielsweise kann ein sogenanntes SQUID-Magnetometer kleinste magnetische Felder nachweisen, die auf biochemische und physiologische Vorgänge im Körper zurückgehen. Mithilfe dieses Geräts fanden Wissenschaftler heraus, dass alle Organe und Gewebe des Körpers spezifische magnetische Schwingungen produzieren. Man nennt sie biomagnetische Felder.[9]

Auch wenn dies noch nicht allen Ärzten bekannt ist, hat man festgestellt, dass die biomagnetischen Felder, die den menschlichen Körper umgeben, genauere Auskunft über die Gesundheit des Patienten geben können als herkömmliche elektrische Ableitungen wie EKG (Elektrokardiogramm) oder EEG (Elektroenzephalogramm).

Wissenschaftler haben definitiv erkannt, dass das elektromagnetische Feld des Herzens so stark ist, dass man noch in einem knappen Meter Entfernung vom Körper ein akkurates EKG ableiten könnte. Eine Ableitung kann von jedem Punkt an der Körperoberfläche oder im elektromagnetischen Feld erfolgen; denn das Feld enthält die gesamte Information als dreidimensionales oder holografisches Datenfeld.[10]

Heutige Ärzte haben ihr Wissen von ihren Professoren, diese haben wiederum von ihren Professoren gelernt usw. Die westliche Medizin ist rein empirisch, sie basiert also ausschließlich auf Beobachtung. Wenn etwas nicht beobachtet werden kann, so kann es nicht nachgewiesen werden. Wenn es nicht nachgewiesen werden kann, dann kann es angeblich nicht wahr sein.

Trotz der Kehrseiten der westlichen Medizin haben wir ihren Ärzten einige der großartigsten medizinischen Fortschritte der Geschichte zu verdanken. Sie zeichnen sich aus durch die Entwicklung wichtiger exakter Testmethoden, bahnbrechender chirurgischer Techniken und hoch entwickelter Technologien. Diese Vorgehensweise hat große Vorzüge, aber auch Nachteile.

Um 1940 postulierte Dr. Harold Saxton Burr, ein angesehener medizinischer Forscher an der *Yale University*, dass sich pathologische Veränderungen bereits lange vor dem Auftreten körperlicher Symptome im Energiefeld des Körpers zeigten. Obwohl er selbst nicht die Fähigkeiten oder technischen Möglichkeiten dazu hatte, war Burr der Meinung, dass Krankheiten durch Anpassung oder Veränderung des Energiefelds verhindert werden könnten.[11] Seine Kollegen hielten seine Ideen für unglaubwürdig und weit hergeholt, vermutlich deshalb, weil sie von einer solchen Möglichkeit an der Universität nichts gehört hatten.

Die Bedeutung des Energiefelds wird von den anerkannten Methoden der westlichen Medizin bis heute nicht berücksichtigt. Daher leiden Patienten häufig völlig unnötig, weil den wahren Ursachen ihrer Krankheiten keine angemessene Aufmerksamkeit geschenkt wird.

In letzter Zeit werden jedoch viele Heilungsmethoden, die sich auf das menschliche Energiefeld konzentrieren, nicht mehr belächelt, sondern zunehmend anerkannt. Dies kommt zum einen daher, dass Forscher aufgrund verbesserter technischer Möglichkeiten detailliertere Messungen vornehmen können, und andererseits spricht schlicht und ergreifend der Heilungserfolg für solche alternative, natürliche Methoden. Heute beginnt die westliche Wissenschaft sogar die Existenz der Meridiane anzuerkennen, die in der Traditionellen Chinesischen Medizin schon seit Tausenden von Jahren bekannt sind. Insbesondere die Akupunktur wird aufgrund ihrer Heilerfolge von Medizinern anerkannt, wenn sie auch noch nicht vollständig verstanden wird. Auch die signifikante und anhaltende Wirksamkeit chiropraktischer Behandlungen, die Interferenz mit Nerven korrigieren, wurde inzwischen in Studien nachgewiesen. Chiropraktisch tätige Ärzte und Therapeuten wussten dies schon seit mehr als hundert Jahren.

Die Anzahl der Belege für die energetische, pulsierende, emotionale und geistige Natur des menschlichen Körpers ist überwältigend. Der alte mechanistische Ansatz erweist sich nach und nach als zu begrenzt und reduziert, je mehr wir über die Eigenschaften der Energie und des Universums lernen und darüber, dass alles ständig mit allem kommuniziert.

Wir befinden uns heute an einem Wendepunkt der Medizingeschichte. Mit den Entdeckungen der Quantenphysik und der Molekularbiologie, die beweisen, dass alles aus Energie besteht und miteinander verbunden ist, wurde eine Tür geöffnet. Kontinuierlich weiterführende wissenschaftliche Forschungen bestätigen immer wieder aufs Neue, dass wir aus Energie bestehen und dass es eine intelligente höhere Kraft im Universum gibt.

Die Forschung wird auch in Zukunft unseren Horizont in Bezug auf das menschliche Energiefeld erweitern. Ich bin davon überzeugt, dass wir dadurch die energetischen Grundlagen menschlichen Denkens besser verstehen werden und dass das Phänomen der eingeschlossenen Emotionen und der Schaden, den dies anrichtet, irgendwann von der Wissenschaft anerkannt werden wird.

Mit dem zunehmenden technischen Fortschritt werden auch Wissenschaftler und Ärzte unweigerlich erkennen, wie essenziell es ist, den Körper im Gleichgewicht zu halten. Die magnetischen und energetischen Heilmethoden, die die alternative Naturheilkunde bereits anwendet, werden dann hoffentlich in die konventionelle Medizin integriert, um die beste, tiefgreifendste und sanfteste Heilung zu ermöglichen. Es gibt noch viel zu lernen über die energetischen Eigenschaften des menschlichen Körpers, und davon können wir nur profitieren. Erinnern wir uns, dass vor nicht allzu langer Zeit die Wissenschaftler noch nicht wussten, dass der menschliche Körper ein Energiefeld hat, geschweige denn, dass unsere Gesundheit davon abhängt!

Alle Heilmethoden sind berechtigt und haben ihren Platz. In der Zukunft sehe ich eine Welt vor mir, in der das Beste aus allen Ansätzen zum Nutzen der Menschheit miteinander kombiniert wird.

Der Emotion Code hat mich zu meinem wahren Selbst gebracht

Durch die Emotion Code-Anwendung hat sich bei mir so vieles zum Positiven verändert. Um nur einiges zu erwähnen: Ich bin jetzt glücklicher, entspannter und fühle mich positiv in Bezug auf das Leben. Eigentlich habe ich das Gefühl, dass ich zu meinem wahren Selbst geworden bin. Meine Familie und Freunde sagen mir, dass ich mich verändert habe. Es fühlt sich an, als ob jeder meine positive Energie genießt. – Anna O.

Schnelle Lösungen

Während meiner jahrelangen Erfahrungen in der Praxis sah ich an vorderster Front, dass der Körper eigene Selbstheilungskräfte hat – ein weiterer Beweis für die angeborene Intelligenz des Körpers. Manchmal jedoch scheint der Körper Hilfe zu benötigen, um sich wieder ins Gleichgewicht zu bringen. Diese Hilfe kann unter anderem im Entfernen eingeschlossener Emotionen, in Entgiftungsmaßnahmen, chiropraktischen Behandlungen und richtiger Ernährung liegen. Heilung ist ein Prozess, der Zeit benötigt.

Wenn wir allerdings darauf warten, dass der Körper sich selbst heilt, erweist sich das oft als Geduldsprobe. Meistens wollen wir doch schnelle Lösungen. Wir wollen nicht warten, wir wollen es jetzt. Unermüdliche Werbung konditioniert uns zu denken, wir müssten nur eine Tablette nehmen, um unsere Probleme zu beheben. Manche der verschreibungspflichtigen Medikamente können tatsächlich die Ursachen von Krankheiten beheben, jedoch behandeln die meisten lediglich die Symptome. Oft maskieren sie unsere Symptome sehr effektiv, und wir denken, das Problem sei behoben, obwohl es eigentlich nur chemisch unterdrückt ist.

Warnsignale

Das Maskieren von Symptomen mit Medikamenten kann man mit dem Überkleben der aufleuchtenden Motorkontrollleuchte im Auto vergleichen: Sie können sie zwar eine Weile verdecken, aber irgendwann fährt Ihr Auto dann einfach nicht mehr, wenn Sie das zugrunde liegende Problem nicht angehen.

Denken Sie daran: Durch Symptome sagt Ihnen Ihr Körper, dass etwas nicht stimmt. Sie sind ein Warnsignal, dass Sie etwas ändern müssen oder dass Ihr Körper Hilfe benötigt.

Ihr Körper ist zwar nicht mit einer Motorkontrollleuchte ausgestattet, aber er hat seinen Weg der Kommunikation, wenn etwas nicht stimmt. Diese Kommunikation kann sich als Schmerz, Müdigkeit, Muskelverspannungen, Depressionen, Selbstsabotage, unangenehme Gefühle, benebeltes Denken, Beziehungsprobleme, als Krankheitsprozess und vieles mehr zeigen. Stellen Sie sich vor, diese Kommunikation ist die Sprache Ihres Körpers. Es kann sich so anfühlen, als ob Ihr Körper Sie in einer fremden Sprache anschreit, und das kann unglaublich stressig sein, wenn Sie nicht wissen, was Sie dagegen tun können.

Meistens verursachen eingeschlossene Emotionen Unwohlsein oder Funktionsstörungen in Ihrem Körper, die Ihrem Bewusstsein mitteilen, dass etwas nicht stimmt. Menschen reagieren auf diese Kommunikation oft mit Einnahme von Schmerzmitteln oder mit Ignorieren. Je länger Sie sie ignorieren, desto lauter muss die Kommunikation Ihres Körpers werden.

Wenn Sie sich körperlich, geistig oder emotional unwohl fühlen, kommunizieren Ihr Geist und Ihr Körper mit Ihnen, und zwar in einem sehr allgemeinen Sinn. Manchmal bedeutet dies, dass Sie sich bemühen müssen, etwas in Ihrer Umgebung, in Ihrer Ernährung, in einer Beziehung oder bei der Arbeit zu ändern. Viele, wenn nicht sogar alle Schmerzen und Schwierigkeiten, die Sie ertragen und erlebt haben, werden durch Ihre eingeschlossenen Emotionen verursacht. Dieses Buch bietet eine einfache Methode, um eingeschlossene Emotionen zu finden und zu lösen, damit Ihr Körper endlich aufhören kann, Sie anzuschreien, weil er möchte, dass Sie sie lösen. Sie können lernen, diese lebensnotwendige, schöne Sprache zu verstehen.

Je besser Sie auf die Kommunikation Ihres Körpers zu hören lernen, desto schneller können Sie Probleme bereits im Keim ersticken und desto besser fühlen Sie sich im Allgemeinen.

Die Entfernung eingeschlossener Emotionen hat Menschen immer wieder geholfen, Depressionen und andere emotionale Beschwerden zu überwinden. Im Folgenden der Bericht einer Patientin, die an schweren Depressionen und Selbstmordgedanken litt:

Lebe oder sterbe ich heute?

Ich war an einen Punkt angelangt, an dem ich extrem suizidal war. Jeden Tag wachte ich auf und musste mich neu entscheiden: „Lebe ich heute weiter oder sterbe ich?“ Ich saß in der Klemme, weil es eigentlich Teil meines Glaubenssystems war, dass es mir nicht zustehe, mir das Leben zu nehmen. Das war schon seit einigen Jahren für mich wie ein Mantra gewesen, und dennoch wollte ich nicht mehr weiterleben. Dann besuchte ich ein Seminar von Dr. Nelson, in dem es um Emotionen ging. Zu dieser Zeit redete er eigentlich nicht viel über Gefühle, aber dennoch sprach ich hinterher mit ihm und sagte: „Sie erwähnten Emotionen, aber Sie sagten nicht, was man diesbezüglich tun kann. Ich brauche Hilfe … Ich will nicht mehr leben, und doch weiß ich, dass es Menschen gibt, die im Leben glücklich sind und bestens zurechtkommen. Ich tue das nicht, aber ich möchte es gern. Können Sie etwas für mich tun?“ Dr. Nelson löste etwas auf, was mit meinem Mangel an Freude zu tun hatte, und in diesem Moment konnte ich buchstäblich fühlen, wie soviel Energie in mich zurückkam. Ich konnte danach fast die ganze Nacht nicht schlafen, weil ich so aufgeputscht und voller Energie war. Seitdem haben wir viel daran gearbeitet, hauptsächlich eingeschlossene Emotionen gelöst und einiges andere auch. Diese emotionale Arbeit ist so wirkungsvoll! Das ist wirklich der Schlüssel. Ich bin jetzt eine völlig andere Person als noch vor anderthalb Jahren. Ich habe keine Panikattacken und keine Albträume mehr. Ich bin ein anderer Mensch. Ich lebe, ich umarme das Leben, und ich liebe das Leben. Vielen Dank! – Karen B.

Hier ist ein weiterer Bericht einer ehemaligen Patientin, die vier Jahre lang unter chronischen Schmerzen litt, nachdem sie zwei Stockwerke tief auf einen Felsbrocken gestürzt war und sich den Rücken gebrochen hatte:

Gebrochener Rücken

Ich konsultierte Dr. Nelson, weil ich mir vor einigen Jahren das Rückgrat gebrochen hatte und die Schmerzen trotz verschiedener Arten von Physiotherapie und Übungsprogrammen nie überwunden hatte. Während meiner ersten Sitzung wurde mir klar, dass Dr. Nelson ein echter Heiler war, ich konnte es einfach spüren. Fast alle meine Behandlungen beinhalteten „emotionale Befreiungen" von Energieblockaden in meinem Körper. Zuerst bemerkte ich noch keine Veränderung, aber allmählich begannen meine Schmerzen nachzulassen! Mit Dr. Nelsons Hilfe entdeckte ich, dass die Emotionen sehr tief in mir den größten Teil meiner Schmerzen verursachten. Mein Körper hatte so viel Schmerz von vor so langer Zeit in sich gespeichert, und Dr. Nelson konnte mit meinem Körper „sprechen", um mir zu helfen, all das loszulassen. Was für ein bemerkenswerter Prozess, die Befreiung bei jedem Termin und den entsprechenden Rückgang der Schmerzen zu erleben. Heute bin ich zum ersten Mal seit vier Jahren in der Lage, wieder in Teilzeit zu arbeiten. Aber am wichtigsten ist, dass ich eine tiefe Heilung in meinem physischen und emotionalen Körper spüre und die unschätzbare Tatsache erfahren habe, dass diese beiden so integral miteinander verbunden sind. Vielen Dank, Dr. Nelson!!! – Linda P.

Der Ursache auf den Grund gehen

Wenn die wesentliche Ursache einer Krankheit nicht behoben wird, bleibt die Krankheit so lange bestehen, bis der Körper sich selbst heilen kann. Ich habe viele Fälle erlebt, in denen der Patient jahrelang Medikamente gegen sein Symptom genommen hat, und sobald er die Medikamente abgesetzt hatte, kam sein Problem sofort wieder zurück, weil die zugrunde liegende Ursache immer noch die Krankheit hervorgerufen hat. Die zugrunde liegende Ursache muss behoben werden, sonst wird Ihr Problem nicht verschwinden, und Sie werden lebenslänglich Schmerzen haben oder Medikamente einnehmen.

Im Folgenden noch zwei weitere eindrucksvolle Berichte, die zeigen, wie kraftvoll das Lösen eingeschlossener Emotionen sein kann und wie solche Emotionen die zugrunde liegende Ursache für schwerwiegende Probleme sein können.

Akute Paranoia

Ich habe eine Freundin, die kürzlich eine akute Paranoia durchgemacht hat. Sie hat keinerlei Vorgeschichte psychischer Erkrankungen oder medizinischer Probleme. Sie fühlte sich bei der Arbeit überfordert und hatte nicht genug Schlaf bekommen. Eines Tages kam sie nach Hause und dachte, alle seien hinter ihr her. Während eines Restaurantbesuches war sie davon überzeugt, dass ein Mann, der an ihr vorbeiging, ihr Schaden zufügen wolle. In einer öffentlichen Toilette dachte sie, dass die Dame neben ihr böse Absichten gegen sie hege. Sie rannte weinend und ängstlich aus der Toilette und fühlte sich so verängstigt und verletzlich, dass sie bereit war, sich selbst in ein Krankenhaus einzuweisen. Ich sagte ihr, dass wir stattdessen andere Möglichkeiten ausprobieren könnten. Ich wendete den Emotion Code bei ihr an, in dem ich siebzehn eingeschlossene Emotionen löste, die ihre Paranoia verursacht hatten. Am nächsten Tag fühlte sie sich besser. Ihre Paranoia-Symptome lagen nun bei einer Stärke 1 von 10. Sie war in der Lage, Besorgungen zu machen, immer noch ein wenig misstrauisch gegenüber ihrer Umgebung, aber viel mehr in der Realität verankert. Zwei Tage später ging sie ohne paranoide Gefühle zur Arbeit. Sie sorgt jetzt besser für sich selbst, setzt bei der Arbeit Grenzen, nimmt sich Zeit für sich selbst und bekommt genug Schlaf. Ich bin so dankbar, dass ich ihr helfen konnte, den Emotion Code anzuwenden, anstatt sie ins Krankenhaus zu schicken, wo man ihr nur Medikamente gegen die Angst gegeben hätte und nicht wirklich die Ursache ihrer Paranoia hätte behandeln können. Sie hätte jahrelang Anxiolytika und vielleicht auch antipsychotische Medikamente einnehmen müssen, wenn ich nicht hätte intervenieren können. Vielen Dank, Dr. Nelson, dass Sie dieses erstaunliche Geschenk mit uns teilen! – Luci K.

Das Leben fühlt sich wieder lebenswert an

Das Jahr 2018 war wegen eines plötzlichen Jobwechsels, auseinanderbrechenden Beziehungen und einer Menge schwelender emotionaler Unzufriedenheit ein verheerender Alptraum, der sich von Monat zu Monat steigerte, bis im August desselben Jahres alles explodierte.

Als Anhänger der Auffassung „Es gibt sich immer alles von selbst" hatte ich nun große Mühe, meine einst felsenfeste Einstellung aufrechtzuerhalten. Die energetischen Heilmethoden, die ich früher jahrelang mit großem Erfolg angewendet hatte, waren völlig unwirksam und konnten meine emotionale Situation nicht verändern. Ich tauchte während dieser Phase mehrfach in eine suizidale Depression ein und konnte keinen Ausweg erkennen.

Innerhalb einer Woche, nachdem ich einen meiner tiefsten Punkte erreicht hatte, stolperte ich über den Emotion Code (oder wurde zu ihm hingeführt). Ich kaufte das Buch und probierte es an mir selbst aus. Ich war äußerst erstaunt über die Tiefe, Schnelligkeit und Leichtigkeit, mit der der Emotion Code angewendet werden konnte, insbesondere im Vergleich zu den anderen meridianbasierten Therapien, die ich zuvor ausprobiert hatte.

Ich hätte nie gedacht, dass ich einen solchen Quantensprung erleben würde, wie ich ihn einen Monat später mit dem Emotion Code vollzogen habe. Ich war jeden Tag in der Lage, jahrelang dagewesene stagnierende, dichte Energie innerhalb weniger Minuten zu lösen, und sie kam nie wieder zurück. Mein emotionales Befinden sinkt für längere Zeit nicht mehr unter ein Niveau emotionaler Neutralität, und es fällt mir leichter, mich schnell von Problemen zu lösen. Ich möchte hervorheben, dass all dies mit einer großen Leichtigkeit bei der Anwendung der Technik geschah. Es fühlte sich nie so an, als müsste ich in ein Labyrinth vergangener Erinnerungen eintauchen, die ich in mühevoller Kleinarbeit identifizieren müsste, bevor ich mich selbst heilen kann – genau das Gegenteil war der Fall.

Der Grad an messerscharfem Fokus, geistiger Klarheit und Intuition, den ich erreicht habe, ist erstaunlich. Vor allem aber fühle ich mich nicht mehr deprimiert oder an meine Vergangenheit gebunden. Ich lebe endlich wieder mein wahres Selbst! Das Leben fühlt sich zutiefst schön an, so wie es war, als ich noch ein kleines Kind war. Ich habe den Emotion Code sogar bei Familie und Freunden (einige davon waren Skeptiker) mit ausgezeichneten Ergebnissen eingesetzt! Die Ergebnisse verblüffen mich noch heute, wenn ich zurückblicke.

Die Entdeckung des Emotion Codes in diesem Jahr war ein wichtiger Wendepunkt in meinem Leben. Das System ist wirklich von unschätzbarem Wert, wenn es darum geht, die Kluft zwischen der Intellektualisierung emotionaler und spiritueller Ideale und ihrer tatsächlichen Umsetzung zu überbrücken.

Ich kann meine tiefste Dankbarkeit und Wertschätzung für Dr. Bradley Nelson wirklich nicht genug zum Ausdruck bringen dafür, dass er eine so schnelle und doch sanfte Heilungsmodalität geschaffen hat. Ich freue mich darauf, mein Zertifikat sowohl im Emotion Code als auch im Body Code zu erarbeiten, um anderen helfen zu können, die Schönheit des Lebens wieder zu entdecken. Ich danke Ihnen aus tiefstem Herzen! – Arwa R.

Die meisten von uns haben nie gelernt, den energetischen Zustand unseres Körpers zu verändern oder herauszufinden, was uns fehlt und wie das Problem zu beheben ist. Aber wir leben jetzt in einer außergewöhnlichen Zeit, in der uns Wissen aus allen Zeitaltern in nie da gewesenem Umfang verfügbar ist. Antike Heilungsphilosophien steckten voller Wahrheit und tiefer Einsichten in unsere energetischen Eigenschaften. Die Gültigkeit dieser Ansätze bestätigt sich nun aufs Neue.

Magnete gehören zu den ältesten Heilungsinstrumenten auf der Welt und sind wesentlicher Bestandteil der Emotion Code-Methode. Im nächsten Kapitel erfahren Sie mehr darüber.

4
Heilen mit Magneten

Ein Mensch, der von negativen Emotionen beherrscht wird, mag zwar gute Absichten haben und ehrlich sein, aber er wird nie die Wahrheit finden.

GHANDI

Was ist bei Ihnen zu Hause das wirkungsvollste Hilfsmittel für Heilung? Ein paar Vitamine? Ein verschreibungspflichtiges Medikament? Ein besänftigender Kräutertee? Etwas in Ihrem Kühlschrank? Wie wäre es mit etwas *an* Ihrem Kühlschrank? Nein, nicht Ihre Einkaufsliste. Ich spreche von dem Magnet, der Ihre Einkaufsliste am Kühlschrank festhält.

Ob Sie es glauben oder nicht: Der einfache Kühlschrankmagnet kann eines der wirkungsvollsten Instrumente für Heilung sein, vorausgesetzt, man weiß, ihn zum Lösen eingeschlossener Emotionen richtig anzuwenden. In diesem Kapitel erkläre ich Ihnen, warum.

Der Grad Ihrer Gesundheit hängt direkt davon ab, wie ausgeglichen Ihr Energiefeld ist. Energieheilung arbeitet mit dem Wiederherstellen und Aufrechterhalten der Harmonie im Energiefeld, damit der Körper vital und gesund bleiben kann. Aber wie beginnt man mit der Heilung des Energiefelds des Körpers, wenn man es gar nicht wahrnehmen kann? Sie wissen bereits, dass Sie ein Ungleichgewicht des Körpers, wie etwa eingeschlossene Emotionen, *finden* können, indem Sie das Unterbewusstsein befragen und einen Neigetest durchführen. Aber wenn Sie eine eingeschlossene Emotion freigelegt haben, wie kann sie entfernt werden? Was für eine Art von Werkzeug benötigen Sie dafür? Die Antwort lautet: Sie müssen eine andere Form von Energie anwenden!

Das am einfachsten handhabbare, billigste und am weitesten verbreitete energetische Instrument ist der Magnet. Magnete senden reine Energie aus und sind wirkungsvolle Instrumente zum Beheben unsichtbaren energetischen Ungleichgewichts.

Ich habe alle möglichen Arten von Magneten ausprobiert, die teuersten und die stärksten, die billigsten und die schwächsten. Es gibt Magnete, die speziell für die Heilung des Körpers konzipiert wurden; andere sind dies nicht. Ich habe aber herausgefunden, dass man prinzipiell jeden Magneten verwenden kann, um im Körper eingeschlossene Emotionen mit der Emotion Code-Methode zu lösen.

Ihre magnetischen Eigenschaften

Ihre Existenz erstreckt sich weiter, als Sie es sehen oder fühlen können, weil Sie ein energetisches Wesen sind. Die meisten Menschen gehen davon aus, dass sie nur innerhalb der Grenzen ihrer eigenen Haut existieren. Ihre Haut stellt die äußerste Schicht dessen dar, was Sie sehen können, und Sie haben zeitlebens gelernt, dass das, was Sie sehen, real sei. Heute haben wir wissenschaftliche Belege dafür, dass an Ihnen buchstäblich „mehr dran" ist, als Sie sehen können. So weiß man heute etwa, dass Sie durch die elektromagnetische Aktivität Ihres Körpers ein elektromagnetisches Feld erzeugen. Es wird von den elektrischen Strömen Ihres Nervensystems und den ununterbrochen stattfindenden elektrochemischen Prozessen aller Körperzellen produziert.

Wissenschaftler haben herausgefunden, dass das elektromagnetische Feld Ihres Herzens in allen Richtungen etwa zwei bis drei Meter über die sichtbaren Grenzen Ihres Körpers hinausreicht. Es befindet sich also in dieser Ausdehnung hinter Ihnen, über Ihnen, unter Ihnen, vor Ihnen und seitlich von Ihnen.[1]

Die bahnbrechenden Untersuchungen, die ohne Zweifel aufzeigten, dass im Körper sowohl elektrische als auch magnetische Kräfte vorhanden sind, wurden 1956 von japanischen Wissenschaftlern durchgeführt. Der Körper wurde gepulsten elektromagnetischen Feldern ausgesetzt, und dadurch konnten elektrische Veränderungen auf zellulärer Ebene und Veränderungen des Zellstoffwechsels provoziert werden. Dieses Phänomen ist als sogenannter *piezoelektrischer Effekt* bekannt.

Die westliche Medizin erkennt die Existenz dieses elektromagnetischen Feldes ohne Vorbehalte an, hat aber über Jahre hinweg lediglich dessen elektrische Komponente gemessen und die magnetische Komponente weitgehend unerforscht gelassen. Wissenschaftler und Ärzte haben die elektrische Aktivität des Körpers schon seit Jahrzehnten unter klinischen Bedingungen routinemäßig aufgezeichnet: Das EKG oder Elektrokardiogramm misst die elektrischen Impulse des Herzens und wird bereits seit 1895 praktisch angewendet. Das EEG oder Elektroenzephalogramm misst die elektrische Aktivität des Gehirns und wird seit 1913 eingesetzt.

Ein grundlegendes Gesetz der Physik besagt, dass – wo auch immer elektrische Aktivität stattfindet – immer ein korrespondierendes magnetisches Feld erzeugt wird. Wissenschaftler können dieses magnetische Feld mithilfe von *Magneto*enzephalographie und *Magneto*kardiographie darstellen. Diese Geräte stellen einen wesentlichen Fortschritt gegenüber der herkömmlichen Technik dar, welche nur auf das Messen der elektrischen Felder des Herzens und des Gehirns beschränkt war und diese faszinierenden und lebenswichtigen magnetischen Felder außer Acht ließ. Wissenschaftler erkennen mehr und mehr an, wie stark und wichtig unsere magnetischen Felder wirklich sind.

Die Zirbeldrüse des Gehirns, deren Hormone den gesamten Körper beeinflussen, ist von Magnetit-Clustern umgeben, die sorgfältig auf das Empfangen von und Interagieren mit magnetischen Feldern eingestellt sind. Ähnliche magnetische Cluster ermöglichen es Brieftauben, Schmetterlingen und Bienen, mithilfe des magnetischen Feldes der Erde zu navigieren. Es scheint, dass diese Magnetit-Ansammlungen in unserer Zirbeldrüse auch tatsächlich viel mit unserem Orientierungssinn zu tun haben. Eine Studie, die im angesehenen *British Medical Journal* publiziert wurde, zeigte, dass sich

Menschen mit Kalzifizierungen oder Verhärtungen der Zirbeldrüse signifikant schneller und leichter verlaufen![2]

Schwebende Frösche – dank magnetischer Energie

Wissenschaftler, die herausfinden wollten, warum Magnetismus derart tiefgreifende Effekte auf die menschliche Physiologie hat, führten ein faszinierendes Experiment mit extrem starken Magneten und Fröschen durch. Es ist zwar ein wenig skurril, aber ich führe es dennoch hier an, da es die körperlichen Auswirkungen von Magneten verdeutlicht.

Wissenschaftler lassen einen Frosch frei schweben

LONDON (AP) – Britische und niederländische Wissenschaftler behaupten, sie könnten einen Frosch erfolgreich in der Luft schweben lassen – unter Verwendung eines Magnetfeldes von der millionenfachen Stärke des Magnetfeldes der Erde. Und sie sagen, es gebe keinen Grund, warum nicht auch größere Lebewesen, sogar Menschen, dasselbe der Schwerkraft trotzende Kunststück vollbringen könnten. „Es ist absolut machbar, wenn Sie nur ein genügend starkes magnetisches Feld haben", sagte Peter Main, Physikprofessor an der Universität Nottingham, einer der britischen Wissenschaftler, die gemeinsam mit Kollegen der Universität von Nijmegen das erste schwebende Amphibium schufen. Die aktuelle Ausgabe des britischen Magazins New Scientist berichtet von ihren Bestrebungen. Um den Frosch in der Luft zu halten, musste das magnetische Feld die millionenfache Stärke des magnetischen Feldes der Erde haben, erklärten die Wissenschaftler, nur dann war es stark genug, die Umlaufbahnen der Atome des Frosches zu beeinflussen. „Wenn das magnetische Feld den Frosch mit ausreichender Kraft abstößt, kann man die Erdanziehungskraft überwinden, und der Frosch schwebt frei in der Luft", sagte Main. Der Trick funktioniert nicht nur mit Fröschen, sondern auch Pflanzen, Heuschrecken und Fische konnten auf dieselbe Art und Weise von den Wissenschaftlern zum Fliegen gebracht werden. „Jedes alltägliche Objekt, ob es nun ein Frosch, eine Heuschrecke oder ein Sandwich ist, hat magnetische Eigenschaften, aber nur selten werden sie auf derart spektakuläre Art und Weise demonstriert“, sagte Main. Angeblich zeigte der Frosch keinerlei Anzeichen der Beeinträchtigung, nachdem er innerhalb eines magnetischen Zylinders in der Luft geschwebt hatte.[3]

Magnete und Heilung

Wird der menschliche Körper einem magnetischen Feld ausgesetzt, geschehen interessante und oft überraschende Dinge. Krankheiten und Ungleichgewicht verschwanden auf diese Weise schon vollständig. Schmerzen wurden gelindert, Schwindel besserte sich, und Müdigkeit ließ nach. Die Gesundheit Tausender Menschen wurde durch die Heilkraft von Magneten wiederhergestellt. Obwohl es genügend Belege gibt, befindet sich die moderne westliche Medizin immer noch in der experimentellen Phase der Anwendung von Magneten als Instrumente für Heilung. Viele, die in Heilberufen tätig sind, wissen bereits, dass Magnete Erstaunliches bewirken können, aber ihre Experimente und Erfahrungen können noch nicht vollständig wissenschaftlich erklärt werden.

Im März 2005 veröffentlichte das Time Magazine einen Bericht über Ärzte an der *Columbia University*, die zufällig eine überraschende Behandlungsmöglichkeit für Depressionen entdeckten – unter Verwendung magnetischer Energie: Eine Frau namens Martha aus Connecticut litt seit fast zwanzig Jahren unter Depressionen. Sie hatte sich allen anerkannten konventionellen Behandlungen unterzogen, Psychiater und Psychologen aufgesucht und alle ihr verschriebenen Medikamente eingenommen. Nichts hatte geholfen. Daher entschied sie sich, an einer experimentellen Behandlung in Columbia teilzunehmen. Sie erhielt eine Reihe magnetischer Impulsanwendungen direkt auf ihren Kopf. Die Therapie nannte sich repetitive transkraniale magnetische Stimulation (rTMS).

Nachdem sie sich sechs Wochen lang fünfmal wöchentlich dieser einstündigen Prozedur unterzogen hatte, erklärte Martha: „Nach drei Wochen sah ich erste Zeichen der Veränderung. Bis September war ich zum ersten Mal wieder voll auf der Höhe. Ich konnte mich über Dinge wie Essen und Sonnenschein freuen.“ Zur Zeit der Veröffentlichung des Artikels war Martha bereits sechs Monate depressionsfrei und unterzog sich einer weiteren Behandlungsserie.

Die behandelnden Ärzte konnten nicht genau erklären, warum magnetische Stimulation bei Depressionen und anderen Störungen hilft. Nach Dr. George Wittenberg, einem Neurologen der *Wake Forest University*, „ist die magnetische Stimulation ein intelligenter Weg, Stromfluss ohne tatsächlichen elektrischen Anschluss in Gang zu setzen". In einer Studie, die 2002 im renommierten *Journal of Neuropsychiatry and Clinical Neurosciences* veröffentlicht wurde, konnte bei 75 Prozent der Patienten mit Depressionen nach Behandlung mit eben dieser Methode eine signifikante Verbesserung der Symptomatik aufgezeigt werden.[4]

Wie ich die Kraft der Magnete kennenlernte

Vor vielen Jahren kam ich durch meinen Bruder Greg zum ersten Mal mit der Wirksamkeit magnetischer Behandlungen in Berührung. Greg war so begeistert von der Wirksamkeit der therapeutischen Magnete eines japanischen Wellnessprodukt-Herstellers, dass er mich schließlich dazu überredete, sie in meiner eigenen Klinik auszuprobieren. Zunächst war ich skeptisch, aber ich beschloss, einen Magneten zu kaufen, damit mein Bruder endlich aufhören würde, mich zu belästigen. Er hatte mich seit Monaten jeden Tag angerufen, um mir jedes Mal eine weitere unglaubliche Heilungsgeschichte zu erzählen. Er schickte mir auch jeden Tag per Fax Erfolgsgeschichten über Magnete. Nach einer Weile musste ich aufhören, seine Anrufe anzunehmen. Damals hatten wir noch keine Anruferkennung, aber irgendwie wusste ich es einfach, wann immer Greg anrief, und wenn kein Patient da war, ging ich in den Flur hinaus, damit meine Mitarbeiter ehrlich sagen konnten: „Tut mir leid, er ist rausgegangen." Aus irgendeinem Grund hatte ich alle täglichen Faxe gesammelt – alle noch ungelesen –, und als ich nachgab und ihm einen Magnet abkaufte, hatte ich einen Stapel Faxpapier von der Dicke eines kleinen Telefonbuchs.

Ich öffnete das Paket mit meinem neuen Magneten und beschloss, ihn an meiner nächsten Patientin auszuprobieren, von der ich wusste, dass sie eine echte Herausforderung darstellen würde. Ich wollte meinen Bruder anrufen und ihm sagen können, dass es nicht funktioniert hat, damit er mich endlich in Ruhe lassen würde. Laura kam zu mir in die Praxis zur Behandlung ihrer Fibromyalgie, einer äußerst unangenehmen Erkrankung mit Muskelschmerzen unbekannten Ursprungs. Ihre Schmerzen waren hauptsächlich im Oberkörper lokalisiert. Die Bewegungsfreiheit ihrer beiden Arme war deutlich eingeschränkt. Sie konnte ihre Arme kaum bis zur Horizontalen anheben, ohne dass es zu einem schmerzbedingten Bewegungsstopp kam.

Ich erklärte Laura, dass ich gern eine neue Behandlung ausprobieren würde, um zu sehen, ob sie ihr helfen könnte oder was sie bewirken würde. Sie war einverstanden, und wir unterhielten uns eine Weile, während ich den Magnet kontinuierlich auf ihrem linken Oberarm zwischen Schulter und Ellbogen auf- und abrollte.

Nach ein paar Minuten prüfte ich erneut ihren Bewegungsradius, zunächst rechts auf der unbehandelten Seite. Wie erwartet schaffte sie es nicht ganz bis zur Horizontalen und beendete schmerzbedingt die Bewegung. Dann bat ich sie, ihren linken Arm zu heben, auf dem ich den Magnet auf- und niederbewegt hatte. Zu unser beider Überraschung konnte sie den Arm mit Leichtigkeit und schmerzfrei bis zum Kopf hochheben. Mit weit aufgerissenen Augen rief sie: „Dort, wo Sie das angewendet haben, habe ich keinerlei Schmerzen mehr! Was ist das für ein Ding? Kann ich es Ihnen abkaufen?“

Ich führte mit Laura weitere Bewegungstests durch. Zu meinem Erstaunen hatte sie ihre volle Bewegungsfreiheit bei absoluter Schmerzfreiheit wiedererlangt. Ich schaute den kleinen silberblauen Magnet in meiner Hand mit genauso weit aufgerissenen Augen an wie Laura. Dieses schnelle und dramatische Ergebnis hatte ich nicht erwartet. Ich erklärte Laura alles, was ich darüber wusste: dass es ein Magnet sei, der speziell für die Linderung von Unwohlsein im Körper konzipiert worden war.

Nun kostete es Laura nicht viel Mühe, die Ursache ihrer Symptome zu beseitigen. Ich vermute, in ihrem Fall lag die Hauptursache der Fibromyalgie in dem, was die Japaner MFDS oder Magnetfeld-

Mangelsyndrom nennen. Verfechter des MFDS glauben, dass man einen Mangel an magnetischer Energie haben könne, genau wie Vitamin- oder Mineralstoffmangel. Die Gabe von ein wenig zusätzlicher magnetischer Energie in ihren Körper war anscheinend alles, was Laura brauchte, um ihre Schmerzen beheben zu können. Dies war aber nur das erste von vielen „Wundern", die ich mit dem Anwenden von Magneten erlebte.

Ich bin davon überzeugt, dass MFDS bei vielen Krankheiten eine Rolle spielt. Wie die meisten Erkrankungen hat die Fibromyalgie eine multifaktorielle Genese, mehrere unterschiedliche Ursachen variieren von Person zu Person, und MFDS ist häufig eine davon. In den Fällen, in denen es die Hauptursache oder die einzige Ursache darstellt, kann die Anwendung magnetischer Energie dramatische Besserungen bewirken, so wie bei Laura.

Ein neues Instrument der Heilung

Es fiel mir leicht, diese Magneten zu testen, da ich mit einem nie abreißenden Strom chronisch kranker Patienten konfrontiert war. Manchmal waren die Ergebnisse unerklärlich, wenn nicht sogar rätselhaft. Eine Patientin hatte beispielsweise schon seit langer Zeit Schulterbeschwerden, die plötzlich verschwanden, als sie magnetische Einlegesohlen in ihre Schuhe legte. In vier verschiedenen Fällen war ich in der Lage, durch das Auflegen einer Magnetmatte auf die Brust akute Asthmaanfälle zu beenden. Allergien besserten sich nach dem Auflegen eines Magneten auf die Körperoberfläche schnell und deutlich. Blutergüsse verschwanden buchstäblich über Nacht. Gebrochene Knochen heilten innerhalb der Hälfte der sonst üblichen Zeit.

In vielen Fällen bat ich meine Patienten, als Teil ihres Therapieplans Magnete am Körper zu tragen, weil dadurch die Genesungszeit wesentlich verkürzt werden konnte. Eine Patientin hatte einen großen Bandscheibenvorfall (8 mm) im unteren Rücken, wollte sich aber der empfohlenen Operation nicht unterziehen. Als sie zu mir kam, hatte sie aufgrund der Nervenkompression bereits das Gefühl in ihrem rechten Bein verloren. Sie begann, im Bereich des Bandscheibenvorfalls einen Magnet auf der Haut zu tragen. 24 Stunden später verspürte sie scharf einschießende Schmerzen in ihrem vorher gefühllosen Bein, ein Zeichen dafür, dass der Heilungsprozess begann. Innerhalb einer Woche konnte sie alle Schmerzmedikamente absetzen. Sie trug den Magnet weiterhin auf ihrem Rücken, bis die Schmerzen und die Entzündung nach und nach vollständig verschwunden waren. Ein Jahr später konnte der erstaunte Radiologe im Kontroll-CT keinerlei Spuren eines Bandscheibenvorfalls mehr entdecken. In allen erwähnten Fällen wurden Magnete verwendet, die speziell zu medizinischen Zwecken für Schmerzlinderung und Heilungsförderung konzipiert worden waren.

Knorpelneubildung

Eines der erstaunlichsten Heilungserlebnisse, deren Zeuge ich geworden bin, geschah mit meinem Onkel Lovell. 1937 hatte er sich als junger Mann das rechte Knie verletzt. Seine Ärzte empfahlen ihm eine Operation, allerdings konnten sie nicht garantieren, dass sie ihm auch tatsächlich helfen würde. Da die Chancen für Erfolg oder Misserfolg ungefähr gleich waren, entschied er sich gegen die Operation. Solange ich meinen Onkel kannte, hatte er sein rechtes Knie immer bandagiert. Später fand ich heraus, dass sein Knie ihm wegen der alten Verletzung ständig Probleme und Schmerzen bereitet hatte. 1995 erzählte ein Freund ihm von der Magnettherapie und bestand darauf, dass Lovell für wenigstens zehn Tage ein Paar Magnete auf seinem Knie tragen solle. Diese Minimagnete hatten die Größe eines Silberdollars. Lovell war skeptisch, aber da er nichts zu verlieren hatte, entschied er sich für einen Versuch.

Nach fünf Tagen verspürte er noch keinen Unterschied, auch nach sieben Tagen noch nicht. Am zehnten Tag jedoch geschah etwas Bemerkenswertes: Zu seiner Verwunderung verspürte er zum ersten Mal seit 60 Jahren keinen Schmerz mehr in seinem rechten Knie. Er war begeistert und konnte es kaum fassen. Er trug die Magnete weitere zwei Monate Tag und Nacht. Der Schmerz kam nicht wieder. Nun ging er zum Arzt, um neue Röntgenbilder machen zu lassen, damit diese mit den drei Jahre zuvor gemachten Aufnahmen verglichen werden konnten. Auf den alten Röntgenbildern war zu sehen, dass fast gar kein Gelenkknorpel mehr vorhanden gewesen war und die Knochenenden sich fast berührt hatten. Zur Verwunderung seines Arztes zeigte das neue Röntgenbild, dass der Knorpel in seinem Kniegelenk sich *regeneriert* hatte. Eine spontane Knorpelregeneration wie diese wird aus medizinischer Sicht für unmöglich gehalten. Wenn ich es nicht mit eigenen Augen gesehen hätte, hätte ich es wohl nicht geglaubt.

Je mehr wir wissen ...

Diese unglaublichen Erfolge mit Magneten brachten mich dazu, mich für eine neue Denkweise zu öffnen – für etwas, für das ich bis dahin noch nicht ausgebildet worden war. Aber ich wusste, dass ich mich in guter Gesellschaft befand. Die meisten Fortschritte in der Geschichte der Medizin kamen durch kreative Gedankensprünge zustande. Wenn neue, effektivere Behandlungen oder Methoden entdeckt werden, so werden die alten meist verworfen. Dies ist allerdings oft ein langer, anstrengender Prozess, da man lediglich durch Versuch und Irrtum den richtigen Weg herausfinden kann.

Schon seit Tausenden von Jahren leben die Menschen mit ihrem Körper, aber da er ohne Bedienungsanleitung geliefert wurde, haben wir viel Zeit mit Versuchen verbracht, herauszufinden, wie er funktioniert und wie man ihn dazu bringen könnte, besser zu funktionieren.

Früher dachte man, dass Krankheit unter anderem durch verdorbenes Blut verursacht würde. Daher war der Aderlass bis Ende des 19. Jahrhunderts eine gängige Praxis, bis er zugunsten modernerer Verfahren fallen gelassen wurde. Von anerkannten Heilmethoden, obgleich mit den besten Absichten durchgeführt, wird routinemäßig wieder abgerückt, wenn neue Einsichten über den menschlichen Körper entdeckt werden. Zum Beispiel wurde die Tonsillektomie (operative Entfernung der Mandeln) als völlig harmlose Operation betrachtet, als ich noch ein Kind war. Nach einer Studie waren bei bis zu 40 Prozent der jungen Männer, die 1960 ihren Militärdienst antraten, bereits die Mandeln entfernt worden.[5]

Damals glaubte man, die Mandeln seien entbehrlich, denn niemand kannte ihre wirkliche Funktion. Schließlich realisierte man, dass die Mandeln einen wichtigen Teil des Immunsystems darstellen. Heutzutage sind Ärzte deutlich zurückhaltender mit der Empfehlung, die Mandeln zu entfernen. Das ist ein Zeichen des Fortschritts in der Medizin.

Je mehr wir über die wahre Natur des menschlichen Körpers wissen, desto bessere Entscheidungen können wir in Bezug auf unsere Gesundheit treffen. Während manche der früheren medizinischen Vorgehensweisen sich in der Tat als ineffektiv herausgestellt haben und zurecht in Vergessenheit geraten sind, waren viele antike Heilmethoden und Ideen hingegen doch effektiv und gelangen nun wieder zu neuer Anerkennung. Der Emotion Code kombiniert uralte Heilprinzipien mit der Kraft der magnetischen Energie in einer einfachen Methode, die es Ihnen ermöglicht, Ihr Leben und Ihre Gesundheit tiefgreifend zu verbessern.

Die Kraft Ihrer Intention verstärken

Weil Sie letztlich aus Energie bestehen, muss wahre Heilung diesen Aspekt Ihres Daseins berücksichtigen. Die erste Zutat ist Ihre Intention oder Absicht – eine kraftvolle Form der Gedankenenergie. Es ist möglich, eingeschlossene Emotionen allein durch die Kraft Ihrer Intention zu lösen. Ich glaube, dass die Absicht, die eingeschlossene Emotion zu lösen, wirklich der wichtigste Teil der Gleichung ist.

Wir verwenden Magnete, weil sie die Kraft Ihrer Absicht buchstäblich verstärken. Wie ein Vergrößerungsglas ein Bild vergrößert, kann ein Magnet definitiv die Energie Ihrer Gedanken und Absichten über Ihre jetzige Kapazität hinaus verstärken. Dadurch ist es jedem möglich, eingeschlossene Emotionen zu lösen. Man muss kein spezielles Talent dafür haben oder ein erfahrener Heiler sein, um diese Arbeit zu verrichten. Wenn Ihre Intention klar ist, benötigen Sie lediglich einen einfachen Magnet zur Verstärkung Ihrer Absicht, um die Ergebnisse erzielen zu können, die früher nur Menschen mit großer Erfahrung möglich waren.

Sogar ein einfacher kleiner Magnet kann die Energie Ihrer Intention beträchtlich steigern und sie in das Energiefeld Ihres Körpers hineintragen. Das System der Meridiane aus der Akupunktur bietet die perfekten Kanäle, um die Energie der Absicht in den Körper zu leiten und die eingeschlossenen Emotionen zu lösen.

Der Schmerz war plötzlich verschwunden

Ich hatte einen stechenden Schmerz in meinem Fußgewölbe, also beschloss ich, eine Emotion Code-Sitzung zu buchen. Während der Sitzung entfernte der Anwender eine eingeschlossene Emotion, die meinen Fuß betraf. Der Schmerz ging sofort weg und ist nie wieder aufgetreten! – Dan R.

Wie die Akupunktur ins Bild passt

Die Anwendung der Akupunktur ist seit Tausenden von Jahren bekannt. Sie basiert auf der Existenz eines menschlichen Energiefelds. Im ältesten medizinischen Lehrbuch der Welt, dem chinesischen *Huangdi Neijing* oder „Die klassische innere Medizin des Gelben Kaisers" aus dem Jahre 2500 v. Chr. werden Akupunkturpunkte und Meridiane beschrieben.

Akupunkturpunkte sind bestimmte Stellen auf Energieleitbahnen, die als Meridiane bezeichnet werden. Meridiane kann man sich auch vorstellen als kleine Flüsse von Energie, die direkt unter der Haut fließen. Sie folgen sehr exakten Bahnen an der Körperoberfläche, die bei jedem Menschen gleich sind.

Über die Existenz dieser Meridiane wurde viele Jahre lang diskutiert und spekuliert. In den letzten drei Jahrzehnten ist ihre Existenz aber nunmehr durch viele wissenschaftliche Studien belegt worden. In einer Studie injizierte der Forscher Jean-Claude Darras das radioaktive Isotop Technetium 99 in Akupunkturpunkte und in beliebige andere Punkte. Radioaktive Isotope emittieren niedrig dosierte Strahlung, die exakt gemessen und aufgezeichnet werden kann. Die radioaktiven Isotope, die in Akupunkturpunkte injiziert worden waren, entfernten sich von der Injektionsstelle durch Diffusion in bestimmten exakten Mustern, die genau den Akupunkturmeridianen der alten chinesischen Ärzte entsprachen. Das gleiche radioaktive Material, das in die anderen Punkte injiziert worden war, entfernte sich ebenfalls durch Diffusion von der Injektionsstelle, jedoch ohne erkennbares Muster.[6]

Das Lenkergefäß

Einigen Meridianen wird eine Energiespeicherfunktion zugeschrieben, das heißt, sie sind mit allen übrigen Meridianen verbunden und versorgen diese mit Energie. Vermutlich der wichtigste dieser Reservoirmeridiane ist das Lenkergefäß oder Gouverneursgefäß *(Du Mai)*, das am Steißbein beginnt, auf der Mittellinie über den Rücken aufwärts über den Kopf verläuft und auf der Innenseite der Oberlippe endet.

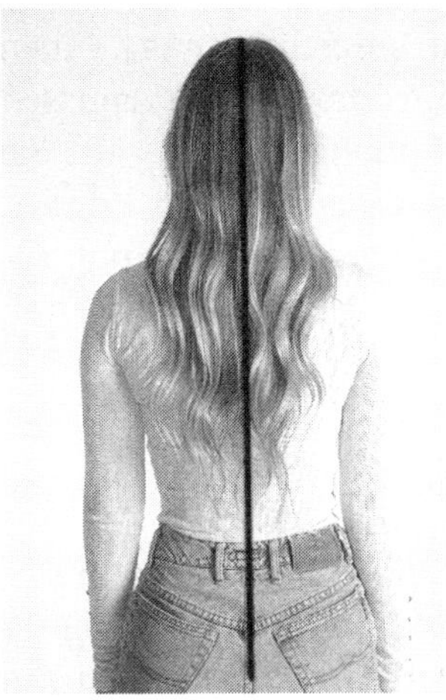

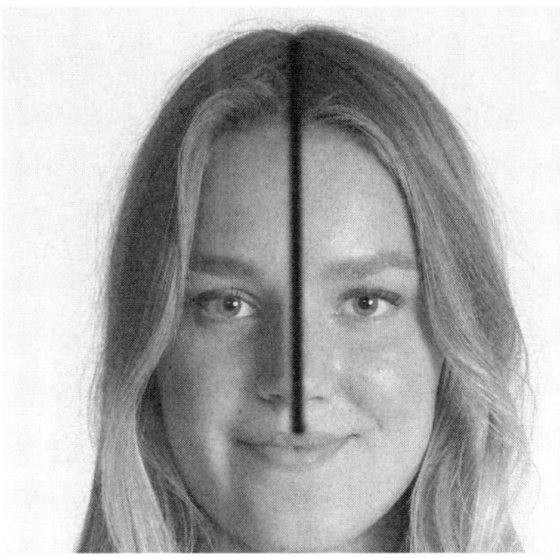

Da das Lenkergefäß Verbindungen zu allen anderen Meridianen hat, ist es für unsere Zwecke die ideale Energieleitbahn, wenn wir mithilfe der Emotion Code-Methode den Körper von eingeschlossenen

Emotionen befreien wollen. Eine eingeschlossene Emotion besteht aus Energie. Daher lässt sie sich nur mithilfe einer anderen Form von Energie beseitigen. Für diesen Zweck stellt das Lenkergefäß die perfekte Eintrittspforte in unseren Körper dar.

Sobald Sie eine eingeschlossene Emotion vollständig identifiziert haben, können Sie sie lösen. Rufen Sie sich noch einmal in Erinnerung, dass ein Magnet Ihre Gedanken, die aus Energie bestehen, verstärkt. Während Sie in Gedanken die Absicht haben, die eingeschlossene Emotion zu lösen, die Sie gefunden haben, führen Sie nun einfach einen Magnet über den Verlauf des Lenkergefäßes. Ihre verstärkte Intention, diese Emotion zu lösen, tritt in das Lenkergefäß ein und fließt von dort aus mit Leichtigkeit in alle anderen Meridiane und Körperbereiche. Das plötzliche Einströmen der Energie Ihrer Absicht bewirkt das sofortige und nachhaltige Lösen der eingeschlossenen Emotion.

Während der vielen Jahre in meiner Praxis und beim Emotion Code-Unterricht in Seminaren haben wir niemals erlebt, dass eine gelöste eingeschlossene Emotion zurückkam. Ist eine eingeschlossene Emotion einmal aufgelöst, so ist sie für immer beseitigt.

Sie müssen weder die Akupunkturpunkte kennen noch müssen Sie unbedingt verstehen, wie das alles funktioniert. Alles, was Sie brauchen, sind Vertrauen und Ihre Intention, dann wird es funktionieren. Andererseits wird ein gewisses Verstehen des dahinterstehenden Wirkmechanismus Ihre Fähigkeiten steigern, da dadurch Ihr Vertrauen in den ablaufenden Prozess wächst.

Ein Energiebündel

Jana hatte lange an der Trauer über den Verlust ihres Vaters und an einer verheerenden Scheidung festgehalten. Während sie bei mir war, zerfloss sie buchstäblich in meinen Armen, als ich den Magnet über ihren Rücken rollte und sie eine Schicht der Trauer loslassen konnte, von der sie jahrzehntelang gefangen war. Ich fühlte diese Befreiung sehr deutlich, es war, als ob ein Energiebündel ihren Körper verlassen hätte. Dies war eine erstaunliche Erfahrung. Sie spürte eine solche emotionale Befreiung, dass sie vorübergehend nicht mehr aufrecht gehen konnte. Ihre Füße und Hände kribbelten wie in einem Feuer. Sie fühlte, wie ein weißer Lichtstrahl aus ihrem Kopf ausströmte. Seither hat sie ihre Freunde und Lieben mit ihrer neuen Lebensfreude überrascht. – Valohna L. W.

Wohin geht die gelöste Emotion?

Um die Lösung einer eingeschlossenen Emotion aus dem Körper noch besser zu verstehen, möchte ich einen Vergleich anstellen. Einige Hersteller produzieren spezielle Kopfhörer, die in der Lage sind, Hintergrundgeräusche aus dem akustischen Spektrum auszublenden. Diese Kopfhörer können Tätigkeiten wie Laubblasen und Bauarbeiten wesentlich angenehmer machen, da sie den Lärm der Maschinen aufheben. Auch Piloten verwenden häufig lärmdämmende Kopfhörer, da das kontinuierliche Heulen der Triebwerke sehr ermüdend sein kann. Solche Kopfhörer empfangen die Frequenz der Schallwellen, die von außen eintreten, und erzeugen umgehend genau entgegengesetzte Schallwellen. Wenn die beiden Schallwellen nun aufeinandertreffen, heben sie sich gegenseitig auf. Das Ergebnis ist viel mehr Ruhe.

Meiner Ansicht nach folgt das Lösen eingeschlossener Emotionen einem ähnlichen Prinzip. Jede eingeschlossene Emotion hat ihre eigene spezielle Schwingungsrate oder Frequenz. Wie eine entgegengesetzte Schallwelle den fremden Lärm ausblenden kann, kann die Energie Ihrer verstärkten Intention den Lärm einer eingeschlossenen Emotion aufheben. Wenn Sie einen Magnet über das Lenkergefäß führen, erschaffen Sie erfolgreich einen Strom von entgegengesetzter Energie in Form Ihrer verstärkten Absicht. Sie müssen sich nicht auf das Gegenteil dessen konzentrieren, was auch immer die eingeschlossene Emotion ist, sondern Sie durchlaufen lediglich den Prozess wie beschrieben. Damit wird die eingeschlossene Emotion quasi aufgehoben, sie löst sich auf und verschwindet, genauso wie das Geräusch des Düsentriebwerks.

Ein weiteres Beispiel, das Ihnen vielleicht geläufiger ist, hat mit Kreditkarten zu tun. Der Magnetstreifen auf der Rückseite einer Kreditkarte enthält spezifische verschlüsselte Informationen. Legen Sie nun einen Magnet darauf, löschen Sie vermutlich diese Information, was den Nutzen der Karte zerstört. Das Lösen einer eingeschlossenen Emotion funktioniert insofern ähnlich, als die verschlüsselte negative emotionale Energie durch die Bewegung des Magneten auf dem Lenkergefäß schnell, einfach und dauerhaft ausradiert wird.

Herzfrequenz normalisiert

Ich arbeitete mit einer dreiundzwanzigjährigen Frau mit posturalem orthostatischem Tachykardie-Syndrom (POTS) – einem Zustand, der eine sehr hohe Herzfrequenz verursachte und sie daran hinderte, Sport zu treiben und andere Aktivitäten in ihrem Leben auszuführen. Während der Emotion Code-Sitzung haben wir gezielt an diesem Problem gearbeitet. Nachdem wir einige eingeschlossene Emotionen gelöst hatten, fühlte sie, dass ihre Herzfrequenz sank. Sie war natürlich ziemlich überrascht davon, also überprüfte sie ihren Puls. Ihre Herzfrequenz war tatsächlich um etwa dreißig Schläge pro Minute zurückgegangen, was niedriger als normal für sie war! Es war wirklich unglaublich, eine so dramatische Veränderung so unmittelbar zu erleben. Monate später ist ihre Herzfrequenz immer noch normal niedrig! – Julissa R.

Heilungsarbeit

Ich bin so froh, dass ich meine Erfahrungen teilen kann, und ich bin sehr dankbar, dass ich den Emotion Code kennenlernen und anwenden konnte. Ich besuchte zuerst einen zertifizierten Anwender, weil ich eine wachsende Vorwölbung in meiner linken Brust hatte. Ich hatte diesbezüglich nur eine einzige eingeschlossene Emotion, die mit meinem Ex-Mann zusammenhing. Am nächsten Tag, nachdem die eingeschlossene Emotion gelöst war, war diese Vorwölbung verschwunden. Ich habe wochenlang nachgesehen, ob sie wirklich weg war.

Ich habe meinen zertifizierten Anwender erneut aufgesucht, um weiter an anderen Dingen zu arbeiten. Nach einer Weile sagte er zu mir, dass ich sicher gut sein würde darin, diese Arbeit selbst beruflich anzuwenden. Also beschloss ich, mich zertifizieren zu lassen. Während der Zertifizierung arbeitete ich hauptsächlich an Familienmitgliedern und Freunden.

Mein Freund S. C. berichtete mir, wie gut er sich nach der Auflösung seiner Herzmauer fühlte. Er war als Kind sexuell missbraucht worden und kämpfte damit, seine Sucht zu überwinden. Er kaufte das Emotion Code-Buch, um die Technik für sich selbst zu erlernen.

Meine Mutter hatte zwei Wochen lang Blähungen gehabt. Es gab nur eine einzige eingeschlossene Emotion, die gelöst werden musste, die mit ihren Kollegen zusammenhing, die sie schlecht behandelt hatten. Wir lösten sie auf, und am nächsten Tag war ihr Bauch flach.

Eine andere Freundin hatte seit zehn Jahren Schmerzen in der Schulter gehabt. Sie war sehr dankbar für die Linderung ihrer Schmerzen, nachdem wir einige eingeschlossene Emotionen hatten lösen können. Sie war auch dankbar für ihren Sohn, der autistisch ist. Sie berichtete von einem „Wunder" in seiner Beziehung zu ihr, da er nach unserer Arbeit an ihm jetzt viel offener war in der Kommunikation mit ihr.

Ein kleiner Junge, der Probleme in der Schule hatte, bekam durchweg bessere Noten, nachdem wir bei ihm einige eingeschlossene Emotionen beseitigt hatten. Er war im Unterricht aufmerksamer.

Sogar Tiere lieben das. Ich konnte einem Kaninchen helfen, sich von einem Tumor zu erholen, den es unter seinem Auge hatte. Und das ist erst der Anfang meiner Erfolgsgeschichten mit dem Emotion Code. Ich liebe diese Arbeit wirklich sehr! – Adeline C.

Vorsicht bei der Magnetanwendung

Generell wird die Verwendung von Magneten als unbedenklich angesehen. Es gibt jedoch einige Situationen, in denen sie nicht angewendet werden bzw. in denen zunächst die Erlaubnis des Arztes eingeholt werden sollte. Dazu gehören Schwangerschaft, implantierte Schmerz- oder Insulinpumpen, Kochlea-Implantate und Herzschrittmacher, Shunts zur Therapie von Hydrozephalus (einige davon werden mit Magneten eingestellt) und Magec-Wachstumsstäbe für Kinder zur Korrektur ausgeprägter Skoliose, die mit Magneten ferngesteuert verlängert werden.

Erst schüchtern, dann gesellig

Mein Leben, meine persönlichen Beziehungen, meine allgemeine Stimmung und mein körperliches Wohlbefinden haben sich in den letzten vier Monaten, seit ich den Emotion Code entdeckt und mit seiner Anwendung experimentiert habe, zunächst an mir selbst und jetzt an meiner Familie, deutlich und tiefgreifend verbessert. Ich habe mich lange Zeit als Außenseiterin und nicht akzeptiert gefühlt, und das war im Allgemeinen in Ordnung für mich. Aber seit ich daran arbeite, eingeschlossene Emotionen zu lösen, fühle ich mich nicht mehr so. Früher war ich schüchtern und zurückhaltend, wenn ich nicht unter Freunden war, jetzt erlebe ich mich als offen und freundlich – sogar geradezu gesellig!!! – Anonym

Fazit

Beginnen Sie, sich selbst als ein Wesen aus reiner Energie zu begreifen. Ich kann nicht genug betonen, welchen Schaden eingeschlossene Emotionen anrichten können. Bedenken Sie, dass Sie von solchen Emotionen auf körperlicher, emotionaler und seelischer Ebene beeinflusst werden. Diese Emotionen bestehen ebenso aus reiner Energie, aber eben aus schädlicher, negativer Energie. Je früher Sie sie entfernen, desto besser wird es Ihnen gehen.

Ein einfacher Kühlschrankmagnet, den Sie wahrscheinlich schon längst besitzen, genügt, um eingeschlossene Emotionen zu lösen.

Während Ihre Intention, Ihre Klarheit, Ihr Glaube und Ihr Vertrauen in Ihre eigenen Fähigkeiten wachsen, werden Sie vielleicht bemerken, dass Sie nicht mehr unbedingt immer einen Magneten benötigen. Tatsächlich ist das biomagnetische Feld, das von Ihrer eigenen Hand erzeugt wird, stark genug, um eingeschlossene Emotionen zu lösen, falls Sie nicht zufällig einen Magneten bei sich haben. Sie sind gerade dabei, sich das nötige Verständnis und die

Kraft zur Heilung durch Lösen eingeschlossener Emotionen anzueignen. Sie werden nun diese einfache Vorgehensweise erlernen, die unglaublich effektiv ist und Ihnen ein neues Leben eröffnen kann. Im nächsten Schritt lernen Sie weitere Möglichkeiten, das Wissen des Unterbewusstseins heranzuziehen und konkrete Antworten zu erhalten.

Teil III

Die praktische Anwendung der Emotion Code-Methode

5

Antworten vom Unterbewusstsein erhalten

Gleicht das menschliche Gehirn in seinem ursprünglichen Zustand einem erstaunlichen Computer, der mit einem universellen Energiefeld verbunden ist und weit mehr weiß, als er weiß, dass er weiß?

E. WHALEN

In Kapitel 2 (→ Seite 56f.) lernten Sie bereits den Neigetest kennen, durch den Sie mit Ihrem Unterbewusstsein kommunizieren können. Für manche funktioniert dieser Test so leicht und zuverlässig, dass sie ausschließlich darauf zurückgreifen, und das ist auch nicht verkehrt. In diesem Kapitel lernen Sie nun weitere Testmöglichkeiten kennen, sodass Sie eine Auswahl haben.

Der Muskeltest

Meiner Erfahrung nach ist der Muskeltest die beste Methode, um Informationen aus dem Unterbewusstsein abzurufen. Dieser wird auch als kinästhetischer Test oder einfach als Kinesiologie bezeichnet. Es handelt sich um eine Form des Biofeedbacks, die keine Hightech-Geräte erfordert, aber sehr nützlich und effektiv ist, um sich mit dem Unterbewusstsein zu verbinden und lebenswichtige Informationen ans Licht zu bringen.

Mögen manche auch noch nie davon gehört haben, so ist der Muskeltest doch nichts Neues. Ärzte nutzen ihn bereits seit den 1940er-Jahren zu verschiedenen Zwecken, unter anderem zur Beurteilung der Muskelkraft oder des Ausmaßes einer Verletzung. Heute weiß man, dass der Muskeltest zu wesentlich mehr Zwecken dienen kann, als ursprünglich angenommen. Skeptiker bezweifeln zwar, dass er überhaupt funktioniert, haben sie aber erst einmal selbst die Ergebnisse gesehen, können sie nicht umhin, darüber zu staunen.

Der Muskeltest vermag uns über den Gesundheitszustand und das Gleichgewicht unseres Körpers Auskunft zu geben. Er kann uns dabei helfen, geschwächte Bereiche zu identifizieren, bevor Krankheiten sich überhaupt zeigen. Er kann uns helfen, herauszufinden, was die Wurzeln unserer verschiedenen emotionalen und psychischen Herausforderungen sind. Er bietet uns einen direkten Weg, den Körper zu fragen, was ihm fehlt. Haben wir das Problem dann bearbeitet, können wir dadurch auch feststellen, ob es tatsächlich behoben ist oder nicht. Der Muskeltest kann uns mitteilen, ob im Körper eingeschlossene Emotionen vorhanden sind, und er kann uns wissen lassen, ob sie erfolgreich gelöst wurden.

Holly wäre beinahe ertrunken

Als Beispiel für die Aussagekraft des Muskeltests lassen Sie mich einen Brief zitieren, den ich vor Jahren von Holly, einer jungen Frau, erhalten habe. Ihre Tante Gwen hatte einige Jahre bei mir gelernt und verstand es sehr gut, den Muskeltest für energetische Arbeit anzuwenden. Als sie seinerzeit den Emotion Code erlernt hatte, war Holly anfangs diejenige gewesen, an der sie das Erlernte erprobt hatte.

Meine Tante Gwen kam im Sommer 1999 nach Utah und erzählte mir begeistert von einer neuen Technik, die sie erlernt hatte. Mithilfe des Muskeltests konnte sie den Körper befragen, ob Emotionen in ihm eingeschlossen seien. Der Körper antwortete ihr zuverlässig auf die Ja- oder Nein-Fragen. Mit dieser neuen Methode wollte sie so vielen Leuten wie möglich helfen, auch um zu üben. Wenn auch nur ungern, so willigte ich doch ein, eines ihrer „Opfer“ zu sein.

Ich erinnere mich, dass ich mit ausgestrecktem Arm im Raum stand und das Ganze ziemlich lächerlich fand. Dann spürte meine Tante die erste eingeschlossene Emotion in mir auf: Schrecken. Ich zuckte mit den Schultern und sagte: „Ich weiß nicht, was mir Schrecken einjagt …“ – „Lass uns fragen, aus welchem Lebensalter der Schrecken stammt", meinte Tante Gwen. „Na klar", sagte ich und zuckte wieder mit den Schultern. Sie fragte meinen Körper, und mein Arm schien mal schwach und mal stark zu sein, je nachdem, was sie gerade fragte. Mein Arm testete stark nach der Frage, ob das betreffende Ereignis stattgefunden habe, als ich vier Jahre alt gewesen sei. „Erinnerst du dich an irgendetwas aus dieser Zeit?", fragte sie.

Plötzlich fiel mir ein, wie meine kleinen, hilflosen Finger an einem Metallgeländer abgerutscht waren und ich ins Wasser fiel, so weit, dass mein Kopf unter Wasser war. Meine Schwester kam und rettete mich, und ich erinnere mich, dass ich sie fest umklammerte und wieder und wieder „Danke! Danke!" sagte.

„Ja", sagte ich widerwillig, „ich wäre einmal beinahe ertrunken, als ich vier Jahre alt war." Tante Gwen testete, ob dieses Ereignis die Ursache meines eingeschlossenen Schreckens war. Dem war so. Sie rollte einen Magnet über meinen Rücken, um die eingeschlossene Emotion zu lösen, und das war es dann. So einfach war das. Als ich ging, dachte ich: „Das war klasse, aber was soll das? Was hat es gebracht?"

Ich kann Ihnen nun sagen, was es mir gebracht hat … Wir waren zu dieser Zeit mit meinen drei ältesten Kindern gerade dabei, einen Schwimmkurs zu beenden, den ich als völlige Geldverschwendung betrachtete, weil es keinem von uns Spaß machte. Die Kinder widersetzten sich ständig und jammerten ununterbrochen. In diesem Sommer verabscheute ich den Schwimmunterricht. Vor jeder Schwimmstunde wurde ich unruhig, und wenn wir nur irgendeine glaubwürdige Entschuldigung finden konnten, ließen wir den Unterricht ausfallen.

Dann arbeitete Tante Gwen mit mir. Der Schwimmkurs war zu Ende und ich dachte nicht weiter darüber nach. Aber ich begann, eine rätselhafte feine Veränderung in mir zu verspüren, die ich mir nicht erklären konnte. Im nächsten Jahr hatten unsere Kinder wieder Schwimmunterricht. Plötzlich wurde ich mir eines großen Unterschiedes bewusst. Ohne die schreckliche Erinnerung aus meiner Kindheit war ich in der Nähe des Wassers nicht mehr so unruhig. Es machte mir sogar Freude, am Pool zu sein. Ich setzte mich hin und las, während die Kinder ihren Unterricht hatten.

Was mich noch mehr verwunderte, war die Veränderung bei meinen Kindern. Manche mögen vielleicht meinen, meine Kinder seien ja inzwischen ein Jahr älter geworden und deshalb nicht mehr so ängstlich dem Wasser gegenüber. Aber ich bin anderer Meinung: Durch das Lösen einer sehr realen Emotion, die in mir steckte, wurde nicht nur ich selbst befreit, sondern auch meine Kinder! – Holly B.

Der Muskeltest öffnet uns ein Fenster, das uns Einblick gewährt in das, was in unserem Körper und Geist vorgeht. Mithilfe des Muskeltests können wir buchstäblich Zugang zum inneren *Computersystem* unseres Körpers erhalten und herausfinden, wo sich Ungleichgewicht befindet. Ich wende den Muskeltest seit vielen Jahren an und unterrichte ihn für die Anwendung von Emotion Code und Body Code, weil er direkt und schnell zur Wurzel des Problems führen kann.

Nachtschreck bei einem Siebenjährigen

Bronson war ein siebenjähriger Junge, der unter Nachtschreck litt. Seine Mutter legte sich jeden Abend neben ihn ins Bett, bis er eingeschlafen war, und ging dann in ihr eigenes Zimmer. Sie und ihr Mann hatten eine kleine Matratze auf dem Boden neben ihrem Bett liegen, da sie wussten, dass Bronson, wenn er nachts aufwachte, aus Angst für den Rest der Nacht bei ihnen im Zimmer schlafen würde. Sie versuchten alles, um ihm zu helfen, sich geliebt und sicher zu fühlen, aber bisher hatte nichts geholfen.

Dann arbeitete ich mit Bronson und fand mehrere eingeschlossene Emotionen – Schock, Terror, Schrecken und Angst – etwa aus dem Alter von zwei Jahren. Seine Mutter erinnerte sich an ein erschütterndes Ereignis, das sich kurz vor Bronsons zweitem Geburtstag ereignet hatte, als er aus der Einfahrt auf die Straße gerannt war. Es war dunkel, ein Auto fuhr die Straße hinunter, und um das Kind nicht zu überfahren, wich der Fahrer aus und landete in einem Graben. Es war ein schrecklicher Vorfall gewesen, wie sie sich erinnerte.

Nachdem die eingeschlossenen Emotionen gelöst worden waren, konnte Bronson jede Nacht gut schlafen. Die Eltern betrachteten dies als ein wirkliches Wunder! – Lorraine L.

Ganz gleich, wie häufig ich es schon demonstriert habe, die Menschen sind immer wieder beeindruckt, wie schnell und präzise der Muskeltest funktioniert. Sie sind erstaunt darüber, wie viel ihr Inneres weiß und wie bereitwillig es die gewünschte Information mitteilt.

Linderung bei Wachstumsschmerzen

Unsere jüngere Tochter hat von Zeit zu Zeit Wachstumsschmerzen. Sie kommen stark und schnell und immer mitten in der Nacht ... Die Schmerzen kommen in Wellen und Zyklen. Wir beginnen normalerweise immer damit, dass mein Mann ihre Beine massiert, da er Massagetherapeut ist und spüren kann, wo die Energie in ihrem Körper Blockaden hat und nicht fließen kann. Eines Nachts begann mein Mann, ihre Beine zu massieren, alles schien sich zu beruhigen, und sie schlief ein, wie wir alle auch. Kaum eine Stunde später erwachten wir wieder, weil unsere Tochter weinte, diesmal heftiger als sonst. Sie zitterte vor Schmerzen in ihren Beinen.

Zu diesem Zeitpunkt wurde ihr Weinen für mich unerträglich (wenn Sie Kinder haben, ist Ihnen wahrscheinlich das Weinen Ihres Kindes, das nachts exponentiell intensiver zu sein scheint als am Tag, sehr vertraut). Mein Mann versuchte erneut, ihre Beine zu massieren und griff in letzter Not nach einem Schmerzmittel, das wir normalerweise nicht verabreichen. Aber unser aller Schlafbedürfnis war einfach enorm.

Plötzlich erinnerte ich mich, dass ich eine Ressource hatte, um mit ihrem Schmerz umzugehen, die ihr auch schon in der Vergangenheit geholfen hatte. Der Emotion Code! Warum hatte ich nicht früher daran gedacht, ihn zu verwenden, als sie beim ersten Mal mit Schmerzen aufwachte? Ich fragte sie, ob sie wolle, dass ich an ihr arbeite, und sie nickte zustimmend. Zu diesem Zeitpunkt hatte sie bereits genug Erfahrung mit der Emotion Code-Anwendung an ihr gehabt, um zu wissen, dass er wirkt.

Ich rannte die Treppe zu meinem Büro hinunter und holte meine Werkzeuge (Notizbuch, Stift, Magnet und die Tabelle der Emotionen). Ich machte sofort einen Muskeltest, um die eingeschlossenen Emotionen zu identifizieren, die ihre Schmerzen in ihren Knöcheln und Beinen verursachten. Als ich nach etwa drei Minuten die zweite Emotion gelöst hatte, hörte sie auf zu weinen, und als ich die vierte Emotion löste, zitterte ihr Körper nicht mehr vor Schmerzen. Sie lag nun ruhig und entspannt da – die Energie ihres gesamten Körpers hatte sich von Panik in Frieden verwandelt.

Ich konnte insgesamt sieben Emotionen lösen, und als ich fertig war, sagte sie, der Schmerz sei fast vollständig verschwunden. Mein Mann und ich und unsere Tochter konnten jetzt beruhigt sein, da wir wussten, dass das Problem gelöst war und wir wieder süße Träume haben konnten. (Das war zumindest bei unserer Tochter der Fall, da sie den Rest der Nacht in unserem Bett blieb ... Mein Mann und ich hatten sie zwar für den Rest der Nacht in unserem Bett, aber wir waren froh, von ihren Schmerzensschreien befreit zu sein.)

Eine Emotion Code-Sitzung kann so schnell zur Lösung akuter Schmerzen beitragen. Und sie geht nicht nur sofort den Schmerz an, sondern klärt auch die Energie, die diesen Körperteil wahrscheinlich schon seit geraumer Zeit verstopft.

Ich frage mich oft, was passieren würde, wenn ich diese Energieblockaden nicht lösen würde, wenn sich die Blockaden weiterhin in den Knöchelgelenken, Schienbeinen und Knien meines Kindes befinden würden? Wie würde sich das für sie in ihrer Zukunft körperlich manifestieren?

Ich bin wirklich dankbar und glücklich, dass ich den Emotion Code als Ressource habe. Wenn ich ihn anwende, um meinen heranwachsenden Kindern zu helfen, weiß ich, dass ich damit ihre physischen Körper unterstütze, optimal zu funktionieren, indem die Energie freier durch ihren Körper fließen kann, so wie es beabsich-

tigt ist. Und ich weiß mit Sicherheit, dass ein Körper mit frei fließender Energie ein glücklicher Körper ist. – Anya S.

Unser Unterbewusstsein weiß es am besten

Was unsere Gesundheit betrifft, so ist das, was unser Unterbewusstsein uns verraten kann, von weit größerer Bedeutung als das gesammelte Wissen, über das wir in unserem Bewusstsein verfügen. In all den Jahren meiner praktischen Arbeit in der chiropraktischen Klinik lernte ich die unterbewusste Intelligenz meiner Patienten sehr zu schätzen und mich darauf zu verlassen. Ich stellte fest, dass ihnen zwar nicht bewusst war, was ihre Schmerzen oder Probleme verursachte, aber ihr Unterbewusstsein wusste es, und diese Information gab mir genau das, was ich brauchte, um ihnen helfen zu können.

Unsere Körper sind organisiert in komplizierten Systemen, die uns am Leben erhalten. Unser Herz schlägt, unsere Lungen atmen ein und aus, unser Dünndarm nimmt Nährstoffe auf – all das, ohne dass wir gefragt werden. Glücklicherweise brauchen wir keine bewusste Kenntnis dieser Prozesse, damit sie ablaufen können. Sie werden bis ins kleinste Detail durch das Unterbewusstsein gesteuert und kontrolliert. Wenn dieser interne Computer alle unsere regulären Stoffwechsel- und Immunprozesse steuert, ist es nur logisch, dass er auch alles andere vollkommen kennt, was in uns vorgeht, bis hin zu den kleinsten Unausgewogenheiten oder Problemen. Nicht nur das, unser Unterbewusstsein kann uns auch genau mitteilen, was gut für uns ist und was nicht. So wie Ihr Körper sich nach vorn neigen wird, wenn Sie an *bedingungslose Liebe* denken, werden Sie auch eine starke muskuläre Reaktion zeigen, wenn Sie an ein heilendes oder lebensspendendes Nahrungsmittel denken. Sie werden sich nach hinten neigen oder schwach testen, wenn Sie an ein schädliches oder giftiges Nahrungsmittel denken. Wir haben sogar die gleichen körperlichen Reaktionen, wenn wir die Wahrheit sagen oder wenn wir lügen. Die Muskeln bleiben stark, wenn wir die Wahrheit sagen, aber sie werden sofort schwach, wenn wir lügen.

Unser Unterbewusstsein lässt sich nicht täuschen. Sofort und ohne Zweifel weiß es, ob wir richtig oder falsch liegen, ob wir gesunde, weise, positive Entscheidungen treffen oder nicht.

Um uns gesund und am Leben zu erhalten, nutzt unser Körper Fähigkeiten, die alles übersteigen, dessen wir uns bewusst sind. Um das zu beweisen, führte der Psychiater Dr. David Hawkins mit den meist mehr als 1.000 Zuhörern seiner Vorlesungen gern eine anschauliche Demonstration durch: Seine Mitarbeiter teilten verschlossene, nicht gekennzeichnete Umschläge an alle Personen im Auditorium aus. Jeder Umschlag enthielt eine pulverförmige Substanz: Die eine Hälfte der Umschläge enthielt Süßstoff, die andere Hälfte organisches Vitamin C.

Dann bat Dr. Hawkins die Zuhörer, sich in Zweierteams zu gruppieren und eine einfache Technik des Muskeltestens anzuwenden. Die eine Person sollte den Umschlag an ihr Herz halten, während die andere an der ersten Person den Muskeltest durchführte. Das Ergebnis wurde notiert, dann wurden die Rollen getauscht und anschließend die Ergebnisse verglichen. Manchmal hatten die Muskeln schwach, manchmal hatten sie stark getestet.

Nachdem alle den einfachen Test beendet hatten, öffneten sie die Umschläge und stellten fest, was sie enthielten, Süßstoff oder Vitamin C. In jedem einzelnen Fall von schwachem Muskeltest hielt die jeweilige Person Süßstoff in den Händen. Die Personen mit starkem Muskeltest hatten hingegen ausnahmslos einen Umschlag mit Vitamin C in der Hand. Die Ergebnisse waren jedes Mal aufs Neue absolut zuverlässig, und auch in meinen eigenen Vorlesungen habe ich diese Ergebnisse bestätigen können.[1]

Dass organisches Vitamin C besser für uns ist als Süßstoff, wissen wir alle. Aber die Tatsache, dass unser Körper auf einer tieferen Ebene weiß, was sich in einem verschlossenen Umschlag befindet, ist in der Tat erstaunlich.

Dr. Hawkins erklärt es folgendermaßen

Der individuelle menschliche Geist ist wie ein Computer, der mit einer riesigen Datenbank verbunden ist. Diese Datenbank ist nichts anderes als das menschliche Bewusstsein als solches, von dem unser persönliches Bewusstsein nur ein individueller Ausdruck ist, der aber seine Wurzeln im kollektiven Bewusstsein der gesamten Menschheit hat. Diese Datenbank ist die Sphäre der Genialität; und weil Menschsein bedeutet, an der Datenbank teilzuhaben, hat jeder durch seine Geburt Zugang zur Genialität. Es hat sich herausgestellt, dass die unbeschränkte Menge an Information, die in der Datenbank enthalten ist, in Sekundenschnelle jederzeit und überall für alle zugänglich ist. Das ist in der Tat eine erstaunliche Entdeckung, die das Potenzial besitzt, sowohl das individuelle als auch das kollektive Leben in einem Maße zu verändern, das bisher nicht zu erahnen war.[2]

Es brachte mein Herz zum Singen

Meine Freundin hat einen vierjährigen Sohn. Sie sagte, er sei „mürrisch geboren worden". Der Junge lächelte nicht, hatte immer ein Stirnrunzeln, war keineswegs glücklich, sprach kaum und hatte den größten Teil seines Lebens regelmäßig alle zwei Wochen Nasenbluten. Dieser Junge sah wirklich so aus, als ob das Leben eine Last für ihn sei. Seine Eltern hatten ihn im Laufe der Jahre zu mehreren Spezialisten gebracht, aber es war festgestellt worden, dass ihm körperlich nichts fehlte.

Durch den Muskeltest fand ich heraus, dass der Emotion Code ihm helfen kann. Ich erklärte meiner Freundin, dass ich das Buch über den Emotion Code gelesen hatte und wie sehr die Methode bei der Heilung helfen kann. Da ihr kleiner Junge emotionale und psychische Probleme hatte, fragte ich sie, ob sie möchte, dass ich die Methode bei ihrem Sohn anwende, und sie stimmte zu.

Nach weniger als einer Woche lächelte der Junge, spielte mit anderen Kindern, war glücklich und gesprächig. Es sind nun schon mehr als drei Monate vergangen, in denen er keinerlei Nasenbluten hatte. Der Junge liebt jetzt das Leben … und das bringt mein Herz zum Singen. Ein Wunder? Ich glaube an Wunder, und der Emotion Code ist eines davon! – Marketa R.

Die Antwort spüren

Alle unsere Sinnesorgane sind am besten in der Lage, ihre Aufgabe zu erfüllen, wenn sie nicht überfordert werden. Zum Beispiel bekommt man das beste Gefühl für die Weichheit eines Pullovers, wenn man mit den Fingern zart über die Fasern streicht. Würde man mit der Hand schnell und grob über den Pullover fahren, würde man keine gute Vorstellung von seiner Weichheit bekommen.

Genauso ist es mit dem Muskeltest. Das beste Ergebnis erzielt man, wenn man ihn sanft und feinfühlig durchführt. Es geht keineswegs um schiere physische Kraft. Sie können lernen, eine minimale Veränderung der Muskelstärke zu erkennen, genau diesen feinen Unterschied, der zwischen einem eingerasteten und einem nachgebenden Muskel besteht. Diese Art von Veränderung zu erspüren, ist ein Teil der Fähigkeit, die Sie beim Muskeltesten entwickeln können, und dies gilt sowohl für das Testen anderer Menschen als auch für das Selbsttesten.

Widerstand gegen Druck

Haben Sie schon einmal einen Dimmerschalter verwendet? Durch Drehen des Knopfes können Sie genau wählen, wie viel Strom eine Leuchte erhält und damit, wie hell sie leuchtet. In ähnlicher Weise entscheiden wir beim Testen für die Emotion Code-Anwendung, wie viel Druck auf den Muskel ausgeübt wird und wie viel Widerstand dem entgegengesetzt wird. Dies sind Einstellungen, die wir bestimmen und verändern können. Wenn Sie den Arm eines Menschen so stark wie möglich nach unten drücken, liegt Ihre Druckeinstellung bei hundert Prozent. Wenn Ihre Testperson nicht ebenfalls hundert Prozent Widerstand leistet und genauso stark ist wie Sie, wird ihr Arm jedes Mal schwach testen. Sie wollen niemals so viel Druck ausüben, denn sowohl Sie als auch Ihr Proband würden dabei schnell erschöpft und Ihre Antworten auch nicht sehr klar sein.

Ich schlage vor, dass Sie weniger als fünf Prozent der Ihnen zur Verfügung stehenden Druckkraft einsetzen sowie ungefähr fünf Prozent des möglichen Widerstands (wenn Sie mit einem Testpartner arbeiten, können Sie ihn bitten, fünf Prozent seiner Widerstandskraft einzusetzen). Möglicherweise werden Sie anfangs mehr Druck und Widerstand aufwenden, aber irgendwann sollten Sie sich dabei wohlfühlen, wenn Sie nur sehr wenig Kraft einsetzen, um Ihre Antworten zu erhalten.

Zu Beginn ein Basistest

Es ist entscheidend, jedes Mal, wenn Sie den Muskeltest für irgendetwas verwenden wollen, einschließlich einer Emotion Code-Anwendung, zunächst einen Basistest durchzuführen. Dieser dient der Sicherstellung, dass Sie testbar sind, wenn Sie an sich selbst arbeiten, und wenn Sie den Muskeltest direkt an einer anderen Person durchführen, stellen Sie damit fest, dass diese testbar ist. So können Sie sicherstellen, dass Sie die richtigen Widerstands- und Druckeinstellungen zum Testen eruiert haben, und wissen, wie die Ja- oder Nein-Antworten aussehen und sich anfühlen.

Ich schlage vor, dass Sie die verschiedenen in diesem Kapitel beschriebenen Varianten des Muskeltests ausprobieren und sie zusammen mit den folgenden Vorgehensweisen verwenden, um einen Basistest für jedes Selbsttesten und Testen anderer durchzuführen.

Wenn Sie mit dem Selbsttest an sich selbst arbeiten:

- Wählen Sie die Muskeltestmethode, mit der Sie sich am wohlsten fühlen.
- Füllen Sie die Lücke mit Ihrem eigenen Namen aus und sagen Sie laut: „Mein Name ist …", und führen Sie einen Muskeltest durch.
- Sobald Sie diese kongruente oder wahre Aussage gemacht haben, sollten Sie stark testen oder eine kongruente Testantwort erhalten.
- Machen Sie nun eine falsche Aussage, indem Sie laut sagen: „Mein Name ist …" Füllen Sie das Feld mit einem beliebigen Namen aus,

der nicht Ihr eigener ist, und führen Sie dann einen Muskeltest durch. Das Ergebnis sollte eine schwache Muskelantwort oder eine inkongruente Reaktion sein.

- Die Verwendung der Wörter *Ja* und *Nein* oder *Liebe* und *Hass* ist ebenfalls geeignet zur Durchführung eines Basistests.
- Wenn Sie nicht testbar sind, lesen Sie den Abschnitt über die Fehlerbehebung weiter unten in diesem Kapitel.

Wenn Sie mit einer anderen Person arbeiten und deren Körper testen:

Da jede Person einzigartig ist, wird sich der Muskeltest bei jeder Person, die Sie testen, ein wenig anders anfühlen. Wenn Sie eine bestimmte starke und schwache Muskelreaktion von Ihrer Testperson erhalten, werden Sie dadurch unmittelbar wissen, wie sich der Muskeltest bei dieser Person sowohl im starken als auch im schwachen Zustand anfühlt. Wenn Sie der Meinung sind, dass Ihr Partner zu viel oder zu wenig Widerstand leistet, scheuen Sie sich nicht, ihn zu bitten, den „Dimmer" durch Erhöhen oder Verringern des Prozentsatzes seiner Widerstandskraft anzupassen.

- Wenn Sie spüren, dass eine Person mit zu hoher Muskelkraft Widerstand leistet, könnten Sie sie bitten: „Halten Sie sanft!", oder: „Setzen Sie nur minimale Kraft ein!"
- Lassen Sie Ihren Probanden seinen Namen nennen, indem er laut sagt: „Mein Name ist …", und führen Sie dann einen Muskeltest durch.
- Sobald diese kongruente oder wahre Aussage gemacht wurde, sollten Sie ein starkes Testergebnis erhalten oder eine kongruente Muskelantwort spüren.
- Nun lassen Sie Ihren Probanden eine falsche Aussage machen, indem er laut sagt: „Mein Name ist …", und füllen Sie das Feld mit einem beliebigen Namen aus, der nicht sein eigener ist. Das Ergebnis sollte Muskelschwäche oder eine negative Antwort sein (je nachdem, welche Art von Muskeltest Sie verwenden).

- Natürlich ist dies auch möglich, wenn der Proband *Ja* und *Nein* oder *Liebe* und *Hass* sagt, um einen Basistest durchzuführen.
- Wenn Ihr Proband nicht testbar ist, lesen Sie den Abschnitt über die Fehlerbehebung weiter unten in diesem Kapitel.

Andere testen

Mithilfe des Muskeltests lässt sich herausfinden, was im Körper einer anderen Person vor sich geht. Dabei kann man entweder die Person selbst testen, was in diesem Kapitel behandelt wird, oder mit einer Ersatzperson bzw. einem Stellvertreter arbeiten. Die letzteren Möglichkeiten werden wir in Kapitel 9 (→ Seite 317ff.) vorstellen.

Tausende ganzheitliche Ärzte und Anwender der Kinesiologie verwenden täglich den Muskeltest, um Patienten und Klienten zu helfen. Nachfolgend werden einige der einfachsten und gängigsten Techniken des Muskeltestens an anderen Personen vorgestellt.

Der grundlegende Armtest

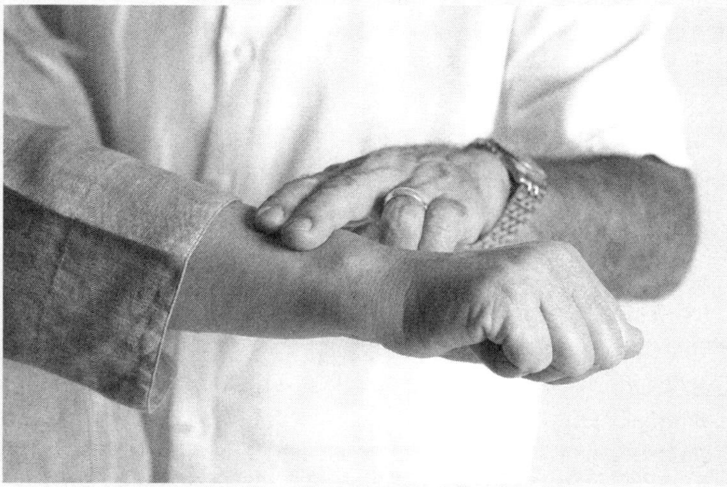

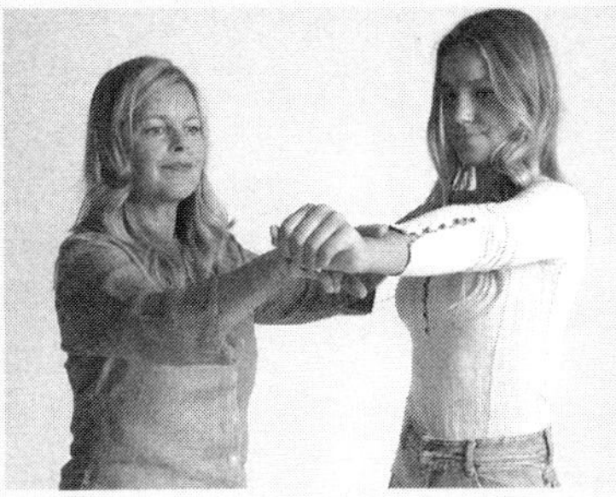

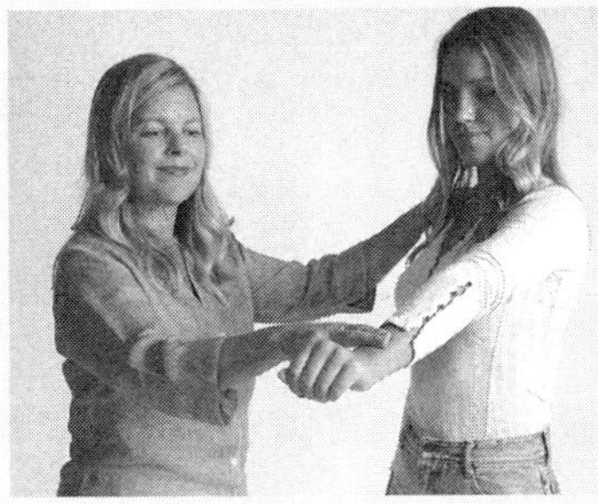

1 Bitten Sie die zu testende Person, aufzustehen und ihren Arm gerade nach vorn auszustrecken, parallel zum Boden. Die Faust ist dabei nicht zu ballen, die Hand soll vielmehr entspannt bleiben.
2 Legen Sie Ihren Zeige- und Mittelfinger sanft auf den Arm der Testperson, und zwar gerade oberhalb des Handgelenks, wie auf dem Foto gezeigt. Wenn Sie Ihre Finger auf die empfindlichen Knochen der Hand oder des Handgelenks legen, wird der Arm geschwächt, weil der Körper versucht, die Handgelenksknochen vor Verletzungen zu schützen. Ihre Finger sollten daher direkt hinter der knöchernen Erhebung auf der Kleinfingerseite am Ende des Unterarmknochens aufliegen, direkt einwärts vom Handgelenk (siehe Abbildung).
3 Legen Sie, falls gewünscht, Ihre freie Hand zur Unterstützung auf die gegenüberliegende Schulter der Testperson.
4 Sagen Sie zu der Person: „Ich werde Sie jetzt bitten, eine Aussage zu treffen. Dann werde ich Ihren Arm sanft nach unten drücken. Ich möchte, dass Sie sanft dagegenhalten, indem Sie Ihren Arm in der jetzigen Position halten und versuchen, mich davon abzuhalten, Ihren Arm nach unten zu drücken."
5 Lassen Sie die Person Ihren Namen nennen: „Ich heiße …" Heißt die Testperson z.B. Kim, kann sie sagen: „Ich heiße Kim."
6 Führen Sie den Muskeltest aus, indem Sie den nach unten gerichteten Druck auf den Arm der Testperson sanft, aber konstant innerhalb von etwa drei Sekunden von null Druck auf relativ festen Druck steigern. Das Schultergelenk der Testperson sollte gegen Ihren Druck nach unten eingerastet bleiben und nicht nachgeben.

7 Jetzt bitten Sie die Testperson, eine offensichtlich falsche Aussage zu machen, indem sie einen falschen Namen sagt. Kim könnte z.B. sagen: „Ich heiße Bob." Führen Sie erneut einen Muskeltest aus. Sie sollten nun feststellen, dass der Arm bei der inkongruenten Aussage schwächer testet, da das Unterbewusstsein der Testperson die Wahrheit kennt.

Wenden Sie zu viel Kraft auf, so ermüdet der Arm der Testperson sehr schnell. Der Muskeltest erfordert von keinem der Beteiligten brachialen Kraftaufwand. Konzentrieren Sie sich auf die Anwendung minimaler Kraft. Entspricht die Aussage der Testperson der Wahrheit, sollten Sie spüren, dass der Arm gegen Ihren Druck nach unten eingerastet ist. Ist die Aussage hingegen falsch, werden Sie bemerken, dass der Arm unter Ihrer sanften Drucksteigerung nachgibt. Sie sollten immer lediglich die geringste notwendige Kraft aufwenden, um wahrnehmen zu können, ob der Arm eingerastet bleibt oder nicht. Das ist es, wonach Sie suchen.

Tipps für erfolgreiches Testen

Nachfolgend einige Hinweise, die Ihnen helfen, Ihre Fähigkeiten zu verbessern und im Testen geschickter zu werden.

1 Wenden Sie als Tester(in) nicht zu viel Kraft auf, sondern nur gerade so viel, wie eben notwendig ist. Fingerspitzengefühl ist hier gefragt, nicht Kraft.
2 Passen Sie Druck und Widerstand nach Bedarf nach oben oder unten an.
3 Erhöhen Sie den Druck innerhalb von drei Sekunden sanft von null Prozent Druck auf festen Druck von fünf bis zehn Prozent der Kraft, die Ihnen zur Verfügung steht.
4 Halten Sie Ihre Arme, Hände oder Finger in der korrekten Position, wo zutreffend.
5 Bedenken Sie, dass die Person, die Sie testen, dazu auch wirklich bereit sein muss. Eine Person mit skeptischer oder gar zynischer Einstellung wird schwerer zu testen sein. Verschwenden Sie Ihre

Zeit nicht mit Menschen, die sich nicht helfen lassen wollen oder die nicht offen dafür sind. Dafür ist das Leben zu kurz.

6 Sie können mit verschiedenen Armpositionen experimentieren, um herauszufinden, was für Sie und die Testperson am besten funktioniert. Eine weitere Möglichkeit besteht etwa darin, den Arm zur Seite statt nach vorne auszustrecken.

7 Auf https://discoverhealing.com/de/muskeltest/ gibt es Videos und Beispiele dazu.

Der Beinlängentest

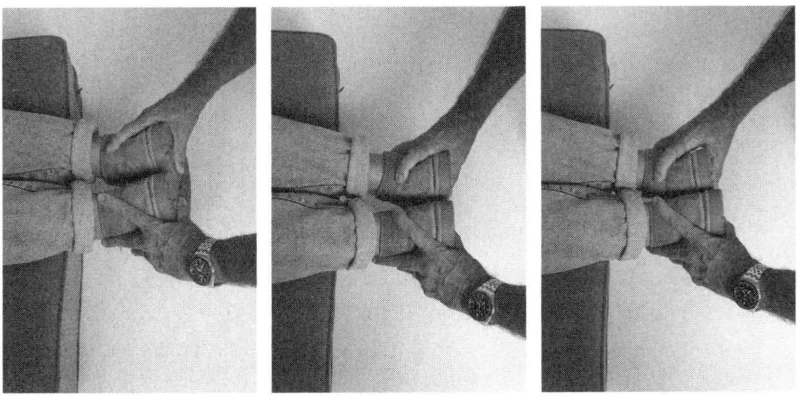

In meiner chiropraktischen Klinik hatte ich eine gut etablierte Routine. Ich begrüßte meine Patienten in meinem Behandlungszimmer immer und bat sie dann, sich mit dem Gesicht nach unten auf meine Behandlungsliege zu legen. Die Patienten konnten ihre Schuhe anlassen, weil es für mich einfacher war, ihre Beinlänge zu vergleichen, wenn sie die Schuhe anhatten, als wenn sie sie auszogen. Sobald sie auf dem Bauch lagen und sich wohlfühlten, begann ich damit, den Beinlängentest als meine primäre Testmethode anzuwenden, um Antworten auf Fragen zu erhalten, die ich ihrem Unterbewusstsein stellte.

Wenn Sie diese Methode selbst ausprobieren möchten, können Sie nach folgender Anleitung vorgehen:

1 Erlauben Sie sich, eine Haltung der Wertschätzung gegenüber dem Probanden einzunehmen. Empfinden Sie Dankbarkeit dafür, dass ihm dies helfen wird, und bitten Sie still um göttliche Unterstützung.
2 Lassen Sie die Person, die Sie testen wollen, sich mit Schuhen auf eine Massageliege oder ein Bett legen. Sagen Sie Ihrer Testperson, dass Sie ihre Beinlänge testen werden und bitten Sie sie, sich so gerade wie möglich hinzulegen.
3 Legen Sie Ihre Daumen waagrecht unter die Fußgewölbe. Legen Sie Ihre Zeige- und Mittelfinger jeweils auf die Vorder- und Rückseite der Außenknöchel, sodass diese beiden Finger ein V über jedem Außenknöchel bilden.
4 Üben Sie nun etwas Druck aus, indem Sie mit Ihren Daumen gegen die Unterseite der Schuhe in Richtung Knie drücken. Dies wird Ihnen helfen, beide Schuhe in die gleiche Grundposition zu bringen, so, als ob die Person flach auf dem Boden stehen würde. Die Schuhsohlen sollten senkrecht zum Boden stehen.
5 Finden Sie irgendwo im Fersenbereich jedes Schuhs einen Orientierungspunkt, den Sie mit demselben Punkt am anderen Schuh vergleichen können. Der Übergang vom Absatz zum Rest der Schuhsohle ist dafür oft recht gut geeignet. Entspannen Sie Ihren Griff für einen Moment und üben Sie dann wieder Druck aus. Stehen diese Orientierungspunkte dabei auf gleicher Höhe? Ohne das Unterbewusstsein in irgendeiner Weise zu befragen, kann die Beinlänge im entspannten Zustand genau gleich sein, oder es kann zwischen beiden Füßen eine kleine Differenz geben. Wie auch immer: beides ist in Ordnung. Merken Sie sich das einfach.
6 Jetzt können Sie diese Orientierungspunkte zu Vergleichszwecken verwenden. Sagen Sie das Wort Ja und üben Sie erneut Druck aus. Wo sind die Orientierungspunkte? Stehen sie auf gleicher Höhe?

7 Sagen Sie jetzt das Wort *Nein* und üben Sie erneut Druck aus. Wenn Sie alles richtig machen, wird Sie der Unterschied bei *Nein* vielleicht überraschen. Es ist nicht ungewöhnlich, Unterschiede von bis zu gut einem Zentimeter in der scheinbaren Beinlänge zu erkennen, wenn der Körper Ihnen eine *Nein-Antwort* gibt.

Der Ellbogentest

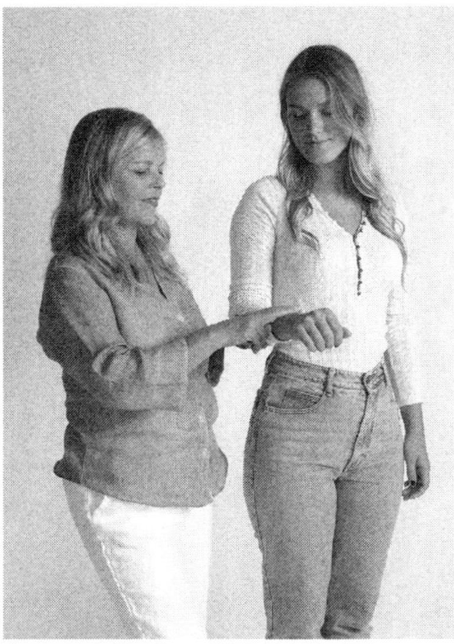

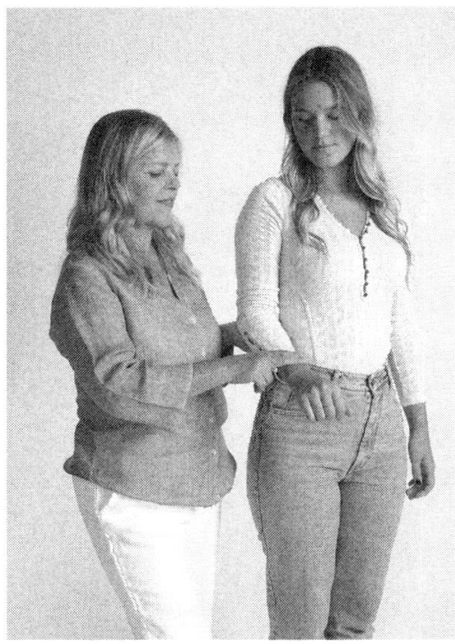

Der Ellbogentest kann sehr nützlich sein, wenn Sie jemanden testen möchten, der Schulterprobleme hat oder seinen Arm nicht ausstrecken kann. Er wird folgendermaßen ausgeführt:

1 Erlauben Sie sich, eine Haltung der Wertschätzung gegenüber dem Probanden einzunehmen. Empfinden Sie Dankbarkeit dafür, dass ihm dies helfen wird, und bitten Sie still um göttliche Unterstützung.

2 Bitten Sie die Person, die Sie testen, den Ellenbogen seitlich vom Oberkörper zu halten, wobei der Arm in einem 90-Grad-Winkel gebeugt sein sollte. Der Oberarm sollte dem Oberkörper anliegen oder kann durch eine Stuhllehne gestützt werden. Alternativ können Sie den Ellbogen mit der freien Hand unterstützen, um den Arm zu stabilisieren. Der Unterarm sollte parallel zum Boden gehalten werden. Die Handfläche kann nach oben oder unten zeigen, das spielt keine Rolle.
3 Legen Sie zwei Finger Ihrer Hand wie abgebildet auf das Ende des Unterarms.
4 Lassen Sie die Testperson ihren eigenen Namen nennen, indem Sie laut sagt: „Mein Name ist …“, und führen Sie dann einen Muskeltest durch, indem Sie sanft auf den Unterarm drücken. Der Muskel sollte stark bleiben, was eine *Ja-Antwort* bedeutet.
5 Lassen Sie Ihre Testperson nun eine falsche Aussage machen, indem sie laut sagt: „Mein Name ist …“, und füllen Sie das Feld mit einem beliebigen Namen aus, der nicht ihr eigener ist. Das Ergebnis sollte Muskelschwäche oder eine negative Antwort sein. Natürlich wird es auch funktionieren, wenn Ihr Proband *Ja* und *Nein* oder *Liebe* und *Hass* sagt.

Wie Sie sich selbst testen

Betrachten wir nun einige Möglichkeiten, wie Sie Ihren eigenen Muskeln Antworten entlocken können. Bei den ersten Übungsschritten mit diesen Techniken ist es zunächst sinnvoll, Aussagen zu verwenden, von denen Sie bereits wissen, ob sie wahr oder falsch sind. Auf diese Weise können Sie gleichzeitig überprüfen, ob Sie korrekt getestet haben.

In Kapitel 2 (→ Seite 56f.) haben Sie bereits den Neigetest kennengelernt und dabei die Worte „bedingungslose Liebe“ oder „Krieg“ verwendet, die äußerst intensiv sind und dem Körper eine definitive Antwort entlocken.

„Bedingungslose Liebe" wird Ihren Körper sich nach vorn neigen und auch jeden anderen Muskeltest stark ausfallen lassen. „Krieg" hingegen bewirkt genau das Gegenteil und wird Sie schwächen.

Die Worte *Ja* und *Nein* haben ähnlich starke Wirkungen. *Ja* ist positiv. Wenn Sie eine Aussage treffen, die richtig oder positiv ist, bleiben die getesteten Muskeln stark bzw. Sie werden sich nach vorn neigen. *Nein* ist negativ. Wenn Sie eine Aussage treffen, die falsch oder negativ ist, geben die Muskeln nach, oder Ihr Körper neigt sich nach hinten.

Selbsttest-Methoden sind stärker subjektiv geprägt als alle anderen und stellen daher eine größere Herausforderung an den Lernenden dar. Meiner Erfahrung nach können Kinder dies in den meisten Fällen ohne Schwierigkeiten erlernen, manche Erwachsene hingegen benötigen ein wenig länger. Einige Selbsttest-Methoden funktionieren für die einen besser als für andere. Erproben Sie die Techniken selbst, und finden Sie heraus, welche davon für Sie am besten geeignet ist. Sie werden möglicherweise ein wenig Zeit und Übung benötigen, bis Sie dies routiniert ausführen können. Die größte Herausforderung besteht dabei darin, die eigene bewusste Kontrolle zurückzunehmen, damit der Körper auf seine ganz eigene Weise antworten kann. Der Schlüssel beim Selbsttest besteht darin, Ihre eigene *Dimmerschalter-Einstellung* zu entdecken. Mit anderen Worten: Sie müssen herausfinden, wie viel Widerstandskraft und wie viel Druck gegen die Muskeln Ihres eigenen Körpers anzuwenden ist.

Die Einhand-Methode

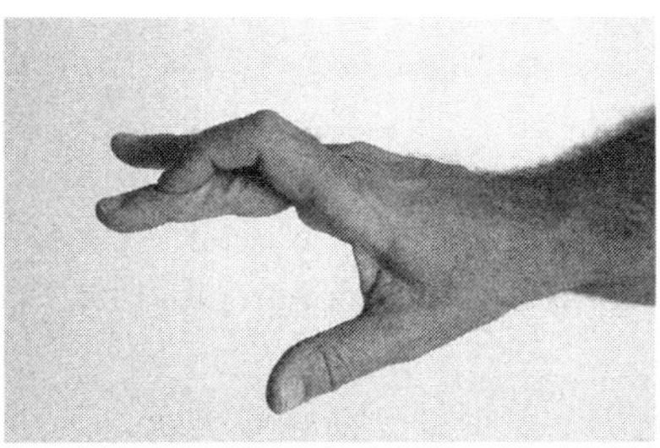

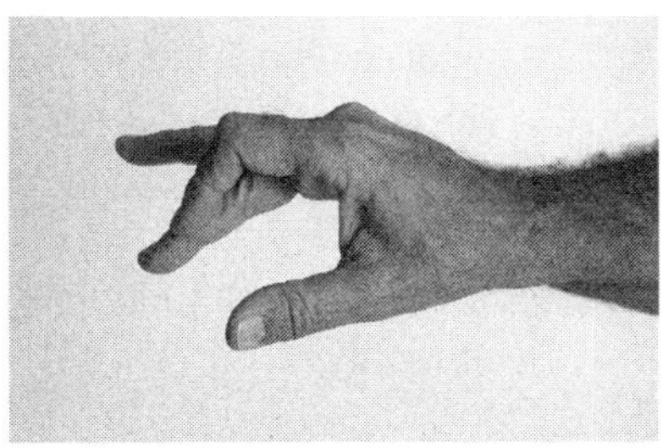

Diese Methode ist unglaublich bequem, weil sie mit einer Hand durchgeführt werden kann. Sie ist zufälligerweise mein persönlicher Favorit.

Sie verwenden zwei nebeneinanderliegende Finger an ein und derselben Hand. Bei den meisten funktioniert es am besten mit Zeige- und Mittelfinger. Sie können es aber auch mit Mittel- und Ringfinger versuchen.

Ein Finger übernimmt die Rolle des Widerstandsfingers, der andere Finger hingegen übt auf den ersten Finger leichten Druck nach unten aus, um den Test durchzuführen (wir nennen ihn Druckfinger).

Probieren Sie es aus und sehen Sie, mit welchen zwei Fingern es sich angenehm anfühlt, wenn ein Finger auf den anderen gelegt wird. Der Druckfinger kann entweder ganz auf den Widerstandsfinger gelegt oder in einer gewölbten Position gehalten werden, wobei die Fingerkuppe auf dem letzten Fingergelenk des Widerstandsfingers aufliegt. Was immer sich für Sie am besten anfühlt, wird bei diesem Test wahrscheinlich am besten funktionieren.

1 Erlauben Sie sich, eine Haltung der Wertschätzung gegenüber sich selbst oder dem Probanden einzunehmen, empfinden Sie Dankbarkeit dafür, dass dies helfen wird, und bitten Sie still um göttliche Unterstützung.
2 Richten Sie Ihre Aufmerksamkeit auf den Widerstandsfinger. Als ob Sie einen Dimmerschalter ganz aufdrehen würden, drehen Sie die Muskelspannung in diesem Finger ganz auf, bis zum maximalen Kraftaufwand.
3 Während Sie diese Kraft im Widerstandsfinger beibehalten, drücken Sie mit dem Druckfinger sanft nach unten. Sie werden feststellen, dass nichts passiert, der Widerstandsfinger gibt nicht nach. Das ist gut so.
4 Als ob Sie einen Dimmerschalter fast ganz herunterdrehen würden, schrauben Sie nun die Muskelkraft oder die Anspannung im Widerstandsfinger herunter, sodass er gerade noch stark genug

ist, sich gerade ausgestreckt zu halten. Streben Sie etwa fünf Prozent Muskelkraft an.

5 Während Sie dieses niedrige Kraftniveau im Widerstandsfinger beibehalten, drücken Sie vorsichtig mit dem Druckfinger nach unten und achten darauf, wie viel Druck Sie ausüben. Sie werden wahrscheinlich feststellen, dass sich der Widerstandsfinger leicht herunterdrücken lässt.

6 Um Ihre Druck- und Widerstandseinstellungen zu verfeinern, verwenden Sie das Verfahren für den Basistest, wie oben beschrieben. Fahren Sie fort, Ihre Druck- und Widerstandseinstellungen zu erhöhen oder zu verringern, bis Sie sich damit wohlfühlen und klare Ja- und Nein-Antworten erhalten.

Sein eigener stiller Helfer sein

Eines Tages hatte ich eine Menge Muskelverspannungen und Schmerzen in den Schultern, und ich ging zu meiner Massagetherapeutin, um davon befreit zu werden. Sie hatte eine Weile an mir gearbeitet, sagte aber, dass meine Muskeln sich nicht wie üblich lockern würden, und ich konnte es in der Tat spüren. Es fühlte sich fast so an, als ob mein Körper gegen sie ankämpfen würde. Ich ahnte, dass ich eine eingeschlossene Emotion haben könnte, also beschloss ich, mich diskret mit der Einhand-Methode zu testen, da ich mich nicht wirklich aufsetzen konnte und die Massage nicht unterbrechen wollte (sonst hätte ich wahrscheinlich den Ellbogentest angewendet).

Ich hatte die Emotion Code-Tabelle nicht dabei, aber ich habe sie oft genug benutzt, um die Emotionen auswendig zu wissen, und Gott sei Dank war es so, denn ich hatte tatsächlich eine eingeschlossene Emotion – es war eine Bitterkeit. Ich fuhr ein paar Mal mit der Hand über den Kopf, um sie zu lösen, und tat so, als wollte ich nur meine Haare aus dem Weg streichen. Ich glaube nicht, dass meine Masseurin bemerkte, was ich tat! Innerhalb von etwa dreißig Sekunden merkte ich, dass sich meine Schultermuskeln lockerten, und gleich darauf sagte sie: „Sieht aus, als hätten wir diese Spannung endlich durchbrochen. Ihre Muskeln reagieren jetzt! Am Ende war es eine großartige Massage, und ich fühlte mich viel besser! Ich wende die Einhand-Methode sonst fast nie an, aber sie hat sich an diesem Tag als sehr nützlich erwiesen, und ich bin froh, sie als Backup-Methode zu kennen!" – Danielle S.

Manchen Menschen fällt es sehr leicht, sich selbst zu testen. Das Schwierigste bei dieser Art des Testens ist die Subjektivität. Es ist eine natürliche menschliche Tendenz, jede Antwort in Frage zu stellen, die man durch einen Selbsttest erhält. Aber man kann lernen, sich einfach auf sich selbst zu verlassen und darauf zu vertrauen, dass das Unterbewusstsein die Antworten liefert, die man sucht.

Ich habe festgestellt, dass der Selbsttest von unschätzbarem Wert ist. Es verlangt Übung und mag vielleicht sogar zunächst unmöglich erscheinen, aber wenn Sie dranbleiben, kann diese Möglichkeit auch für Sie bald unschätzbar wertvoll sein.

Die Holzscheit-Methode

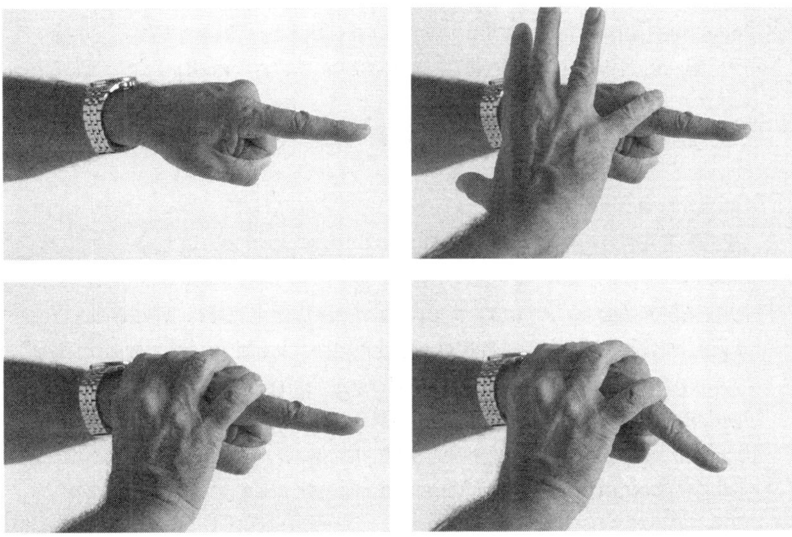

Überträgt man die Vorgehensweise der Einhand-Methode auf zwei Hände, so erhält man die sogenannte *Holzscheit-Methode*. Wenn Sie Rechtshänder sind, ballen Sie Ihre linke Hand zur Faust und strecken Ihren Zeigefinger nach vorn. Das ist Ihr Widerstandsfinger, also der zu testende Finger.

Nun umfassen Sie mit Ihrer rechten Hand fest die linke Faust und legen dabei in einer für Sie angenehmen Position das Fingerendgelenk des rechten kleinen Fingers auf den ausgestreckten linken Zeigefinger. Der rechte kleine Finger übernimmt hier die Funktion des Druckfingers. Wenn Sie Linkshänder sind oder sich dabei unwohl fühlen, versuchen Sie es mit der anderen Seite.

Haben Sie Ihre Finger in der richtigen Position, so folgen Sie dem gleichen Prozedere, wie bereits bei der Einhand-Methode beschrieben:

1 Erlauben Sie sich, eine Haltung der Wertschätzung gegenüber sich selbst oder dem Probanden einzunehmen, empfinden Sie Dankbarkeit dafür, dass dies helfen wird, und bitten Sie still um göttliche Unterstützung.
2 Richten Sie Ihre Aufmerksamkeit auf den Widerstandsfinger. Als ob Sie einen Dimmerschalter ganz aufdrehen würden, drehen Sie die Muskelspannung in diesem Finger ganz auf, bis zum maximalen Kraftaufwand.
3 Während Sie diese Kraft im Widerstandsfinger beibehalten, drücken Sie mit dem Druckfinger sanft nach unten. Sie werden feststellen, dass nichts passiert, der Widerstandsfinger gibt nicht nach. Das ist gut so.
4 Als ob Sie einen Dimmerschalter fast ganz herunterdrehen würden, schrauben Sie nun die Muskelkraft oder die Anspannung im Widerstandsfinger herunter, sodass er gerade noch stark genug ist, sich gerade ausgestreckt zu halten. Streben Sie etwa fünf Prozent Muskelkraft an.
5 Während Sie dieses niedrige Kraftniveau im Widerstandsfinger beibehalten, drücken Sie vorsichtig mit dem Druckfinger nach un-

ten und achten darauf, wie viel Druck Sie ausüben. Sie werden wahrscheinlich feststellen, dass sich der Widerstandsfinger leicht herunterdrücken lässt.

6 Um Ihre Druck- und Widerstandseinstellungen zu verfeinern, verwenden Sie das Verfahren für den Basistest, wie oben beschrieben. Fahren Sie fort, Ihre Druck- und Widerstandseinstellungen zu erhöhen oder zu verringern, bis Sie sich dabei wohlfühlen und klare *Ja- und Nein-Antworten* erhalten.

Die Ring-Methode

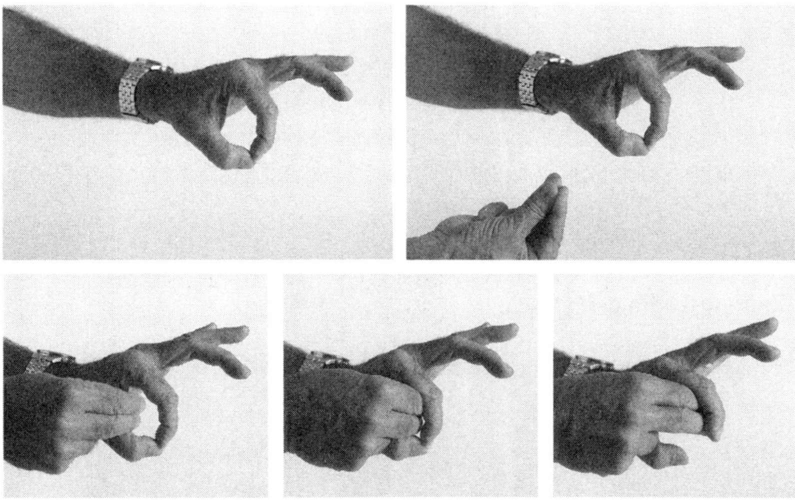

1 Erlauben Sie sich, eine Haltung der Wertschätzung gegenüber sich selbst oder dem Probanden einzunehmen, empfinden Sie Dankbarkeit dafür, dass dies helfen wird, und bitten Sie still um göttliche Unterstützung.

2 Machen Sie mit einer Hand ein *Okay-Zeichen*, indem Sie mit der Spitze Ihres Daumens die Spitze Ihres Zeigefingers berühren. Die Finger, die den Ring bilden, sind jetzt die Widerstandsfinger.

3 Dann schieben Sie Daumen, Zeige- und Ringfinger der anderen Hand parallel in diesen Ring hinein.
4 Die Finger innerhalb des Rings sind die Druckfinger. Zum Testen schieben Sie diese Finger auseinander, um zu versuchen, den Ring aufzubrechen. Wenn er stark bleibt, lautet die Antwort *Ja*. Wenn er aufbricht, lautet die Antwort *Nein*.
5 Versuchen Sie nun nach dem Ablauf, den ich in den beiden vorangegangenen Methoden beschrieben habe, die Widerstandskraft im Ring und/oder den Druck zu variieren, während Sie etwas Negatives oder Inkongruentes sagen. Nachdem Sie die Aussage getroffen haben, benutzen Sie die Finger innerhalb des Rings, um nach außen zu drücken. Versuchen Sie, stark genug zu drücken, um den Ring auseinanderzuziehen.
6 Widerstehen Sie diesem Druck mit den Fingern, die den Ring bilden. Wenn Sie die Muskelstärkeeinstellung finden, die Ihnen bei einer negativen oder inkongruenten Aussage Schwäche angibt und bei einer positiven oder kongruenten Aussage dennoch stark bleibt, haben Sie Ihre persönliche richtige Krafteinstellung gefunden.

Die Ring-in-Ring-Methode

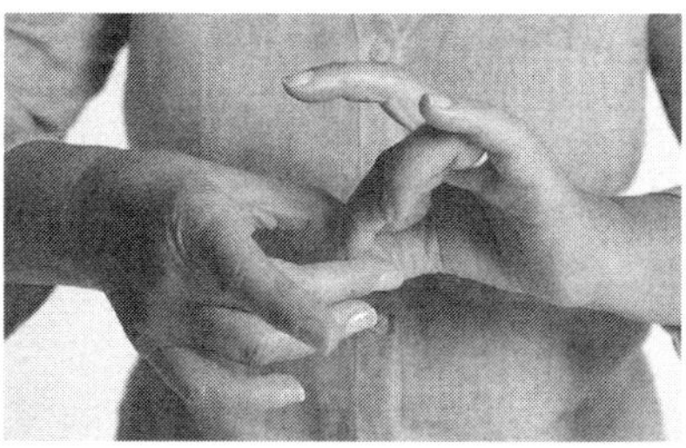

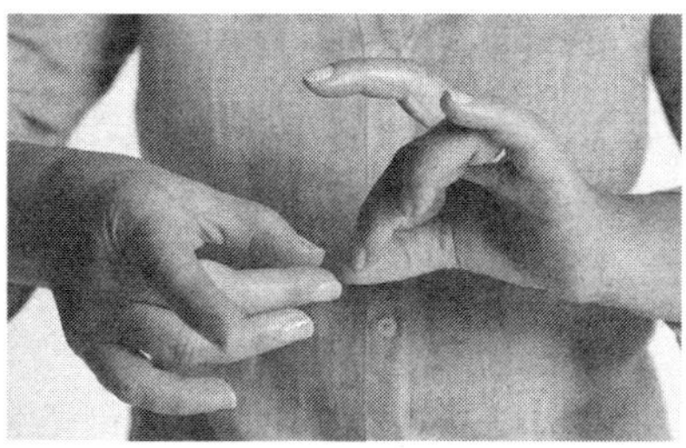

1 Erlauben Sie sich, eine Haltung der Wertschätzung gegenüber sich selbst oder dem Probanden einzunehmen, empfinden Sie Dankbarkeit dafür, dass dies helfen wird, und bitten Sie still um göttliche Unterstützung.

2 Formen Sie mit Daumen und Mittelfinger einer Hand einen geschlossenen Ring oder eine Kreisform.
3 Machen Sie die gleiche Form mit dem Daumen und Mittelfinger der anderen Hand.
4 Fügen Sie die Ringe wie zwei Glieder einer Kette ineinander.
5 Sie können dies auf zwei verschiedene Arten tun:
   - Wählen Sie eine Hand als Widerstandsring und eine Hand als Druckring. Der Druckring bleibt verschlossen, während der Widerstandsring für eine *Nein-Antwort* aufbricht und für eine *Ja-Antwort* geschlossen bleibt.
   - Beabsichtigen Sie, dass beide Ringe bei einer *Ja-Antwort* geschlossen bleiben und bei einer *Nein-Antwort* aufbrechen (dies ist komplexer und wird fortgeschritteneren Anwendern empfohlen).
6 Versuchen Sie wie bei den vorherigen Methoden, den Widerstand in den Ringen zu variieren, während Sie etwas Negatives oder Inkongruentes sagen. Versuchen Sie nach der Aussage, die Ringe auseinanderzuziehen. Denken Sie daran, dass Sie lediglich versuchen, die Stärkeeinstellung zu finden, die es den Ringen ermöglicht, bei einer negativen oder inkongruenten Aussage auseinanderzugehen und bei einer positiven oder kongruenten Aussage geschlossen zu bleiben.

Der Ellbogentest

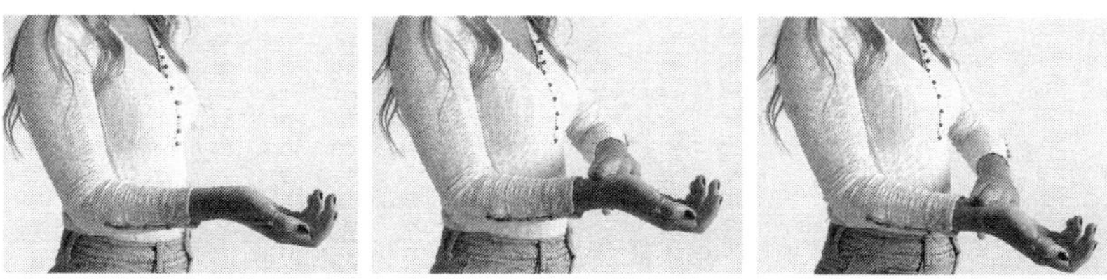

Eine der Muskeltestmethoden, die ich selbst recht häufig verwendet habe, ist der Ellbogentest. Sie testen hierbei eigentlich den Bizepsmuskel, einen sehr starken und kräftigen Muskel, der große Ausdauer hat. Dementsprechend ist diese Methode ein Test, den man den ganzen Tag lang durchführen kann, ohne dass die beteiligten Muskeln ermüden. Beachten Sie jedoch, dass der Bizeps ein so kräftiger Muskel ist. Daher sollte dieser Test mit nur minimalem Widerstand und geringem Druck nach unten durchgeführt werden, um Ihre Finger nicht zu ermüden. Ich empfehle, dass der Widerstand, den Sie einsetzen, einfach der Kraft entspricht, die erforderlich ist, um Ihren Unterarm in einer horizontalen Position parallel zum Boden zu halten, gerade genug, um zu verhindern, dass Ihr Unterarm herunterfällt.

So wird der Test durchgeführt:

1 Erlauben Sie sich, eine Haltung der Wertschätzung gegenüber sich selbst oder dem Probanden einzunehmen, empfinden Sie Dankbarkeit dafür, dass dies helfen wird, und bitten Sie still um göttliche Unterstützung.
2 Legen Sie einen der beiden Ellenbogen seitlich an den Oberkörper an oder stützen sie ihn gegen eine Stuhllehne ab. Ihr Arm sollte in einem 90-Grad-Winkel gebeugt sein, sodass sich Ihr Unterarm parallel zum Boden befindet. Ihre Hand kann mit der Handfläche nach oben zeigen oder so gedreht werden, dass die Handfläche nach unten zeigt.
3 Legen Sie zwei Finger Ihrer anderen Hand wie abgebildet auf das Ende des Unterarms.
4 Sagen Sie das Wort *Ja* und drücken Sie den Arm sanft nach unten. Der Unterarm sollte stark bleiben.
5 Sagen Sie jetzt das Wort *Nein* und drücken Sie den Arm noch einmal sanft nach unten. Sie sollten in der Lage sein, eine leichte Schwächung zu erkennen, und der Unterarm sollte Ihrem Druck nachgeben. Denken Sie daran, dass Sie mit jedem dieser Tests lediglich versuchen, die leichte elektrische Veränderung, die im Körper stattgefunden hat, aufzuspüren.

Der Schnips-Test

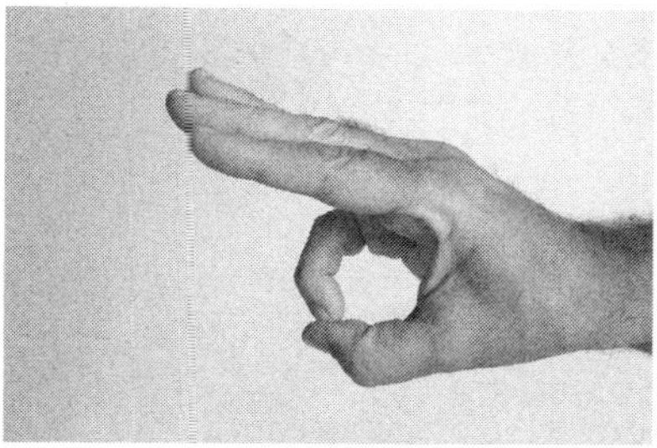

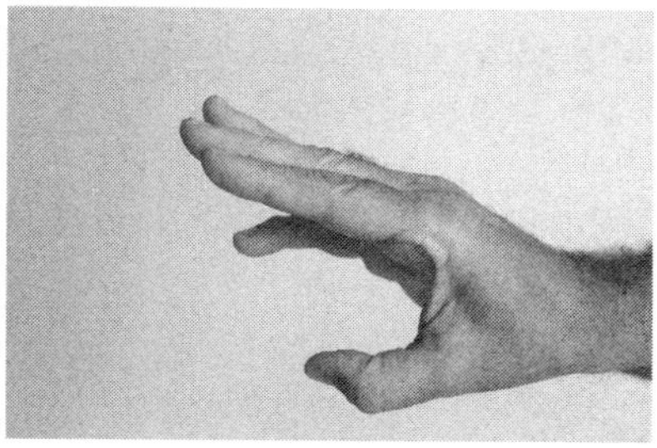

Dies ist eine weitere Methode, die leicht mit einer Hand durchgeführt werden kann. Wir haben alle schon einmal erlebt, dass uns etwas am Finger klebte und das wir durch Schnipsen zu entfernen versuchten. Der Schnips-Test verwendet den Daumen und den kleinen, den schwächsten Finger.

1 Erlauben Sie sich, eine Haltung der Wertschätzung gegenüber sich selbst oder dem Probanden einzunehmen, empfinden Sie Dankbarkeit dafür, dass dies helfen wird, und bitten Sie still um göttliche Unterstützung.
2 Positionieren Sie das Ende Ihres kleinen Fingers auf der Fingerbeere Ihres Daumens (dies kann schwierig sein, wenn Sie lange Fingernägel haben).
3 Sagen Sie das Wort *Ja* und versuchen Sie dann, mit dem kleinen Finger vom Daumen fortzuschnippen. Der Ring, der von Ihrem kleinen Finger und Ihrem Daumen gebildet wird, sollte intakt bleiben, vorausgesetzt, Sie wenden nicht zu viel Kraft an.
4 Sagen Sie nun das Wort *Nein* und versuchen Sie erneut, Ihren kleinen Finger vom Daumen fortzuschnippen. Da Ihr gesamter Körper etwas schwächer sein wird, wenn Sie das Wort *Nein* sagen, sollte der Ring von kleinem Finger und Daumen sich mit Leichtigkeit öffnen.
5 Dies ist ein einfach anzuwendender Test, der bei vielen Menschen recht gut funktioniert. Wenn Sie diese Methode in der Öffentlich-

keit anwenden, werden Sie vielleicht feststellen, dass sich manche fragen, was Sie an Ihrem kleinen Finger kleben haben. Also Vorsicht!

Der Fingerbeeren-Test

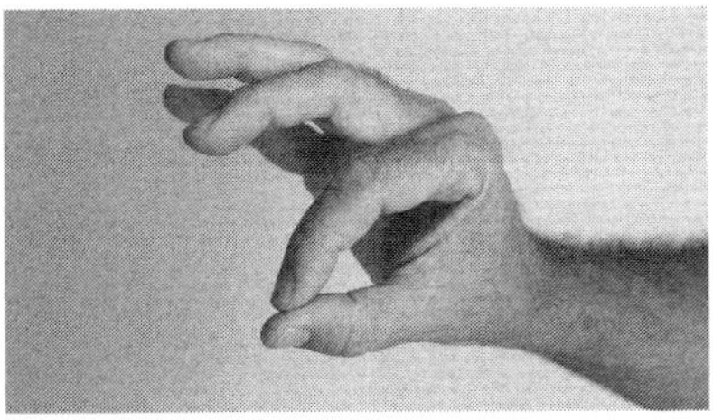

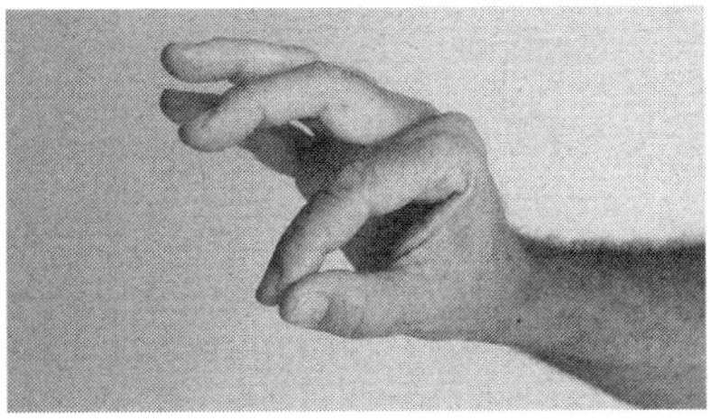

Man sagt, dass es nichts Neues unter der Sonne gibt, und mir wurde berichtet, dass Variationen dieser speziellen Testmethode schon vor vielen Tausend Jahren von den alten Heilern Chinas angewendet wurden.

1 Erlauben Sie sich, eine Haltung der Wertschätzung gegenüber sich selbst oder dem Probanden einzunehmen, empfinden Sie Dankbarkeit dafür, dass dies helfen wird, und bitten Sie still um göttliche Unterstützung.
2 Berühren Sie die Fingerbeere Ihres Daumens mit der Fingerbeere eines beliebigen anderen Fingers der gleichen Hand.
3 Führen Sie mit diesen Fingern mit nur sehr leichtem Druck eine kreisförmige oder hin- und hergehende Bewegung aus, sodass die Fingerbeeren aufeinandergleiten.
4 Sagen Sie dabei das Wort *Ja* und prüfen Sie, ob sich die Reibung zwischen Ihren Fingerkuppen scheinbar verändert.
5 Während Sie mit der kreisförmigen Bewegung fortfahren, sagen Sie das Wort *Nein* und prüfen dabei, ob Sie nun eine Veränderung der Reibung zwischen Ihren Fingerbeeren spüren können.

Es findet eine körperweite elektrische Veränderung statt, wenn eine Person sich in einem kongruenten Zustand befindet und dann in einen inkongruenten Zustand übergeht. Genau diese Veränderung des elektrischen Feldes des Körpers ist es, die dieser spezielle Test zu erfassen versucht. Einige Menschen berichten, dass ihre Fingerbeeren dazu neigen, *klebriger* zu werden, wenn die Antwort *Nein* lautet. Andere Menschen berichten genau das Gegenteil. Ich hoffe, dass diese Methode für Sie funktioniert. Sie war nicht meine Lieblingsmethode, weil sie für mich nicht so zuverlässig war. Aber Ihre Erfahrung kann sich von meiner unterscheiden, und das ist in Ordnung.

Testen mit einem Pendel

Pendel können unglaublich nützliche Werkzeuge sein, besonders für diejenigen, die an ihren Muskeltestfähigkeiten zweifeln. Ein Pendel oder ein Tensor verstärkt einfach die Veränderungen im Muskel- und Nervensystem, die im empfindlichsten Nachweisinstrument stattfinden, das existiert: dem menschlichen Körper.[3]

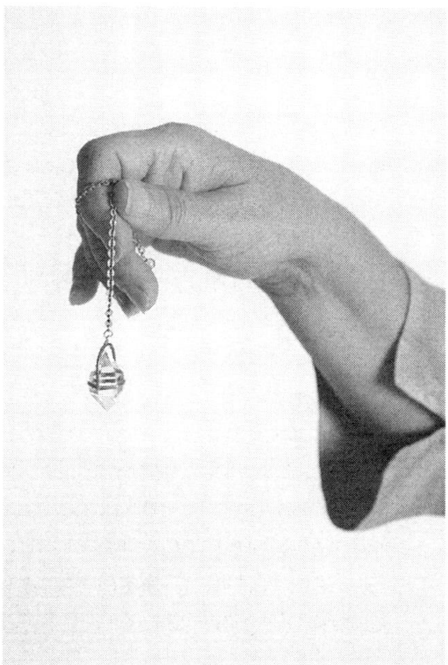

Ich empfehle, ein Pendel zu wählen, das sich gut in der Hand anfühlt. Wenn Sie keines besitzen, können Sie auch einen Anhänger an einer Halskette oder etwas Ähnliches verwenden. Jedes kleine Gewicht an einer Kette kann technisch gesehen als Pendel verwendet werden. Ich empfehle aber, sich lieber früher als später ein Pendel zuzulegen, falls Sie diese Fertigkeit erlernen wollen, denn mit einem Pendel wird Ihnen der Test leichter fallen.

Die Intention oder Absicht ist der Schlüssel bei der ganzen Sache, wenn man ein Pendel verwendet. Es ist wichtig zu beachten, dass das Pendel selbst absolut nicht die *Quelle* von Informationen ist – die Antworten kommen immer noch aus dem Unterbewusstsein. Das Pendel ist einfach ein Werkzeug, das die Antwort der Muskeln anzeigt, wenn wir eine Frage stellen. Statt mit einer starken oder schwachen Muskelreaktion zeigt uns ein Pendel die *Ja-* und *Nein-Antworten* durch spezifische Bewegungen. Falls Sie mehr darüber erfahren möchten, welche Bewegungen das sind, lesen Sie hier weiter.

1 Erlauben Sie sich, eine Haltung der Wertschätzung gegenüber sich selbst oder dem Probanden einzunehmen, empfinden Sie Dankbarkeit dafür, dass dies helfen wird, und bitten Sie still um göttliche Unterstützung.
2 Setzen Sie sich aufrecht hin, idealerweise mit den Füßen auf dem Boden, und achten Sie darauf, dass Sie sich wohlfühlen.
3 Halten Sie Ihr Pendel wie abgebildet. Fassen Sie die Kette zwischen Daumen und Zeigefinger und halten Sie den Rest der Kette in Ihrer Handfläche. Passen Sie die Länge der Kette nach Bedarf an, um eine klare Antwort zu erhalten, während Sie diesen Prozess durchlaufen. Die meisten Menschen bevorzugen einen Abstand zwischen drei und acht Zentimeter der Kette über dem Pendel.
4 Stützen Sie Ihren Unterarm auf etwas Festes wie einen Stuhl, einen Tisch oder Ihren Oberschenkel, aber stützen Sie dabei nicht Ihre Hand ab. Es wird unmöglich sein, vollkommen still zu halten, und das ist in Ordnung.
5 Entscheiden Sie, wie Ihre Neutralstellung aussehen soll. Sie haben zwei Möglichkeiten: Entweder bewegen Sie das Pendel überhaupt nicht (minimale Bewegungen sind normal), oder Sie schwingen es ganz sanft in einem 45-Grad-Winkel hin und her, aus der Richtung Ihrer linken Hüfte nach rechts, weg von Ihrem Körper. Die Schwungbreite sollte nur etwa fünf Zentimeter betragen. Ich bevorzuge die zweite Option, weil ich finde, dass die Be-

wegung dem Pendel die Möglichkeit gibt, sich innerhalb von ein oder zwei Sekunden in die *Ja*- oder *Nein-Antwort* einzuschwingen, während die erste Option bei mir länger dauert. Aber was auch immer für Sie funktioniert, ist in Ordnung.

6 Entscheiden Sie, wie Ihre *Ja*- und *Nein-Antworten* aussehen sollen. *Ja* bedeutet normalerweise entweder eine kreisförmige Bewegung im Uhrzeigersinn oder eine Bewegung des Pendels von vorn nach hinten (gleichbedeutend mit einem Kopfnicken). *Nein* bedeutet normalerweise eine Bewegung gegen den Uhrzeigersinn oder eine Bewegung von einer zur anderen Seite (gleichbedeutend mit einem Kopfschütteln). Ich bevorzuge eine Bewegung im Uhrzeigersinn und eine Bewegung gegen den Uhrzeigersinn für *Ja* und *Nein*, aber Sie können es ausprobieren und sehen, was Ihnen lieber ist.

7 Sagen Sie *Ja*, während Sie das Pendel halten, und beobachten Sie die Bewegung des Pendels, die in wenigen Sekunden stattfinden sollte: das ist Ihre *Ja-Antwort*. Gehen Sie zurück in die neutrale Position und versuchen Sie dies mehrmals, bis das *Ja* deutlich wird.

8 Kehren Sie in die Neutralstellung zurück, entweder indem Sie die Bewegung wieder einstellen oder indem Sie zu einer sanften 45-Grad-Schwingbewegung übergehen.

9 Ihre *Nein-Antwort* sollte das Gegenteil dessen sein, wie Ihre *Ja-Antwort* aussieht. Wenn Ihr *Ja* also eine Bewegung im Uhrzeigersinn war, wird Ihr *Nein* eine Bewegung gegen den Uhrzeigersinn sein. Sagen Sie *Nein* und sehen Sie, wie die Bewegung aussieht in der Erwartung, dass sie das Gegenteil Ihrer *Ja-Antwort* sein wird. Kehren Sie in die Neutralstellung zurück, nachdem Sie Ihre Antwort erhalten haben, und wiederholen Sie den Ablauf mehrmals, bis die Antwort jedes Mal klar ist.

10 Versuchen Sie nun, Ihre *Ja*- und *Nein-Antworten* mit verschiedenen wahren und falschen Aussagen zu überprüfen. Sobald Sie klare und konsistente Antworten erhalten, können Sie damit beginnen, Ihr Pendel zum Testen bei der Emotion Code-Anwendung einzusetzen.

Die für Sie am besten geeignete Selbsttest-Methode finden

Erfahrungsgemäß haben rund achtzig Prozent der Menschen bei der Anwendung zumindest einer der in diesem Kapitel vorgestellten Selbsttest-Methoden unmittelbaren Erfolg. Aber jeder kann mit ein wenig Übung den Muskeltest meistern.

> **Mein Rat an Sie**
>
> Machen Sie einfach weiter! Geben Sie nicht auf! Während einige Menschen diese Selbsttest-Methoden sofort zu beherrschen scheinen, müssen die meisten Menschen üben. Bleiben Sie einfach eine Weile dran, und wie beim Radfahren wird es Ihnen bald in Fleisch und Blut übergehen.

Falls Sie sich bei einer der Testmethoden wohler fühlen als bei einer anderen oder eine sich natürlicher anfühlt, so wenden Sie ruhig diese zum Üben an. Wenn Sie beim Lernen nur eindeutig positive oder negative Wörter wie *Ja* oder *Nein* oder *Liebe* oder *Krieg* verwenden, werden Sie diese Fähigkeit viel schneller verfeinern können. Das Erlernen von Selbsttest-Methoden ist optional für die Emotion Code-Anwendung, aber die Beherrschung dieser Methoden kann Ihr Leben deutlich einfacher und effizienter gestalten.

Selbstverständlich ist der Neigetest nach wie vor die einfachste Selbsttest-Methode, die in der Regel auch am wenigsten Übung verlangt. Die einzigen Nachteile beim Neigetest sind, dass man stehen sollte, um ihn anzuwenden, und dass er etwas mehr Zeit in Anspruch nimmt als die anderen Selbsttest-Methoden, weil man dem Körper Zeit zum Neigen geben muss, um die Antwort zu erhalten.

Nachdem ich genügend Erfahrung im Selbsttesten gesammelt hatte, erkannte ich sofort die damit verbundenen Vorteile. Ich brauchte kein weiteres Personal mehr, das mir beim Testen von Patienten half, die vorübergehend nicht testfähig waren. Ich konnte das Testen für diese Patienten jetzt an mir selbst durchführen. Und vor allem konnte ich nun auch an mir testen, ob bei mir eingeschlossene Emotionen oder anderes Ungleichgewicht vorhanden waren, und dies korrigieren. Das Selbsttesten eröffnete mir einen sehr schnellen, effektiven und einfachen Weg zu den Antworten, die ich suchte.

Vergessen Sie nicht, dass Sie auf *https://discoverhealing.com/de/muskeltest/*
Videos und Beispiele zu den verschiedenen Methoden finden.

Hören Sie auf, wenn es schmerzt

Wenn Ihnen die Durchführung einer der genannten Testmethoden auch nur die geringsten Beschwerden bereitet, so wechseln Sie am besten zu einer anderen Testmethode. Beschwerden oder Schmerzen sind Zeichen dafür, dass Sie zu viel Kraft aufwenden, und wenn Sie dann trotz Beschwerden fortfahren, könnten Sie sich selbst verletzen oder Entzündungen im Gewebe hervorrufen.

Einer der häufigsten Fehler, den Menschen machen, wenn sie lernen, wie man sich selbst testet, besteht darin, dass sie zu viel Kraft anwenden. Idealerweise sollten Sie bei jeder Art von Muskeltest immer nur die minimale Kraft aufwenden, die zur Durchführung des Tests gerade eben benötigt wird.

Als ich den Muskeltest anfangs häufig übte, arbeitete ich mit zu hohem Kraftaufwand, und das Ergebnis waren schmerzende Finger. Schließlich fand ich heraus, dass ich gut mit einer Fingerkraft arbeiten konnte, die gerade ausreichte, den Widerstandsfinger zu halten. Selbsttest-Methoden können bei verschiedenen Stärken von Widerstand funktionieren, aber je höher der Widerstand, desto anstrengender ist das Testen für Sie und desto wahrscheinlicher sind beschwerliche Folgen.

Nachdem ich all die verschiedenen Formen des Selbsttests viele Jahre lang praktiziert habe, kann ich sagen, dass der beste Ansatz darin besteht, sehr wenig Kraft anzuwenden, wenn man überhaupt Kraft aufwendet. Wenn Sie z.B. den Ring-in-Ring-Test durchführen, könnte ein angemessener Kraftaufwand derjenige sein, den Sie benötigen würden, um einen Marienkäfer sicher zwischen Ihren Fingerspitzen zu halten, ohne ihn zu verletzen. Denken Sie daran, dass Sie versuchen, die subtile Veränderung, die im Körper stattfindet, zu spüren. Wenn die Antwort *Ja* lautet, befinden sich die Muskeln in ihrer normalen Stärkeeinstellung und werden stark bleiben. Wenn die Antwort *Nein* lautet, werden die Muskeln des Körpers etwas schwächer sein. Es ist genau diese Veränderung, die Sie versuchen, durch Muskeltest zu erkennen, unabhängig davon, ob Sie sich selbst oder eine andere Person testen. Es ist besser, eine solche Veränderung mit Bedacht und Finesse wahrzunehmen, als zu versuchen, das Ganze mit zu viel Kraft zu erzwingen.

Richten Sie den Fokus nicht auf Ihre Finger!

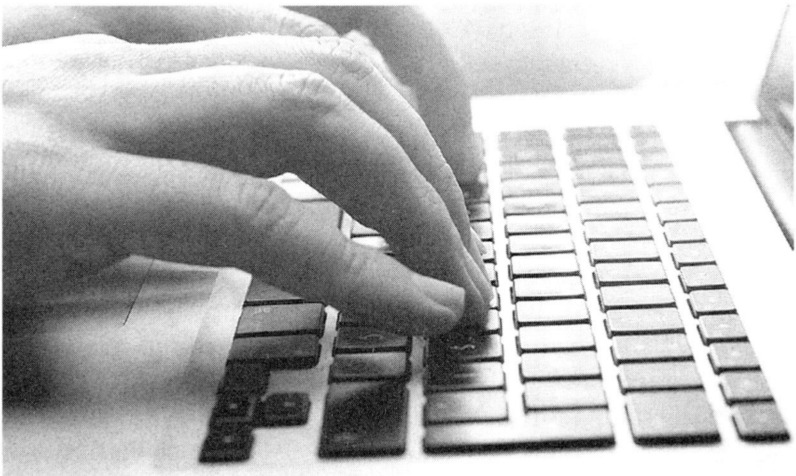

Ein häufiger Fehler, der beim Erlernen von Selbsttest-Methoden gemacht wird, ist die Konzentration auf die Finger.

Jeder, der vierzig Wörter pro Minute oder mehr tippen kann, weiß sehr gut, dass er nicht zu viel darüber nachdenken sollte, was seine Finger gerade tun, sonst wird er langsamer und macht mehr Fehler. Jeder Lehrer des Zehn-Finger-Systems wird Sie anweisen, nicht auf Ihre Finger, sondern auf den Bildschirm zu schauen. Selbsttesten funktioniert auch am besten, wenn Sie sich nicht auf Ihre Finger konzentrieren, wenn Sie versuchen, eine Antwort zu erhalten. Richten Sie Ihren Fokus stattdessen auf die Frage oder auf die Person, die Sie testen, und lassen Sie den Muskeltest etwas losgelöst von Ihrem Fokus stattfinden, so wie eine Schreibkraft, die auf ein Manuskript schaut und ihren Fingern erlaubt, das zu tun, was sie bereits tun.

Stützräder für Ihre Intuition

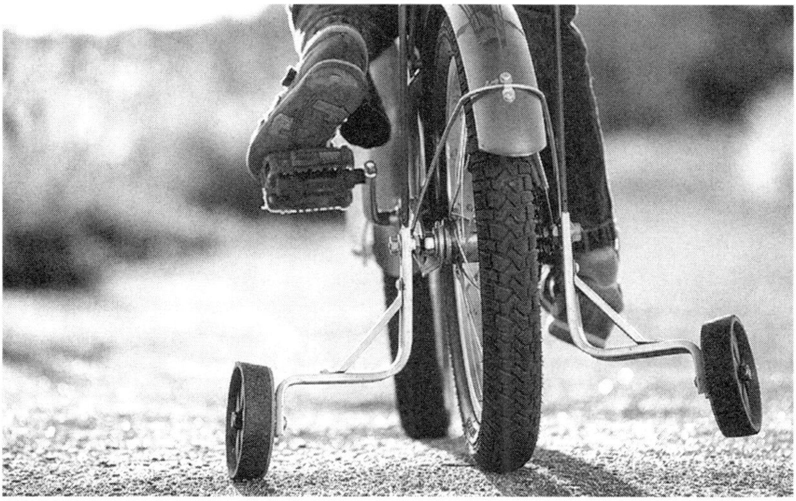

Nachdem Sie den Emotion Code eine Weile angewendet haben, könnte es sein, dass Sie den Beginn eines seltsamen Phänomens bemerken. Einen Bruchteil einer Sekunde, bevor Sie durch den Muskeltest eine Antwort erhalten, könnte die Antwort plötzlich schon in Ihnen auftauchen. Zuerst mag sie so subtil sein, dass Sie sie übersehen.

Vielleicht ertappen Sie sich bei dem Gedanken: „Ich wusste doch, dass das die Antwort ist.“ Wenn Sie durch Muskeltest der

Freilegung der eingeschlossenen Emotion näher kommen, werden Sie sie möglicherweise einfach fühlen, wissen, vor Ihrem geistigen Auge sehen, eine subtile Stimme in Ihrem Kopf hören oder eine Empfindung in Ihrem Körper spüren. Sie werden nicht verrückt – im Gegenteil, das nennt man Intuition! Auch wenn Sie sich selbst vielleicht für den am wenigsten intuitiven Menschen auf der Welt halten, haben wir doch alle die angeborene Gabe der Intuition. Je mehr Sie den Emotion Code anwenden, desto weiter wird sich Ihre Intuition entwickeln.

Der Muskeltest ist wie Stützräder für Ihre Intuition. Wenn Sie immer geschickter werden, Ihre Intuition zu erkennen, werden Sie feststellen, dass Sie auf diese Weise wissen können, wie die Antwort lautet. Je mehr Sie diesen *intuitiven Downloads* Beachtung schenken, desto leichter werden Sie die Antworten auf Ihre Fragen erkennen.

Nonverbale Kommunikation

Die Kommunikation zwischen Ihnen (als Anwender der Methode) und ihren Probanden muss nicht unbedingt verbal stattfinden. Ich selbst stolperte vor vielen Jahren über dieses Phänomen. Damals verwendete ich den Beinlängentest als meine primäre Methode, um meine Patienten zu testen, und das schon seit Jahren sehr erfolgreich.

Der Beinlängentest ist lediglich eine Variante des Muskeltests: Der Körper gibt hier die Antwort durch eine Veränderung der Beinlänge und nicht durch Veränderung der Muskelkraft. Ich lernte bald, dass der Körper mir mit dieser Methode ebenso einfach Antworten gab wie mit jeder anderen Testmethode auch. So wurde sie zu meiner Lieblingsmethode. Über viele Jahre hinweg ließ ich alle meine Patienten sich als Erstes bäuchlings auf eine Liege legen und fragte ihren Körper nach einer Antwort auf *Ja* oder *Nein*, die er mir durch die Beinlängendifferenz mitteilte. Für ein *Ja* hatten beide Beine scheinbar die gleiche Länge und für ein *Nein* eben nicht. Dieser Test funktionierte immer ohne Schwierigkeiten, bis eines Tages etwas Seltsames passierte.

Ich hatte einige Zeit mit einem Patienten gearbeitet. Seine Behandlung näherte sich dem Ende. Ich blickte auf seine Beine, sie schienen beide exakt gleich lang. Als er zum ersten Mal bei mir war, hatte ich ein Ungleichgewicht seiner Nieren festgestellt. Ich dachte über seine bisherigen Fortschritte in meiner Obhut nach. Ich sah seinen Rücken an und richtete meine Aufmerksamkeit auf seine *rechte* Niere. Ich dachte einen Moment lang darüber nach. Danach sah ich wieder zu den Beinen hinunter und testete erneut die Beinlänge. Plötzlich gab es da einen deutlichen Unterschied. Ich lockerte meinen Griff, blickte auf und dachte diesmal an seine *linke* Niere. Ich überprüfte erneut die Länge der Beine – jetzt waren sie wieder gleich lang.

Ich machte erneut einen Versuch mit der *rechten* Niere, und wieder war die Differenz der Beinlängen offensichtlich. Ich war sehr verwundert! Wie Sie sich vorstellen können, hatte der Patient ein Problem mit seiner rechten Niere. In der Tat stellte sich heraus, dass es sich um eine in diesem Bereich des Körpers eingeschlossene Emotion handelte, die die Niere aus dem Gleichgewicht brachte. Gleich nachdem wir diese Emotion gelöst hatten, konnte ich durch die Konzentration auf die rechte Niere keine Differenz der Beinlängen mehr provozieren – die Ursache hierfür war ja behoben.

Diese Erfahrung war für mich ein Aha-Erlebnis, und ich fand sofort weitere Anwendungsmöglichkeiten für meine neue Erkenntnis. Von nun an ging ich dazu über, dem Körper stumme Fragen zu stellen. Die Ergebnisse waren die gleichen wie zuvor. Der einzige Unterschied bestand darin, dass ich jetzt die Fragen nur noch dachte, während ich sie vorher ausgesprochen hatte.

Über Jahre hinweg verwendete ich diese Art der nonverbalen Kommunikation und hatte nie ein Problem damit. Es gibt einen Energieaustausch zwischen uns allen, und er findet ständig statt. Wenn Sie solch nonverbale Kommunikation auf diese Weise nutzen, umgehen Sie einfach den überflüssigen Schritt, Ihre Gedanken und Fragen laut auszusprechen. Ich fand heraus, dass ich jede Frage aussprechen oder im Stillen stellen konnte – die Ergebnisse waren immer identisch.

Übrigens funktioniert diese nonverbale Kommunikation bei allen Testmethoden, vom Neigetest über den Armtest bis zu allen anderen Testmethoden, die ich je gesehen habe. Die getestete Person kann ihre Frage einfach denken, und das Ergebnis wird dasselbe sein, als hätte sie die Frage ausgesprochen. Umgekehrt kann die Person, die den Test durchführt, auch die Frage einfach denken, die sie der Testperson stellen möchte, und das Ergebnis wird das gleiche sein, als hätte sie die Frage ausgesprochen.

Diese Art des nonverbalen Testens funktionierte bei mir immer ausgezeichnet, bis mir eines Tages ein Patient dazu verhalf, etwas Wichtiges zu lernen.

Ein teuflisches Clownsbild

Bill war vor einigen Monaten zur Behandlung seiner Rückenschmerzen zu mir gekommen. Es ging ihm inzwischen gut, und an diesem bestimmten Tag war er zu einer Routineuntersuchung gekommen. Er lag bäuchlings auf meiner Behandlungsliege, und ich führte den Beinlängentest durch. Ich wendete mich gedanklich seinem Körper zu und dachte: „Gib mir eine Ja-Antwort." Ich testete seine Beinlängen, sie waren ausgeglichen. Dann dachte ich: „Gib mir eine Nein-Antwort." Zu meiner Überraschung veränderte sich überhaupt nichts. Das war höchst seltsam und mir in mehr als zehn Jahren noch nicht passiert. Nun hätte eine eindeutige Beinlängendifferenz vorhanden sein müssen, aber dem war nicht so. Ich wusste nicht, warum es nicht klappte. Ich wiederholte die Vorgehensweise mehrmals, das Ergebnis blieb dasselbe. Verblüfft blickte ich hoch und sah zufällig auf seinen Rücken. Er trug ein weißes T-Shirt mit der Abbildung eines entsetzlich finsteren Clowngesichts mit bluttriefenden Reißzähnen.

Auf einen intuitiven Verdacht hin nahm ich ein Blatt Papier und bedeckte damit die Abbildung auf seinem Rücken. Ich führte meinen Test erneut durch, und plötzlich funktionierte alles so wie immer. Jetzt war ich allerdings sehr erstaunt. Ich deckte das Bild wieder auf und testete nochmals – keine Reaktion. Kaum hatte ich das Bild wieder zugedeckt, war der Patient wieder testbereit. Bisher hatte ich noch kein Wort gesprochen, seit ich mit dem Testen begonnen hatte.

Nachdem ich das Blatt Papier noch einige Male entfernt und wieder hingelegt und immer wieder das gleiche Ergebnis erhalten hatte, sagte ich dem Patienten schließlich, was ich entdeckt hatte. Ich sagte: „Ich glaube, die Clownabbildung hinten auf Ihrem T-Shirt beeinflusst Sie negativ. Vielleicht möchten Sie darüber nachdenken, sich davon zu trennen." Alles, was existiert, sendet Schwingungen aus, die unser eigenes Energiefeld beeinflussen, zum Guten oder zum Schlechten.

Manche Dinge haben einen positiven Effekt auf die Schwingung, andere einen negativen. Wenn Sie beispielsweise ein Bild von Adolf Hitler betrachten, werden die Muskeln vermutlich mit Schwäche antworten, oder Ihr Körper wird sich nach hinten neigen, weg von seinem Bild und all seiner Negativität. Wenn Sie dagegen ein schönes Landschaftsgemälde bestaunen, wird die positive Schwingungsenergie, die das Bild ausstrahlt, Sie positiv beeinflussen. Andererseits schwingt das Gemälde einer herabwürdigenden oder üblen Szene mit einer wesentlich niedrigeren Frequenz, und Ihr Körper wird es daher als abstoßend empfinden. Ich bin davon überzeugt, dass die betreffenden Objekte selbst positive oder negative Energien ausstrahlen. Unsere persönlichen Werte, gedanklichen Assoziationen und Erwartungen spielen hierbei natürlich auch eine Rolle. Ich glaube jedoch, dass wir alle die gleiche angeborene Fähigkeit haben, in jeder Situation die tief darin enthaltene Positivität oder Negativität zu spüren.

Fehlerbehebung

Vielleicht möchten Sie dieses Kapitel für später markieren, wenn Sie beginnen, eingeschlossene Emotionen zu lösen. Der Muskeltest sollte meistens zuverlässig funktionieren, aber gelegentlich werden Sie vielleicht merkwürdige oder inkonsistente Antworten erhalten. Normalerweise liegt das daran, dass entweder Sie oder Ihre Testperson (falls Sie mit jemand zusammenarbeiten) nicht testfähig geworden sind. Meiner Erfahrung nach ist etwa eine von fünfzig Personen zu einem bestimmten Zeitpunkt nicht testfähig, das heißt, die Muskeln bleiben stark, egal wie inkongruent oder unwahr ihre Aussage ist. Das ist jedoch kein ernstes Problem und auch nicht von Dauer. Es gibt verschiedene Gründe dafür, nicht testfähig zu sein, und wir werden diese auf den nächsten Seiten beleuchten.

Plötzlich nur noch schwache Antworten

Wenn man im Verlauf der Arbeit plötzlich nur noch durchgängig schwache Testantworten erhält, ist dies meist durch einen vorübergehenden Zustand verursacht, den wir als *Überlastung* bezeichnen (engl. *overload*). In der Regel sind die meisten Menschen in der Lage, zwischen vier und zehn eingeschlossene Emotionen in einer Sitzung loszulassen, und die meisten können alle zwei oder drei Tage eine Sitzung vertragen. Normalerweise kann man eine eingeschlossene Emotion nach der anderen beseitigen, ohne eine Pause einlegen zu müssen. Aber hin und wieder können Körper und Gehirn mit den unzähligen Datenbits und den Verbindungen und Wiederverbindungen, die nach dem Lösen einer eingeschlossenen Emotion hergestellt werden müssen, überfordert sein. Wenn man überlastet ist, testet diese Person schwach, egal was man tut. Es ist ein vorübergehender Zustand, der gewöhnlich weniger als dreißig Sekunden anhält.

Dies kann von Gefühlsregungen, Aufregung, Atemlosigkeit oder Müdigkeit begleitet sein oder auch nicht. Wenn Sie sich (oder Ihrem Probanden) einfach dreißig Sekunden oder eine Minute Zeit geben, kehren Gehirn und Körper meist in den normalen Zustand zurück, und Sie (oder Ihr Proband) werden wieder testfähig sein. In seltenen Fällen (typischerweise nach dem Lösen einer besonders intensiven eingeschlossenen Emotion) kann eine Person in Überlastung geraten und für Stunden bis zu einem ganzen Tag in diesem Zustand bleiben.

Zur weiteren Veranschaulichung stellen Sie sich folgendes Szenario vor: Sie sitzen mitten in der Nacht in Ihrem Auto. Die Scheinwerfer leuchten, der Motor ist aus. Das Auto springt nicht an. Sie drehen den Zündschlüssel um, der Motor dreht sich, RRRRRrrrrr, RRRRrrrr, RRRrrr ... Dann bemerken Sie, dass das Scheinwerferlicht in dem Moment schwächer wird, in dem Sie einen Startversuch unternehmen. Etwas Ähnliches geschieht im Körper im Zustand der Überlastung. Während das Gehirn sich fast überschlägt bei der Verarbeitung dessen, was Sie gerade gelöst haben, bleibt für einen Muskeltest weniger Energie übrig.

Wenn Ihre Testperson ausschließlich stark testet

Wenn Sie versuchen, mit einer Person zu arbeiten, bei der die Muskeln immer stark bleiben, ganz gleich, was Sie tun, dann sollten Sie die Möglichkeit in Betracht ziehen, dass diese Person vielleicht momentan nicht testbar ist. Meiner Erfahrung nach kommen für einen solchen Zustand gewöhnlich zwei mögliche Ursachen in Betracht: Entweder ist die Person dehydriert (d.h., sie hat zu wenig Wasser im Körper) oder ein bzw. mehrere Halswirbel sind blockiert. Dehydrierung beeinflusst die Kraft der Muskeln und ihre elektrische Leitfähigkeit direkt. Lassen Sie die zu testende Person ein Glas Wasser trinken und versuchen Sie es erneut. Häufig reicht dies schon aus. Auch Sie selbst könnten ein Glas Wasser trinken. Denn wenn Sie beim Testen dehydriert sind, kann dies die gleichen Auswirkungen auf das Testergebnis haben.

Ein fehlausgerichteter Halswirbel kann eine Interferenz im Nervensystem verursachen, die die Kommunikation über Nervenverbindungen hemmt und die Reizleitung an die Muskeln unterbricht. In diesem Fall sollte der Proband einen Osteopathen oder Chiropraktiker aufsuchen, um die Fehlstellung korrigieren zu lassen. Danach sollte er wieder testbar sein.

Es ist aber immer auch möglich, eine nicht testbare Person über eine Ersatzperson zu testen, was wir in Kapitel 9 (→ Seite 317ff.) noch detailliert besprechen werden. Anstatt den Klienten direkt zu testen, ermöglicht Ihnen das Testen an sich selbst oder einer weiteren Person als Ersatzperson auf diese Weise, das Unterbewusstsein des Klienten zu befragen und die gewünschten Antworten zu erhalten.

Hin und wieder treffe ich auf Menschen, die sich in den Kopf gesetzt haben, dass der Muskeltest nicht funktionieren werde. Dann wird es auch so kommen: Bei ihnen funktioniert es nicht! Sie sorgen schon dafür.

Der Muskeltest funktioniert in den meisten Fällen und bei den meisten Menschen gut. Es können allerdings auch andere Dinge eine Rolle spielen. Manchmal funktioniert es nicht, weil sich eine Person aus irgendeinem Grund einfach nicht wohlfühlt. Oder sie denkt, es sei seltsam. Oder sie ist defensiv und hat Angst, dass etwas Unangenehmes über sie aufgedeckt werden könnte. Beispielsweise konnte ich feststellen, dass manche Menschen vor einer großen Gruppe von Zuschauern nicht testbar sind, wohl aber unter vier Augen, wenn sie nicht mehr vor einem Publikum stehen.

Immer mit Einverständnis arbeiten

Bevor Sie beginnen, erklären Sie immer, was Sie vorhaben. Wenn Sie den Arm der Testperson herunterdrücken möchten, kündigen Sie es vorher an, und tun Sie es nur, wenn die Person einwilligt. Grundsätzlich wäre es zwar technisch möglich, mithilfe eines Selbsttests andere Menschen ohne ihr Wissen zu testen, aber das ist nicht in Ordnung.

Es ist von entscheidender Bedeutung, die Testperson vor der Arbeit um ihr Einverständnis zu bitten, und ebenso wichtig ist es, dass Sie deren Willen respektieren.

Menschen ohne ihr Einverständnis oder gegen ihren Willen zu testen kommt dem unethischen Eindringen in deren Privatsphäre gleich. Nicht nur das, sondern weil Sie ihr Einverständnis nicht haben, kann es für Sie schwieriger sein, eine gute Verbindung herzustellen, und Sie könnten beim Testen falsche Antworten erhalten. Verschwenden Sie also nicht Ihre Zeit! Tun Sie es nicht, auch wenn Sie neugierig sind, und sagen Sie anderen, dass es gegen Ihre

Prinzipien oder Ihre Ethik verstößt. Testen oder arbeiten Sie auch niemals mit Minderjährigen, ohne das Einverständnis der Eltern oder Sorgeberechtigten einzuholen. Dasselbe gilt für die Arbeit mit Tieren und deren Besitzer.

Muskeltest nicht für Lottozahlen geeignet

Der Muskeltest ist als ein göttliches Geschenk zu betrachten, das es uns ermöglicht, einander zu helfen. Er ist nicht dazu geeignet, Lottozahlen auszutesten. Das Fragen nach Dingen, die nicht mit der Gesundheit in Zusammenhang stehen, wird meiner Erfahrung nach ohnehin nicht funktionieren. Sie können den Körper bezüglich der Gegenwart befragen, aber versuchen Sie nicht, in die Zukunft zu blicken, denn dazu ist der Muskeltest nicht geeignet. Die Ergebnisse wären bestenfalls unzuverlässig. Diese Art von Test lässt sich auf die Gegenwart anwenden, auf das, was jetzt gerade mit Ihrer Gesundheit los ist, und um aus der Vergangenheit stammende, jetzt noch vorhandene eingeschlossene Emotionen zu identifizieren.

Der Muskeltest ist nicht dafür geeignet, wichtige Entscheidungen zu treffen

Der Muskeltest ist auch nicht für die Verwendung zum Treffen wichtiger Lebensentscheidungen geeignet, z.B., ob man einen neuen Job annehmen oder seinen Freund heiraten soll etc. Sie könnten zwar jede Entscheidung, die Sie treffen, einem Muskeltest unterziehen, aber Sie werden dabei meiner Meinung nach nichts anderes als neurotisch werden. Setzen Sie den Muskeltest ein, um eingeschlossene Emotionen aufzuspüren und sich selbst und anderen zu helfen, gesund zu werden und gesund zu bleiben. Dabei sollten Sie es belassen.

Lassen Sie sich führen

Seien Sie nicht zu stolz, um göttliche Hilfe zu bitten. Der Schöpfer kennt bereits die Antworten, die Sie suchen, und möchte Ihnen helfen, aber Sie müssen fragen. Und glauben Sie mir, wenn ich Ihnen sage, dass ich jedes Mal, wenn ich jemanden teste, ein stilles Gebet spreche, mit dem ich um Hilfe von oben bitte, und das funktioniert bei mir immer. Versuchen Sie es!

Seien Sie geduldig mit sich selbst

Manch einer erlernt die hier vermittelten Fähigkeiten sehr schnell, andere benötigen dafür mehr Zeit. Ich verspreche Ihnen: Wenn Sie dranbleiben, wird es Ihnen mit der Zeit leichter fallen, und Ihnen wird sich eine völlig neue Welt der Heilung eröffnen. Sie werden verstehen, was ich meine, wenn Ihnen zum ersten Mal jemand mit Tränen in den Augen für das dankt, was Sie für ihn getan haben. Es gibt nichts Schöneres als das Gefühl, einem Menschen wirklich geholfen zu haben. Es taucht nicht jedes Mal auf, wenn Sie mit jemandem arbeiten, aber es wird geschehen, wenn Sie von Herzen gern so vielen Menschen wie möglich helfen.

Es macht mich sehr glücklich, wenn ich sehe, wie meine zertifizierten Anwender Erfolg haben…

> *Eine Frau, achtunddreißig Jahre alt, war selbstmordgefährdet und ritzte sich. Sie beschrieb sich selbst als an einem „sehr dunklen Ort“. Nach fünf Wochen Arbeit mit dem Emotion Code war sie glücklich, arbeitete wieder Vollzeit und konnte kaum glauben, was wir erreicht hatten, da jahrelange Therapie und eine Zwangs-Krankenhaus-Einweisung nicht sehr viel geholfen hatten. Drei Monate später geht es ihr immer noch großartig!*
>
> *Bei einer anderen Frau im Alter von neunundzwanzig Jahren war Fibromyalgie diagnostiziert worden, und sie schätzte ihre Schmerzen auf Stufe 7 ein. Wir lösten zwölf eingeschlossene Emotionen. Nach zwei weiteren Sitzungen gab sie für ihre Schmerzen an den schlimmsten Tagen Stufe 2 an, an den meisten Tagen Stufe 0.*
>
> *Eine dritte Frau, achtunddreißig Jahre alt, hatte seit Jahren ständige Schmerzen in Schulter und Knie. Ihr Schmerzniveau lag immer bei 4 oder höher. Wir lösten neun eingeschlossene Emotionen. Ihr Knie schmerzte überhaupt nicht mehr. Die Schulterschmerzen gingen auf „ein dumpfes, aber nicht mehr untragbares Unwohlsein“ zurück.“* –
> Meredith B.

Überprüfen Sie Ihre Arbeit

Wenn ich während des Testens dreimal hintereinander oder häufiger jeweils eine starke oder eine schwache Antwort erhalte, wiederhole ich einen Basistest, um mich zu vergewissern, dass die Person noch testbar ist. Auch wenn Sie über einen längeren Zeitraum hinweg den Muskeltest ausführen, ist es sinnvoll, zwischendurch immer wieder einen Basistest einzubauen. Manchmal sind Testpersonen während der Sitzung überlastet. In diesem Fall würde jeder weitere Test schwach ausfallen, so lange, bis die innere Verarbeitung beendet ist. Daher ist es sinnvoll, die Person kurz zwischendurch mit einem negativen Wort zu testen, wenn Sie vorher immer starke Muskelantworten erhalten haben, und umgekehrt.

Achten Sie auf Ihre Gedanken

Ein klarer Fokus ist sehr wichtig, um genaue Testergebnisse zu bekommen. Halten Sie es einfach! Konzentrieren Sie sich auf die vorliegende Aussage oder Frage, und denken Sie dabei nicht an andere Dinge. Weisen Sie die Person, die Sie testen, an, dasselbe zu tun.

Wenn Sie eine Frage stellen und anschließend darüber nachdenken, wie gern Sie ein Schinkensandwich zu Mittag essen würden, erhalten Sie möglicherweise eine Antwort, die sich auf das Schinkensandwich bezieht und nicht auf die von Ihnen gestellte Frage.

Im Folgenden ein Experiment, das Sie durchführen können und das Ihnen zeigt, wie sich Negativität und Positivität auf Ihre Energie auswirken. Sehen Sie sich dieses Bild an.
Wenn man es ansieht, wie abgebildet, dann ist es ein positives, lächelndes Gesicht. Wenn man es auf den Kopf stellt, wird es zu einem negativen, finsteren Gesicht. Wenn Sie Ihren Blick auf das Bild richten, so, wie es abgebildet ist, werden Sie feststellen, dass Sie sich zu ihm hinneigen oder stark testen. Wenn Sie es auf den Kopf stellen, werden Sie sich von ihm wegbewegen oder schwach testen. Sie müssen mir nicht glauben. Versuchen Sie es und überzeugen Sie sich selbst.

Vorsicht vor negativen Gedanken

Es ist durchaus möglich, das Ergebnis des Muskeltests durch eigene Gedanken zu beeinflussen. Also ist es enorm wichtig, mit den Gedanken bei der Sache zu bleiben.

Ablenkende oder negative Gedanken können die von Ihnen gesuchten Informationen überlagern. Wenn Sie negative Gedanken über die Person, die Sie testen, in Ihrem Kopf haben – auch wenn Sie selbst diese Person sind – wird Ihr Körper angemessen reagieren, indem er eine schwache Muskelreaktion zeigt, sogar wenn die Antwort auf Ihre Frage eigentlich *Ja* lautete.

Wertschätzung und Dankbarkeit

Der einfachste Weg, Ihre Gedanken rein zu halten, besteht darin, ein Herz voller Liebe und Dankbarkeit zu haben – zwei der mächtigsten Kräfte des Universums. Lassen Sie zu, dass die Liebe oder Wertschätzung gegenüber der Person, der Sie helfen wollen, Ihr Herz erfüllt. Haben Sie den aufrichtigen Wunsch, ihr zu helfen. Glauben Sie daran, dass es Ihnen gelingt, und seien Sie Gott dankbar dafür, dass Sie es *tun*. Das ist alles, was es braucht. Wenn Liebe und Dankbarkeit das Fundament unserer Arbeit bilden, nehmen wir automatisch eine kraftvollere Haltung ein, die mit nagenden negativen Gedanken, Ängsten oder Zweifeln unvereinbar ist. Wenn Sie sich dabei ertappen, dass Sie in negative Gedankenmuster zurückfallen, atmen Sie tief durch, und bemühen Sie sich bewusst, Ihr Herz mit Liebe oder Wertschätzung und Dankbarkeit zu füllen.

Stellen Sie keine Diagnosen – es sei denn, Sie sind Arzt

Wenn Sie Arzt sind, gehört das Stellen von Diagnosen zu Ihren Aufgaben. Sind Sie jedoch kein Arzt, dann stellen Sie bitte keine Diagnosen. Das wäre Ausübung der Heilkunde ohne Erlaubnis und damit illegal und natürlich auch unethisch. Beachten Sie das, was Ihre Klienten Ihnen sagen, genau, und wenn sie Symptome haben, die Ihnen ungewöhnlich vorkommen, empfehlen Sie ihnen, einen Arzt aufzusuchen.

Scheren Sie sich nicht um Skeptiker

Nicht jeder ist offen für neue Heilmethoden wie den Emotion Code. Vielleicht haben Sie Familienmitglieder, die Sie für verrückt halten. Entscheiden Sie sich dafür, dass es für Sie in Ordnung ist, als etwas verrückt angesehen zu werden, und machen Sie einfach weiter. Die größten Wissenschaftler und Heiler der Vergangenheit wurden alle irgendwann einmal verspottet, oder man glaubte ihnen nicht. Tausende von Menschen auf der ganzen Welt wenden den Emotion Code an. Wenn Sie also Unterstützung brauchen, stehen sie Ihnen zur Verfügung!

Lektion gelernt

Ich hatte Ischiasprobleme entwickelt, obwohl ich körperlich sehr aktiv war, regelmäßig Yoga machte, mich gesund ernährte und gut auf mich achtete. Nichts, was ich versuchte, brachte eine wirkliche oder dauerhafte Linderung. Der lästige Schmerz war immer da. Ich war unglücklich. Schließlich und gerade rechtzeitig begann ich mit meinem neu gefundenen Wissen über eingeschlossene Emotionen, mich zu testen. Über einen Zeitraum von mehreren Wochen löste ich Hunderte von eingeschlossenen Emotionen aus dem Hüftbereich. Ich bin zweiundsechzig, und die Emotionen gingen bis ins Alter von achtzehn Jahren zurück. Manchmal arbeitete ich etwa eine Stunde am Stück, um Emotionen zu lösen. Schon am nächsten Tag war meine Hüfte so wund, dass ich in den ersten Stunden kaum laufen konnte, da die Muskeln und das Gewebe wieder an ihren Platz zurückkehrten. Überraschenderweise oder auch nicht tauchten immer wieder dieselben drei oder vier Emotionen auf, immer und immer wieder. Es ergab keinen Sinn, aber ich vertraute dem Prozess und vertraute meinem Selbsttest und machte weiter. Jetzt, Hunderte von Emotionen und viele Stunden später, bin ich völlig und absolut schmerzfrei. Ich glaube jetzt mehr an diesen Prozess als je zuvor! Und ich kann immer noch meine morgendliche Tasse Kaffee genießen!

Aufgrund meiner eigenen direkten Erfahrung bin ich jetzt also noch zuversichtlicher im Umgang mit Klienten, wenn deren gleiche Muster von Emotionen immer wieder auftauchen, oder wenn die

Schmerzen nicht sofort verschwinden, kann ich ihnen meine eigenen Erfahrungen mitteilen, und sie verstehen, wie dieser Prozess abläuft: dass es Zeit benötigen kann und dass man geduldig sein und die Heilung sich so entfalten lassen kann, wie das Unterbewusstsein es wünscht. Ich bin wirklich dankbar für diese persönliche Heilungserfahrung. Sie hat mich viel darüber gelehrt, was möglich ist. Zu wissen, wie kraftvoll diese Art der Heilungsarbeit ist, ist eine Sache. Selbst eine so dramatische persönliche Erfahrung damit zu machen, ist etwas ganz anderes! Manche Probleme werden schnell gelöst, andere brauchen mehr Zeit. Vertrauen Sie dem Prozess. Und ich danke dir, Spirit, dass du mir die Lektion Ischias gebracht hast. Du hast meine Aufmerksamkeit! Lektion gelernt! – Theresa W.

Wen oder was befragen wir beim Testen?

Wir kommunizieren mit dem Unterbewusstsein oder dem Geist in jedem von uns. Aber wenn wir zu Beginn einer Sitzung beten und Gott um Hilfe bitten, wurden schon unsichtbare Engel beobachtet, die uns zu Hilfe kamen.

Unterstützung durch Engel

Ich habe Dr. Bradley Nelsons Buch „Der Emotion Code" gelesen, als es erstmals veröffentlicht wurde. Da ich selbst im Heilberuf arbeite, bin ich immer auf der Suche nach zusätzlichen Hilfsmitteln, um Menschen in ihrem Heilungsprozess zu unterstützen. Ich wusste, dass das Prinzip der eingeschlossenen Emotionen real ist, aber es gibt auch eine spirituelle Komponente, die ich bei einer von Dr. Nelsons zertifizierten Anwenderinnen, die eine liebe Freundin von mir ist, aus erster Hand erfahren habe. Ich besuchte sie eines Tages und fragte sie, ob ich zuschauen dürfe, wie sie mit einigen Klienten auf die Entfernung arbeitet. Sie erhielt die Erlaubnis ihrer Klienten, und ich durfte mehrere Sitzungen beobachten.

Ich saß auf der anderen Seite des Raums und beobachtete, wie sie den Emotion Code anwendete, um eingeschlossene Emotionen zu finden. Mir fiel auch noch etwas anderes auf, das mich überrasch-

te. Bevor sie die Sitzung mit ihrem Klienten begann, sprach sie ein stilles Gebet. Plötzlich spürte ich, dass wir nicht allein im Raum waren, dass sich der Raum „überfüllt" anfühlte. Worum ging es dabei? Kaum hatte ich die Frage in meinem Inneren gestellt, konnte ich eine Gruppe „sehen", die sich um meine Freundin herum und hinter ihr versammelte, als sie ihrem Klienten Fragen stellte. Diese Geistwesen schienen an diesem Prozess sehr interessiert und an ihm beteiligt zu sein. Ihre Aufmerksamkeit war auf den Computerbildschirm gerichtet, den meine Freundin benutzte, und sie schienen ihr Anleitung für die Fragen zu geben. Kaum hatte ich mir die Frage gestellt: „Wer sind diese Personen, diese Geistwesen?", da kam mir die Antwort auch schon in den Sinn: „Das sind Familienmitglieder, die dem Klienten helfen wollen, sich von seinen eingeschlossenen Emotionen zu befreien. Sie haben ein persönliches Interesse an diesem Heilungsprozess und wollen Hilfe und Anleitung geben."

Am Ende der Sitzung eines Klienten entfernten sich die Geistwesen. Meine Freundin begann dann eine weitere Sitzung mit einem anderen Klienten. Wieder sprach sie ein stilles Gebet für ihren Klienten, und wieder versammelte sich eine neue Gruppe hinter ihr. Es schien, als ob das Gebet eine Einladung war, diesen interessierten Engeln den Weg zu öffnen, damit sie helfen konnten, den Weg zu weisen. Die Anzahl der Geistwesen variierte von einer Sitzung zur anderen, manchmal erschienen zwei oder drei, manchmal mehr.

Dr. Nelson spricht über die Prinzipien der Heilung von Generationen und der Befreiungsarbeit, und an diesem Tag hatte ich mein eigenes Erlebnis, das bestätigte, dass dies der Wahrheit entspricht. Ich habe andere Erfahrungen mit lieben Freunden und auch mit mir selbst gemacht, wo Familienmitglieder, die von uns gegangen sind, als Heilengel arbeiten können, um den Heilungsprozess der heute lebenden Menschen zu unterstützen. Dr. Nelsons Arbeit ist inspiriert und wirksam! Er hat einen Weg gefunden, um uns allen Zugang zu den Werkzeugen zu verschaffen, die uns in die Lage versetzen, emotional und damit auch physisch zu heilen. Wir sind wirklich Körper, Geist und Seele. Alle drei müssen angesprochen werden, um heilen

> *zu können. Ich danke Ihnen, Dr. Nelson, und Ihrer Familie, dass Sie all dies möglich gemacht haben!* – Margaret P.

Ich glaube, jedes Mal, wenn wir um göttlichen Beistand bitten, kommen Engel zu Hilfe, und die Gedanken, Eindrücke und Ideen, die uns zufließen, wie wir unserem Klienten helfen können, kommen meistens von ihnen. Darüber hinaus verbindet uns das Gebet mit dem Schöpfer und unterstützt unseren Nutzen als göttliche Instrumente. Ich bin definitiv zu der Überzeugung gelangt, dass es die höchste Pflicht des Heilers ist, als Vermittler für diese Höhere Macht zu fungieren. Seien Sie bereit, es zu versuchen, und Sie werden sehen, was ich meine.

6

Eingeschlossene Emotionen lösen

Glaube bedeutet Vertrauen in das, was wir nicht sehen.
Der Lohn dieses Glaubens besteht darin, dass wir das sehen,
worauf wir vertraut haben.

AUGUSTINUS

Nun, da Sie die Möglichkeit hatten, den Muskeltest in verschiedenen Varianten zu erlernen und zu üben, ist es an der Zeit, über den Teil der Emotion Code-Anwendung zu sprechen, bei dem es um das Auffinden und Entfernen der eingeschlossenen Emotionen geht. In diesem Kapitel zeigen ich Ihnen, wie man Emotionen sowohl bei sich als auch bei anderen lösen kann. Sie werden feststellen, dass die Vorgehensweise einfach und logisch ist. Bereits nach einigen Versuchen werden Sie effizienter. Mit ein wenig Übung sind die meisten Menschen in der Lage, in weniger als einer Minute eine eingeschlossene Emotion zu lösen.

Nichts wirkt schneller. . .

Im Alter von sieben Jahren verlor ich meine Mutter. Ich hatte vier ältere Brüder, war das einzige Mädchen und das jüngste Kind der Familie. Ich verstand damals nicht, was passiert war, also weinte ich nicht viel. Nachdem meine Mutter gestorben war, hatte ich eine grausame Stiefmutter, die mich sehr misshandelte. Ich verpasste wichtige nährende Jahre meines Lebens, und infolgedessen wies mein Erwachsenenleben viele Fehler auf, darunter fünf zerbrochene Ehen und drei Selbstmordversuche. Es gab viel Dysfunktionalität in meinem Leben …

Dann erfuhr ich vom Emotion Code. Ich kaufte das Buch und begann, die Methode anzuwenden. Die Buchung des Zertifizierungsprogramms war ein Opfer für mich, aber es hat sich so sehr gelohnt!

Ich liebe es, die Gesundheit und das Glück anderer zu fördern. Ich war selbst an solch tiefen und dunklen Orten gewesen, und es ist traurig für mich, andere Menschen so leiden zu sehen wie ich gelitten hatte. Ich hatte eine Herzmauer, die meine Geschichte erzählte, mit all den eingeschlossenen Emotionen aus dem Alter, in dem sie auftraten. Seit meine Mutter gestorben war, hatte ich viele Jahre in Therapie verbracht – aber nichts heilt die Psyche und den Geist schneller als der Emotion Code. Ich glaube wirklich, dass dies ein Geschenk Gottes an Dr. Bradley Nelson ist. Vielen Dank dafür!" – Ellen J.

Eine Emotion nach der anderen

Jede eingeschlossene Emotion muss einzeln aufgedeckt und gelöst werden. Wenn Sie wie die meisten Menschen sind, haben Sie ein paar Hundert eingeschlossene Emotionen in Ihrem Körper. Das mag am Anfang wie eine überwältigende Menge Arbeit erscheinen, aber bedenken Sie, dass Sie gerade erst am Anfang stehen, also können Sie natürlich zunächst langsam vorgehen.

Die meisten Menschen sind in der Lage, in einer Sitzung zwischen vier und zehn einzelne eingeschlossene Emotionen loszulassen. An manchen Tagen werden Sie feststellen, dass Sie mehr lösen können und an anderen Tagen vielleicht nur eine oder zwei. An manchen Tagen werden Sie sich gleich danach viel besser fühlen, und an manchen Tagen werden Sie keine große Veränderung bemerken. Die Emotion Code-Anwendung ist ein Prozess, der Ihnen helfen kann, Ihre emotionalen Lasten loszuwerden, bis Sie sich in der Lage fühlen, Ihre Emotionen in den Griff zu bekommen und sich die Realität zu erschaffen, die Sie erleben möchten.

Die meisten von uns neigen dazu, Dinge abkürzen zu wollen. Wir erhalten hier und da Nachrichten von Emotion Code-Anwendern, die glauben, einen Weg gefunden zu haben, Hunderte oder sogar Tausende von eingeschlossenen Emotionen auf einmal lösen zu können. Zufälligerweise haben wir noch nie Erfolgsberichte von eben diesen Leuten bekommen. Die tiefgreifendsten Heilungsberichte kommen immer von den Menschen, die den Emotion Code korrekt anwenden und eine Emotion nach der anderen lösen. Vertrauen Sie mir in dieser Hinsicht. Ich habe selbst viele Male versucht, den Prozess abzukürzen, aber mir ist klar geworden, dass unsere Körper nicht dafür angelegt sind, mehr als eine Befreiung auf einmal zuzulassen.

Wenn Sie hoffen oder glauben, dass Sie mehrere eingeschlossene Emotionen gleichzeitig lösen können, dann verzerren Sie wahrscheinlich nur Ihre Muskeltestantworten. Denken Sie daran, dass der Muskeltest subjektiv ist. Wir müssen immer unvoreingenommen an das Thema herangehen und dürfen nicht eine bestimmte Antwort erwarten. Wenn wir unsere Hoffnungen auf eine bestimmte Antwort setzen, projizieren wir. Das bedeutet, dass unser Wunschdenken der Realität in die Quere kommt, und unser Körper antwortet, indem er uns die Antwort gibt, die wir haben wollen. Um korrekte Antworten zu erhalten, müssen wir neutral bleiben und unsere Gedanken auf die anstehende Aufgabe konzentrieren.

Warum nur eine auf einmal?

Sie fragen sich vielleicht, warum genau wir jeweils nur eine Emotion auf einmal lösen können, vor allem, wenn Energie keine Grenzen hat, wie unser physischer Körper sie hat. Es hat damit zu tun, wie wir emotionale Energie erleben und verarbeiten (ich werde dies am Ende dieses Kapitels und in *Kapitel 11* [→ Seite 375ff.] ausführlicher darstellen). Jedes Mal, wenn Sie ein Gefühl so intensiv erleben, dass Sie davon überwältigt sind und die Emotion eingeschlossen wird, stehen Ihr Körper und Ihr Geist unter großem Stress. Stellen Sie sich vor, Sie würden diese intensive Erfahrung und diesen Stress hundertfach oder tausendfach verstärken. Es scheint unmöglich zu sein, das auszuhalten. Das ist genau der Grund, warum wir nicht mehr als eine Emotion auf einmal lösen können. Wenn Sie eine Emotion freilegen und lösen, machen Sie im Grunde genommen genau dort weiter, wo Sie zuvor aufgehört haben, nämlich mitten in Ihrer emotionalen Erfahrung. Das bedeutet nicht, dass Sie dieses Gefühl notwendigerweise noch einmal erleben werden, aber Ihr

Körper und Ihr Geist werden im Hintergrund daran arbeiten, diese emotionale Energie zu verarbeiten.

Wenn wir die Vorgehensweise bei der Emotion Code-Anwendung richtig befolgen, würdigen wir jede einzelne emotionale Erfahrung. Gelegentlich werden Sie Gefühlswallungen verspüren, wenn eine eingeschlossene Emotion aufgedeckt wird, vielleicht fließen ein paar Tränen, eine Erinnerung kann an die Oberfläche kommen, und Sie spüren vielleicht auch Empfindungen in Ihrem Körper. Denken Sie daran, dass eine einzige Emotion sehr machtvoll sein kann.

Wenn es möglich wäre, eine große Anzahl von Emotionen auf einmal zu lösen, würde dies uns nicht erlauben, jede emotionale Erfahrung so zu würdigen, wie es nötig ist. So viel emotionale Energie auf einmal zu verarbeiten, würde eine unzumutbare Belastung für unseren Verstand, unseren Geist und unseren physischen Körper darstellen. Es mag wie eine großartige Idee erscheinen, all seine Lasten auf einmal loszuwerden. Aber das ist etwas, was man eigentlich nicht wirklich will. Unser Unterbewusstsein ist sich dessen bewusst und lässt es aus diesem Grund nicht zu.

Geben Sie sich selbst Zeit zum Heilen. Vielleicht sind Sie gerade verzweifelt oder vielleicht nur aufgeregt, endlich von Ihren eingeschlossenen Emotionen befreit zu sein. Wenn Sie tief durchatmen und die Absicht haben, Ihrem Unterbewusstsein zu erlauben, zu Ihnen zu sprechen, dann werden die Dinge genau so geschehen, wie es gut ist. Ihr Unterbewusstsein weiß genau, was gelöst werden muss, um Ihnen zu helfen, sich so gut wie möglich zu fühlen. Also vertrauen Sie dieser Weisheit, befolgen Sie das korrekte Schema und begeben Sie sich auf Ihre wunderschöne Heilungsreise.

Überprüfen Sie Ihre Umgebung

Bevor Sie beginnen, vergewissern Sie sich, dass Sie (und gegebenenfalls Ihre Testperson) sich in Ihrer Umgebung wohlfühlen. Besonders wenn Sie mit dem Emotion Code noch nicht so vertraut sind, ist es am besten, Musik und den Fernseher auszuschalten, da sie ablenken und eigene negative oder positive energetische Auswirkungen haben können. Vermeiden Sie, dass irgendetwas Ihren Muskeltest stört. Wenn Sie mehr Vertrauen in Ihre Fähigkeiten gewinnen, werden Sie vielleicht feststellen, dass Sie den Prozess in jeder Situation, in der Sie sich befinden, durchführen können. Die Schritte in der Emotion Code-Vorgehensweise lauten wie folgt:

- Einverständnis der zu testenden Person einholen
  ↓
- Einen Basistest ausführen
  ↓
- Feststellen, ob eine eingeschlossene Emotion existiert
  ↓
- Ermitteln, um welche Emotion es sich handelt
  ↓
- Lösen der eingeschlossenen Emotion
  ↓
- Überprüfen, ob die Emotion gelöst wurde

Schritt 1: Einverständnis einholen

Wenn Sie an sich selbst arbeiten, können Sie mit dem nächsten Schritt fortfahren.

Wenn Sie mit einer anderen Person arbeiten, stellen Sie sicher, dass Sie zunächst das Einverständnis erhalten, diese zu testen und mithilfe ihres Körpers Informationen zu erfragen. Sie könnten beispielsweise sagen: „Sind Sie damit einverstanden, dass ich teste, ob bei Ihnen eingeschlossene Emotionen vorhanden sind?“ Testen Sie die Antwort auf diese Frage nicht mit dem Muskeltest aus. Lassen Sie die andere Person selbst ihr mündliches Einverständnis dazu geben oder zumindest ein Kopfnicken. Wenn Sie sich beide wohl und entspannt fühlen, können Sie beginnen.

Schritt 2: Einen Basistest ausführen

Bevor Sie nach eingeschlossenen Emotionen fragen, beginnen Sie zunächst mit dem Basistest. Wählen Sie die Testmethode, mit der Sie sich am wohlsten fühlen.

Falls Sie unter Verwendung des Selbsttests an sich selbst arbeiten: Stellen Sie sicher, dass Sie testbar sind. Füllen Sie die Lücke mit Ihrem eigenen Namen aus und sagen Sie laut: „Mein Name ist …"

Sobald Sie diese kongruente oder wahre Aussage getroffen haben, sollten Sie stark testen oder eine kongruente Antwort erhalten.

Machen Sie nun eine falsche Aussage, indem Sie laut sagen: „Mein Name ist …", und füllen Sie die Lücke mit einem beliebigen Namen aus, der nicht Ihr eigener ist. Das Ergebnis sollte Muskelschwäche oder eine inkongruente Antwort sein.

Die Wörter *Ja* und *Nein* oder *Liebe* und *Hass* können ebenfalls verwendet werden, um den Basistest durchzuführen. Wenn Sie nicht testbar sind, finden Sie in *Kapitel 5* (→ Seite 199ff.) Hinweise zur Fehlerbehebung.

Falls Sie mit einer anderen Person arbeiten und deren Körper testen: Stellen Sie zunächst sicher, dass Ihre Testperson testbar ist.

Da jeder Mensch einzigartig ist, wird sich der Muskeltest bei jeder Person, die Sie testen, etwas anders anfühlen. Wenn Sie eine bestimmte starke und schwache Muskelreaktion von Ihrer Testperson erhalten, können Sie unmittelbar erkennen, wie sich der Muskeltest dieser Person sowohl im starken als auch im schwachen Zustand anfühlt. Am einfachsten ist es, wenn Ihre Testperson einfach ihren eigenen Namen nennt, indem sie laut sagt: „Mein Name ist …" Sobald sie diese kongruente oder wahre Aussage gemacht hat, sollte sie stark testen oder eine kongruente Antwort zeigen.

Lassen Sie Ihre Testperson nun eine Falschaussage machen, indem sie laut sagt: „Mein Name ist …", und füllen Sie die Lücke mit einem beliebigen Namen aus, der nicht der eigene der Testperson ist. Das Ergebnis sollte Muskelschwäche oder eine negative Antwort sein (je nachdem, welche Art von Muskeltest Sie verwenden).

Wenn Ihr Proband die Wörter *Ja* und *Nein* oder *Liebe* und *Hass* ausspricht, kann dies natürlich auch für den Basistest verwendet werden. Wenn Ihre Testperson nicht testbar ist, lesen Sie weiter unten nach oder für weitere Informationen *Kapitel 5* (→ Seite 199ff.) zu Fehlerbehebung.

Wenn die Testperson nicht testbar ist

Denken Sie daran, dass Sie den Basistest unter anderem durchführen, um festzustellen, ob die Person, mit der Sie arbeiten, derzeit testbar ist. Wenn der Arm stark oder schwach bleibt, egal welche Aussage die Testperson trifft, ist sie gegenwärtig nicht testbar. In diesem Fall haben Sie mehrere Möglichkeiten.

Wenn entweder Sie oder Ihre Testperson leicht dehydriert sind, d.h., zu wenig Wasser im Körper haben, erschwert dies die Testdurchführung oder macht sie sogar unmöglich.

Eine leichte Dehydrierung kommt recht häufig vor und lässt sich leicht beheben. Geben Sie der Testperson ein Glas Wasser, trinken Sie selbst ein Glas Wasser und versuchen Sie es noch einmal. Sollte dies nicht helfen, hat Ihr Proband möglicherweise einen fehlausgerichteten Halswirbel. Sie können eine Ersatzperson testen, oder Sie können einen Selbsttest durchführen, bis die Testperson eine osteopathische Korrektur erhalten kann.

Manche Menschen sind allerdings auch aufgrund anderer physischer Beeinträchtigungen oder Einschränkungen nicht testbar. Das Testen über eine Ersatzperson ist auch hier oft die beste Möglichkeit, diesen Menschen zu helfen. Ausführlichere Informationen zum Testen mit Ersatzperson finden Sie in *Kapitel 9* (→ Seite 317ff.).

Schritt 3: Feststellen, ob eine eingeschlossene Emotion vorhanden ist

Falls Sie mithilfe des Selbsttests an sich selbst arbeiten: Stellen Sie diese Frage: „Habe ich eine eingeschlossene Emotion, die jetzt gelöst werden kann?“

Testen Sie die Antwort mit der Methode, die Sie gewählt haben. Die Tabelle unten enthält mögliche Methoden und Ergebnisse.

Testmethode	Ja	Nein
Alle Muskeltestmethoden	stark	schwach
Neigetest	nach vorn	nach hinten

Lautet die Antwort *Nein*, kann dies aus dreierlei Gründen der Fall sein:

1 Die erste Möglichkeit ist, dass Sie überhaupt keine eingeschlossenen Emotionen haben. Das ist sehr unwahrscheinlich, da fast jeder welche hat.

2 Die zweite Möglichkeit ist, dass Sie eine eingeschlossene Emotion haben, aber aus irgendeinem Grund will Ihr Unterbewusstsein sie jetzt nicht loslassen. Daher lautet die Frage: „Habe ich eine eingeschlossene Emotion, die jetzt gelöst werden kann?“ Vielleicht sind Sie vom Kopf her dazu bereit, aber Ihr Unterbewusstsein ist es möglicherweise nicht. Diese Situation kann sich ändern, und die Antwort kann später anders ausfallen.

3 Die dritte Möglichkeit ist, dass Sie eine Herzmauer haben. Wenn dies der Fall ist, sagt Ihr Unterbewusstsein vielleicht, dass Sie keine eingeschlossenen Emotionen haben, obwohl Sie in Wirklichkeit welche haben. Siehe *Kapitel 8* (→ Seite 277ff.) für weitere Informationen über die Herzmauer. Meine Empfehlung ist, mit der Lektüre dieses Kapitels fortzufahren, auch wenn die Antwort *Nein* ist, denn den Rest der Emotion Code-Vorgehensweise benötigen Sie ohnehin im weiteren Verlauf. Wenn die Antwort *Ja* lautet, können Sie mit dem nächsten Schritt fortfahren.

Falls Sie mit einer anderen Person arbeiten und deren Körper testen: Stellen Sie der Person diese Frage: „Haben Sie eine eingeschlossene Emotion, die jetzt gelöst werden kann?"

Erfragen Sie die Antwort mit der Testmethode, für die Sie sich entschieden haben. In der folgenden Tabelle finden Sie die bei den verschiedenen Testmethoden möglichen Antworten.

Testmethode	Ja	Nein
Alle Muskeltestmethoden	stark	schwach
Neigetest	nach vorn	nach hinten

Wenn der Körper mit *Nein* antwortet, gibt es drei verschiedene Möglichkeiten:

1 Ihre Testperson hat keine eingeschlossenen Emotionen. Dies ist sehr unwahrscheinlich, denn fast jeder trägt solche Emotionen in sich.

2 Die Testperson *hat* eine eingeschlossene Emotion, ihr Unterbewusstsein gibt sie aber aus irgendwelchen Gründen jetzt noch nicht frei. Die Frage lautet ja: „Haben sie eine eingeschlossene Emotion, die *jetzt* gelöst werden kann?" Die Person selbst mag dazu bereit sein, ihr Unterbewusstsein jedoch nicht. Diese Situation kann sich ändern, und die Antwort kann zu einem späteren Zeitpunkt anders ausfallen.

3 Ihre Testperson hat eine Herzmauer. Wenn dies der Fall ist, kann der Körper behaupten, er habe keine eingeschlossene Emotion, obwohl er tatsächlich eingeschlossene Emotionen hat. Siehe *Kapitel 8* (→ Seite 277ff.) für weitere Informationen zur Herzmauer. Ich empfehle jedoch, zunächst hier weiterzulesen, auch wenn die Antwort Ihres Körpers beim Muskeltest *Nein* lautete, denn Sie werden die Kenntnis des weiteren Ablaufs ohnehin benötigen.

Lautete die Antwort des Körpers beim Muskeltest *Ja*, dann fahren Sie mit dem nächsten Schritt fort.

Schritt 4: Ermitteln, um welche Emotion es sich handelt

Wenn die Antwort in Schritt 3 *Ja* lautete, gibt es eine eingeschlossene Emotion, die bereit ist, gelöst zu werden. Der nächste Schritt besteht darin, mehr über diese Emotion herauszufinden.

- Um welche Emotion handelt es sich?
- Ist es Wut?
- Ist es Bedauern?
- Ist es Frustration oder Niedergeschlagenheit oder eine andere Emotion?
- Wann wurde diese Emotion im Körper gespeichert?
- Was war der Auslöser dafür?

Im einfachen Ausschlussverfahren können Sie das, was in Frage kommt, relativ schnell eingrenzen. Die nebenstehende Emotion Code-Tabelle ist so aufgebaut, dass sie Ihnen die Arbeit erleichtert.

Nachdem Sie den folgenden Prozess ein paar Mal durchlaufen haben, wird es Ihnen leichter fallen, und Sie werden immer schneller ans Ziel kommen. Sie werden erstaunt sein, wie schnell Sie die eingeschlossene Emotion aufdecken können, nach der Sie suchen. Denken Sie daran, dass das Unterbewusstsein schon längst weiß, um welche eingeschlossene Emotion es sich handelt. Der Test, den Sie durchführen, dient lediglich dazu, festzustellen, was das Unterbewusstsein bereits weiß. Selbst wenn Sie mit jemandem arbeiten, der die Tabelle der Emotionen noch nie gesehen hat, wird sein Unterbewusstsein Sie trotzdem genau an die richtige Stelle in der Tabelle führen können. Es ist in der Tat am besten, wenn die Person, an der Sie arbeiten, die Liste der Emotionen während der Arbeit nicht sehen kann. Andernfalls könnten deren Gedanken dem korrekten Testen im Weg stehen. Wenn Sie dem Probanden die Emotion Code-Tabelle zu Beginn einer Sitzung zeigen möchten, ist das in Ordnung.

Die Emotion Code™-Tabelle

	Spalte A	Spalte B
Reihe 1 Herz / Dünndarm	Verlassenheit Betrogen Aussichtslosigkeit Verlorenheit Nicht empfangene Liebe	Vergebliche Mühe Herzschmerz Unsicherheit Übermaß an Freude Verletzlichkeit
Reihe 2 Magen / Milz	Beunruhigung Verzweiflung Empörung Nervosität Sorge	Versagen Hilflosigkeit Hoffnungslosigkeit Kontrollverlust Geringe Selbstachtung
Reihe 3 Lunge / Dickdarm	Weinen Entmutigung Ablehnung Traurigkeit Bedauern	Verwirrung Verteidigungshaltung Trauer Selbstmisshandlung Sturheit
Reihe 4 Leber / Gallenblase	Wut Bitterkeit Schuldgefühl Hass Groll	Niedergeschlagenheit Frustration Unentschlossenheit Panik Selbstverständlich genommen
Reihe 5 Niere / Blase	Beschuldigung Scheu Angst Entsetzen Verärgerung	Konflikt Kreative Unsicherheit Schrecken Nicht unterstützt Kraftlosigkeit
Reihe 6 Drüsen / Geschlechts-organe	Demütigung Eifersucht Sehnsucht Lust Überwältigung	Stolz Scham Schock Minderwertigkeit Wertlosigkeit

DISCOVER HEALING

Die richtige Spalte finden

Beginnen Sie mit der Frage: „Befindet sich diese eingeschlossene Emotion in Spalte A?", und testen Sie anschließend. Wenn die Antwort *Ja* lautet, können Sie, wenn gewünscht, weiterfragen: „Befindet sich diese eingeschlossene Emotion in Spalte B?", um die Antwort *Nein* zu erhalten und sich damit zu überprüfen. Sie suchen jeweils immer nur nach *einer* eingeschlossenen Emotion, sie kann sich also nur in einer der beiden Spalten befinden. Daher kann also korrekterweise nur eine der beiden Spalten positiv testen. Wenn Sie einander widersprechende Antworten erhalten, z.B. dass die eingeschlossene Emotion sowohl in Spalte A als auch in Spalte B stark testet, machen Sie sich keine Sorgen. Atmen Sie tief durch, konzentrieren Sie sich erneut, füllen Sie Ihr Herz mit Liebe oder Wertschätzung für die Person, der Sie zu helfen versuchen (und für sich selbst!), bitten Sie im stillen Gebet um göttliche Führung, vertrauen Sie darauf, dass Sie die richtige Antwort erhalten können, seien Sie dankbar, dass die Antwort da ist, um gefunden zu werden, und versuchen Sie es noch einmal. Beachten Sie, dass diese Tabelle vollkommen ausreichend ist, denn falls die vorliegende eingeschlossene Emotion nicht darin enthalten sein sollte, wird das Unterbewusstsein Ihrer Testperson die Emotion wählen, die der tatsächlich im Körper vorhandenen Emotion am nächsten kommt. Daher ist diese Tabelle alles, was Sie benötigen.

Die richtige Reihe finden

Mit der Identifikation der richtigen Spalte haben Sie die Anzahl der möglichen Emotionen bereits auf die Hälfte reduziert. Nun lassen Sie uns das Ganze noch weiter eingrenzen.

Wir könnten einfach alle Reihen von oben nach unten abfragen. Um das Vorgehen zu beschleunigen, habe ich die Reihen jedoch mit Zahlen von 1 bis 6 bezeichnet. So können wir mehrere Reihen auf einmal ausschließen, anstatt jede einzeln abzufragen.

Fragen Sie: „Befindet sich die eingeschlossene Emotion in einer ungeraden Reihe?" Wenn die Antwort *Nein* lautet, wissen Sie, dass sie in Reihe 2, 4 oder 6 sein muss. Lautet die Antwort hingegen

Ja, so steht sie in einer ungeraden Reihe. Zur Veranschaulichung nehmen wir beispielsweise an, die Emotion sei in einer Reihe mit ungeraden Zahlen, also in Reihe 1, 3 oder 5. Als Nächstes müssen wir feststellen, in welcher dieser drei Reihen unsere Emotion zu finden ist.

Fragen Sie: „Befindet sich die eingeschlossene Emotion in Reihe 1?" Wenn die Antwort *Nein* lautet, fragen Sie das Gleiche für Reihe 3 und falls nötig für Reihe 5 ab.

Die richtige Emotion finden

Wenn Sie die richtige Spalte und die richtige Reihe ermittelt haben, verbleiben nun noch fünf Emotionen. Sagen wir zum Beispiel, Sie hätten herausgefunden, dass die eingeschlossene Emotion in Spalte A und Reihe 5 stehe. Lassen Sie uns diesen Teil der Tabelle genauer betrachten.

Reihe 5: Nieren / Blase	Beschuldigung, Scheu, Angst, Entsetzen, Verärgerung

Nochmals: Das Unterbewusstsein der Person, mit der Sie arbeiten, weiß genau, welche Emotion Sie suchen. Um genau herauszufinden, um welche Emotion es sich handelt, brauchen Sie nur zu fragen. In diesem Fall könnten Sie zum Beispiel mit der Frage beginnen: „Ist diese eingeschlossene Emotion eine Beschuldigung?", und dann einen Muskeltest durchführen. Die Antwort wird entweder *Ja* oder *Nein* lauten.

Testen Sie jede Emotion einzeln nacheinander auf die gleiche Weise, bis Sie eine starke oder Ja-Antwort erhalten. Wenn die allererste Emotion auf der Liste eine Ja-Antwort ergibt, wäre es ratsam, Ihre Arbeit zu überprüfen, indem Sie die nächste Emotion auf der Liste testen, die Ihnen eine Nein-Antwort geben sollte. Denken Sie daran, dass Sie jeweils nur nach einer Emotion auf einmal suchen, nicht mehr, und jeweils nur eine sollte positiv testen. Es ist wichtig, sich darüber im Klaren zu sein, was Sie fragen. Ihre Absicht und die Worte, die Sie sagen, müssen im Einklang stehen. Das ist etwas, dessen Sie sich bewusst sein sollten, damit Sie nicht Verwirrung stiften. Entscheiden Sie sich dafür, jede Art von Beunruhigung in Bezug auf das, was Sie gerade tun, hinter sich zu lassen. Beunruhigung ist eine Form der Angst, und wie Sie wissen, können Vertrauen und Angst nicht koexistieren.

Aussagen oder Fragen

Sie haben die Wahl, die Dinge entweder in Form einer Aussage oder einer Frage (wie oben beschrieben) zu formulieren. Es spielt eigentlich keine Rolle, aber ich empfehle Ihnen, konsequent bei der einmal gewählten Form zu bleiben, zumindest im Verlauf einer Sitzung. Um zu veranschaulichen, was ich meine, stellen Sie sich vor, die eingeschlossene Emotion sei *Scheu*. In diesem Fall könnten Sie sagen: „Diese eingeschlossene Emotion ist eine *Scheu*." Sie würden eine Ja-Antwort erhalten.

Sie können es auch in Form einer Frage formulieren und sagen: „Ist diese eingeschlossene Emotion eine Scheu?" Sie würden auch eine Ja-Antwort erhalten. Beide Arten des Abfragens sind gleichwertig, und mit jeder Formulierung erhalten Sie die gleiche Antwort vom Körper.

Wenn Sie einfach die Liste durchgehen und das Wort *Scheu* angeben, erhalten Sie möglicherweise eine negative Antwort. Der Körper könnte sich nach hinten neigen oder schwach testen, wenn Sie „Scheu" sagen, obwohl Scheu genau die Emotion ist, die eingeschlossen ist. Wenn Sie das Wort einfach ohne ganzen Satz hinwerfen, könnte das Unterbewusstsein auf die negative Energie des Wortes selbst reagieren und deshalb negativ testen.

Wenn die eingeschlossene Emotion identifiziert ist

Wenn Sie die eingeschlossene Emotion identifiziert haben, herzlichen Glückwunsch! Sie beherrschen damit einen sehr wichtigen Teil der Emotion Code-Methode. Sie lernen gerade, Ihre eigene unbewusste Intelligenz anzuzapfen, eine Fähigkeit, die Ihnen von großem Nutzen sein wird, wenn Sie sie weiterentwickeln.

Tiefer graben

Manchmal möchte das Unterbewusstsein, dass weitere Informationen ans Tageslicht gebracht werden, bevor die Emotion gelöst werden kann. An diesem Punkt eignet sich folgende Frage sehr gut: „Sollten wir mehr über diese eingeschlossene Emotion wissen?“ Wenn die Antwort *Nein* lautet, gehen Sie zu Schritt 5 und lösen die Emotion (am besten kommen Sie dann hierher zurück und lesen den Rest des Materials. Sie werden es noch brauchen!). Wenn die Antwort *Ja* lautet, ist es notwendig, ein wenig tiefer zu graben, also lesen Sie weiter.

Denken Sie daran, dass das Unterbewusstsein alles über diese eingeschlossene Emotion weiß, einschließlich des Zeitpunkts, zu dem sie eingeschlossen wurde, wer daran beteiligt war, wo genau diese Energie gespeichert ist und wie sie sowohl den physischen Körper als auch den Geist beeinflusst.

Wenn durch das Auffinden einer eingeschlossenen Emotion eine Erinnerung an ein bestimmtes Ereignis aus der Vergangenheit hochkommt, dann ist sie wahrscheinlich aufgrund dieses Ereignisses eingeschlossen worden. Um das herauszufinden, fragen Sie einfach, ob das Ereignis, das Sie oder Ihr Proband im Sinn hat, dasselbe Ereignis ist, das zur Entstehung der eingeschlossenen Emotion geführt hat. Dabei ist es wichtig zu beachten, dass es nicht notwendig ist, die Emotion noch einmal zu erleben oder erneut zu durchlaufen. Wir müssen uns nicht in schmerzliche Erfahrungen der Vergangenheit vertiefen, um eingeschlossene Emotionen zu lösen. Das ist eines der schönsten Dinge am Emotion Code. Die Privatangelegenheiten von Menschen können privat bleiben.

Eine Großmutter hilft ihrem Enkel, die Angst zu überwinden

Ich probierte den Emotion Code zum ersten Mal aus, indem ich mit meinem jungen Enkelsohn arbeitete. Ohne Wissen seiner Eltern hatte er mit seinen älteren Cousins einen Gruselfilm mit einer beängstigenden Szene in einem Badezimmer angesehen, in dem ein schwarzer Duschvorhang eine Rolle spielte. Nachdem er diesen Film

> *gesehen hatte, weigerte er sich, allein in ein Badezimmer zu gehen. Ich war in der Lage, die eingeschlossenen Emotionen, die mit seiner Angst zusammenhingen, zu lösen. Danach verhielt er sich wieder normal und hatte keine Angst mehr, allein ins Badezimmer zu gehen.* – Allison D.

Die Testperson muss niemals unbedingt den Umstand oder das Ereignis, das die eingeschlossene Emotion hervorgerufen hat, erklären oder aussprechen, wenn sie dies nicht möchte. Dies ermöglicht es den Menschen, an sehr privaten Themen zu arbeiten, über die zu sprechen möglicherweise schmerzhaft oder peinlich wäre, und dennoch die Emotionen loszuwerden, die mit diesen Ereignissen verbunden sind. Sie können so viel oder so wenig mitteilen, wie sie möchten.

Wenn Sie bestätigen wollen, ob ein bestimmtes Ereignis die eingeschlossene Emotion, die Sie gefunden haben, hervorgerufen hat, denken Sie einen Moment an das Ereignis (wenn Sie an sich selbst arbeiten, oder bitten Sie den Probanden, dies zu tun) und fragen Sie dann: „Geht es bei dieser eingeschlossenen Emotion um dieses Ereignis?“ Wenn die Antwort *Ja* lautet, fragen Sie erneut: „Sollten wir mehr über diese eingeschlossene Emotion wissen?“ Wenn die Antwort *Nein* lautet, lösen Sie sie wie in Schritt 5 beschrieben (→ Seite 235ff.). Wenn die Antwort *Ja* lautet, lesen Sie weiter, um weitere Hinweise zu erhalten.

Wenn Ihnen (oder Ihrem Probanden) kein bestimmtes Ereignis in Zusammenhang mit der Emotion in den Sinn kommt, können Sie im Ausschlussverfahren feststellen, wann die eingeschlossene Emotion entstanden ist.

Wann wurde die Emotion eingeschlossen?

Die Frage nach dem Zeitpunkt des Auftretens der Emotion ist eine gute Möglichkeit, mit dem Ermitteln von Einzelheiten zu beginnen. Dies ist normalerweise alles, was Sie benötigen, wenn Sie mehr über eine Emotion wissen müssen. Es gibt viele Arten, deduktive Fragen zu stellen, um an die gewünschte Information zu kommen. Wenn Sie eine Vermutung haben, folgen Sie ihr.

Genauso, wie wir die Tabelle der Emotionen in Spalten und Reihen aufgeteilt haben, um die schnelle Suche zu erleichtern, können Sie die Lebenszeit Ihrer Testperson in Zeitspannen aufteilen, sodass Sie den Zeitpunkt oder das Jahr des Auftretens der Emotion schneller identifizieren können.

Es gibt keinen richtigen oder falschen Weg, zu bestimmen, wann eine Emotion eingeschlossen wurde. Man fragt einfach und grenzt es auf ein bestimmtes Jahr oder ein bestimmtes Ereignis ein. Eine Möglichkeit besteht darin, einfach die Spanne der bisherigen Lebenszeit in zwei Hälften zu unterteilen und zu testen, ob die eingeschlossene Emotion in der ersten oder zweiten Hälfte aufgetreten ist. Wenn Sie zum Beispiel vierzig Jahre alt sind, könnten Sie fragen: „Entstand diese Emotion vor dem zwanzigsten Lebensjahr?“

Wenn die Antwort *Ja* lautet, können Sie das Alter auf die gleiche Weise weiter eingrenzen. Sie könnten fragen: „Ist diese Emotion vor dem Alter von zehn Jahren eingeschlossen worden? Wenn die Antwort *Ja* lautet, können Sie die Frage noch stärker eingrenzen: „Ist diese Emotion vor dem Alter von fünf Jahren entstanden?“

Wenn die Antwort *Ja* lautet, können Sie die Antwort weiter verfeinern, indem Sie fragen, ob die Emotion im Alter von vier Jahren, im Alter von drei Jahren usw. entstanden ist.

Meiner Erfahrung nach bewegt sich die Genauigkeit der Zeitangabe durch das Unterbewusstsein in einem Intervall von plus oder minus einem Jahr, wenn man den Zeitraum der Entstehung einer eingeschlossenen Emotion auf diese Weise identifiziert. Mit anderen Worten: Wenn Sie die Antwort erhalten, dass eine bestimmte eingeschlossene Emotion im Alter von siebzehn Jahren aufgetreten ist, könnte es tatsächlich auch im Alter von sechzehn oder achtzehn Jahren gewesen sein, am wahrscheinlichsten jedoch mit siebzehn Jahren.

Im Moment des Speicherns einer Emotion spielt das Alter vermutlich eine eher untergeordnete Rolle. Das Unterbewusstsein verknüpft die eingeschlossene Emotion weniger mit dem Alter als mit bestimmten Ereignissen, Begebenheiten oder Umständen.

Nehmen wir an, ein emotional bedeutsames Ereignis fand einen Monat nach Ihrem Studienabschluss statt und führte zu einer eingeschlossenen Emotion. Zu der Zeit waren Sie dreiundzwanzig Jahre alt. Durch den Muskeltest werden Sie vielleicht eine Altersangabe von zweiundzwanzig, dreiundzwanzig oder vierundzwanzig Jahren erhalten – dies liegt innerhalb des üblichen Genauigkeitsbereichs der Zeitangabe durch das Unterbewusstsein. Eine präzisere Antwort könnten Sie jedoch bekommen, wenn Sie fragen, ob die Emotion vor oder nach dem Studienabschluss entstand. Auf diese Weise wären Sie in der Lage, eine genauere Zeitangabe des Auftretens zu ermitteln.

Manchmal kann die Bestimmung des Zeitrahmens, in dem eine eingeschlossene Emotion abgespeichert wurde, zu einem tieferen Verständnis dessen führen, was passiert ist, und wie sich die eingeschlossene Emotion auf Körper und Geist auswirkt.

Nachfolgend der Bericht einer Frau, die während einer stressigen Phase eine Emotion eingeschlossen hatte, die später zu Migräne führte.

Nancys Migräne

Bereits seit langer Zeit bekam ich immer wieder heftige Kopfschmerzen und Nackenschmerzen. Ich hatte deswegen sogar schon Kortisonspritzen in den Nacken erhalten. Als Sie sagten, ich könnte eine eingeschlossene Emotion als Ursache dafür haben, hatte ich keine Idee, wovon sie redeten. Sie stellten meinem Körper mehrere Fragen und konnten die Episode auf ein Gefühl der Hoffnungslosigkeit im Januar 1994 eingrenzen. Da fiel mir ein: „Zu der Zeit wurde Shawn geboren. Die Wehen hatten in der 33. Schwangerschaftswoche vorzeitig eingesetzt!“ Seine Lunge kollabierte, und er musste die ersten 21 Tage seines Lebens im Krankenhaus verbringen. Nach Ihrer Arbeit fühle ich mich jetzt viel besser, ich danke Ihnen dafür. – Nancy P.

Worum ging es bei dieser Emotion?

Wie Sie in der Schritt-für-Schritt-Anleitung zum Emotion Code (→ Seite 215.) sehen, wenn Sie mehr Informationen über eine eingeschlossene Emotion benötigen, um sie lösen zu können, geht es meistens um eines dieser drei Kriterien:

- Wann ist sie aufgetreten?
- Worum ging es dabei?
- Wurde sie von jemand anderem übernommen?

Nehmen wir zum Beispiel an, Sie sind einer eingeschlossenen Emotion der Bitterkeit auf der Spur, die um das Alter von fünfzehn Jahren herum auftrat. Sie könnten beispielsweise fragen, ob sich die Bitterkeit auf eine andere Person, auf eine Situation oder auf Sie selbst bezog.

Wenn es um eine andere Person ging, können Sie fragen, ob diese Person männlich oder weiblich war. Dann grenzen Sie die Möglichkeiten weiter ein, indem Sie fragen, ob es sich um ein(e) Familienmitglied, eine(n) Freund/in, Schulkameraden/in, Lehrer/in oder Kollegen/in handelte etc. Wenn es sich bei der Person um ein weibliches Familienmitglied handelte, könnten Sie fragen, ob es Ihre Mutter, Ihre Schwester, Ihre Cousine war etc., bis Sie die Antwort gefunden haben.

Emotionen treten selten in einem Vakuum auf. Meistens betreffen sie eine andere Person, aber es könnte sich auch um eine Situation handeln. Wenn Sie feststellen, dass sich die Bitterkeit auf eine Situation bezieht, könnten Sie fragen, ob es etwas zu Hause, in der Schule oder bei der Arbeit betrifft oder mit Finanzen, Beziehungen, Hobbys etc. zu tun hat.

Folgen Sie Ihrer Intuition! Die offensichtlichste Antwort ist in der Regel die richtige. Wenn Sie in dieser Phase nicht in der Lage sind, eine genaue Antwort zu finden, empfehle ich Ihnen, es zunächst so stehen zu lassen und falls möglich mit dem Lösen der Emotion fortzufahren.

Habe ich diese Emotion übernommen?

Weil wir als Menschen so miteinander verbunden sind, sind wir manchmal auch anfällig für die emotionale Energie anderer. Gelegentlich übernehmen wir Emotionen anderer Menschen, und diese Energie kann sich in unserem Körper festsetzen und uns schließlich beeinflussen. Eine Mutter kann Bitterkeit empfinden, und ihr Kind nimmt vielleicht einen Teil dieser Energie auf, oder ein Freund macht gerade eine schwierige Phase durch, und Sie greifen vielleicht einen Teil seiner emotionalen Energie auf. Meiner Erfahrung nach wird das Unterbewusstsein, wenn eine Emotion von einer anderen Person übernommen wurde, immer wollen, dass diese Tatsache erkannt wird, bevor die eingeschlossene Emotion gelöst werden kann.

Sie können herausfinden, ob dies der Fall ist, indem Sie der Schritt-für-Schritt-Anleitung für den Emotion Code folgen oder die Frage stellen: „Habe ich diese Emotion von jemand anderem übernommen?“ Wenn die Antwort *Ja* lautet, ist es vielleicht erforderlich, herauszufinden, von wem die Emotion übernommen wurde oder auch nicht. Fragen Sie einfach: „Sollte ich mehr über diese eingeschlossene Emotion wissen?“ Wenn die Antwort *Nein* lautet, fahren Sie fort und lösen die Emotion. Wenn die Antwort *Ja* ist, können Sie nach folgender Anleitung vorgehen.

Wenn Sie eine Ahnung haben, von wem die Emotion stammen könnte, folgen Sie ihr! Erlauben Sie Ihrer Intuition, zu Ihnen zu sprechen, und wenn Sie mit einem Probanden arbeiten, zögern Sie nicht, ihn zu bitten, das Gleiche zu tun. Wenn wir dafür offen sind, können Informationen automatisch heruntergeladen werden, was uns Zeit und Mühe erspart. Verzweifeln Sie nicht, wenn Sie sich an diesem Punkt nicht sehr intuitiv fühlen – mit ein wenig Übung können Sie sehr intuitiv werden. Für jetzt, während Sie am Lernen sind, können Sie einfach der weiteren Anleitung folgen.

Beginnen Sie mit der Frage, ob die Person, von der die Emotion übernommen wurde, männlich oder weiblich ist. Oft sind nur sehr minimale Informationen erforderlich. Wenn Sie also darauf eine Antwort haben, können Sie an dieser Stelle erneut fragen: „Sollten wir mehr über diese eingeschlossene Emotion wissen?“ Wenn die

Antwort *Ja* lautet, fahren Sie fort zu fragen. Wenn die Antwort *Nein* lautet, lösen Sie die Emotion.

Falls nötig, grenzen Sie es weiter ein, indem Sie fragen, ob die Person, deren Emotion absorbiert wurde, ein Familienmitglied, ein(e) Freund/in, Schulkamerad/in, Lehrer/in, Kollege/in war etc. Fragen Sie dann erneut: „Sollten wir mehr über diese eingeschlossene Emotion wissen?“ Wenn die Antwort *Ja* lautet, fahren Sie fort. Wenn die Antwort *Nein* lautet, lösen Sie die Emotion.

Fahren Sie fort, das Ganze – falls erforderlich – weiter einzugrenzen, wie im vorigen Abschnitt beschrieben. Wenn es sich bei der Person um ein männliches Familienmitglied handelt, könnten Sie fragen, ob es Ihr Vater, Ihr Bruder, Ihr Cousin war etc., bis Sie die Antwort gefunden haben. Wenn Sie eine bestimmte Person identifiziert haben, fragen Sie erneut: „Sollten wir mehr über diese eingeschlossene Emotion wissen?“ Wenn die Antwort *Nein* lautet, lösen Sie die Emotion. Lautet die Antwort *Ja*, ist es möglicherweise erforderlich herauszufinden, wann sie aufgetreten ist oder worum es dabei ging, falls Sie dies nicht bereits getan haben.

Wenn Sie während dieses Prozesses Ihren Geist zur Ruhe bringen und vor allem, wenn Sie um göttliche Hilfe bitten, um es herauszufinden, können Sie sich führen lassen. Vertrauen Sie mir dabei. Denken Sie daran: „Bittet, und ihr werdet empfangen; klopfet an, und es wird euch aufgetan.“

Der Emotion Code rettete unsere Ehe

Ich muss zunächst sagen, dass mein Mann und ich seit etwas mehr als zwanzig Jahren verheiratet sind. Und obwohl wir immer eine sehr gute Beziehung hatten, waren die letzten Jahre in jedem Aspekt des Lebens sehr herausfordernd. Wir waren beide so gestresst, dass wir uns nicht einmal mehr mochten! Wir standen kurz davor, unsere Ehe unnötigerweise zu beenden. Und obwohl der Kauf des Emotion Code-Buches nicht mit der Absicht erfolgte, unsere Ehe zu retten, weil ich ja nicht einmal ahnte, dass so etwas möglich ist, lernten wir beide, die Methode anzuwenden. Mein Mann arbeitete anderenorts, und plötz-

lich vermissten wir einander und kommunizierten mehr und mit viel mehr Zuneigung und Rücksicht aufeinander. Offensichtlich waren die Gefühle die ganze Zeit da gewesen, aber sie waren so tief vergraben. Der Emotion Code war so befreiend. Ich hatte gar nicht bemerkt, wie sehr ich mich selbst abgeschaltet hatte und ein gefühlloser Mensch geworden war! Ich bin jetzt ein neues, besseres Ich! Meine Ehe ist besser denn je, und emotional fühle ich mich befreit. Ich kann Ihnen gar nicht sagen, wie dramatisch die positive Wende war, die diese Methode uns beiden gebracht hat. Ich danke Ihnen für ALLES, was Sie tun, um diese Information in die Welt zu bringen. – Sarita C.

Pränatale eingeschlossene Emotionen

Manchmal werden Sie feststellen, dass eine eingeschlossene Emotion in keinem Alter nach der Geburt aufgetreten ist. Eingeschlossene Emotionen können auch in der Zeit im Mutterleib (pränatal) entstehen.

Fragen zu pränatalen eingeschlossenen Emotionen

„Ist dies eine pränatale eingeschlossene Emotion?"
„Wurde diese Emotion während des ersten Drittels der Schwangerschaft (Trimenon) eingeschlossen?"
„Wurde diese Emotion während des zweiten Drittels der Schwangerschaft (Trimenon) eingeschlossen?"
„Wurde diese Emotion während des letzten Drittels der Schwangerschaft (Trimenon) eingeschlossen?"

Meiner Erfahrung nach entwickeln sich pränatal eingeschlossene Emotionen gewöhnlich im dritten Trimenon. Sie sind meist Emotionen, die die Mutter des Probanden erlebt hat.

Mit anderen Worten: Nehmen wir an, eine Frau befindet sich im zweiten oder dritten Trimenon ihrer Schwangerschaft und empfindet die Emotion der Trauer. Ihr ganzes Wesen schwingt mit dieser emotionalen Energie, und diese Emotion beginnt auch im Kind zu schwingen. Infolgedessen kann der Fötus eine eingeschlossene Emotion von seiner Mutter übernehmen. In seltenen Fällen habe ich festgestellt, dass eine eingeschlossene Emotion vom Fötus selbst erzeugt worden war, aber ob die Emotion vom Fötus oder vom Körper der Mutter stammt, spielt für das Lösen keine Rolle. Sie kann in beiden Fällen auf die gleiche Weise gelöst werden, indem man den Magnet dreimal über das Lenkergefäß streicht, wie zuvor beschrieben.

Wo ist die Emotion lokalisiert?

Eine weitere faszinierende, aber fast immer optionale Sache, die Sie vielleicht austesten möchten, ist die genaue Stelle im Körper, an der die eingeschlossene Emotion lokalisiert ist. Denken Sie daran, dass sich eine eingeschlossene Emotion immer an einem physischen Ort im Körper befindet. Sie zu lokalisieren kann sowohl Spaß machen als auch sehr erhellend sein. Eingeschlossene Emotionen können sich überall im Körper befinden, unabhängig davon, in welchem Organ sie ihren Ursprung haben.

Sie erinnern sich, dass eine eingeschlossene Emotion ein Energieball ist, der normalerweise von der Größe einer Orange bis zur Größe einer Melone reichen kann. Um den genauen Ort dieser Energiekugel zu ermitteln, verwenden Sie ein einfaches Ausschlussverfahren. Fragen Sie: „Sitzt diese eingeschlossene Emotion in der rechten Körperhälfte?" Wenn die Antwort *Nein* lautet, fragen Sie: „Ist diese Emotion in der linken Körperhälfte lokalisiert?" Wenn beide Antworten negativ ausfallen, fragen Sie: „Befindet sich diese Emotion auf der Mittellinie des Körpers?" Führen Sie jedes Mal, wenn Sie gefragt haben, einen Muskeltest Ihrer Wahl durch, um zu sehen, wie die Antwort lautet.

Fragen Sie als nächstes, ob sich die eingeschlossene Emotion oberhalb, unterhalb oder auf der Taille befindet. Es wird nicht lange dauern, bis Sie einen allgemeinen Körperbereich identifiziert haben, in dem die emotionale Energie lokalisiert ist. Sie können spezifischer werden, indem Sie einfach detailliertere Fragen stellen. Mit etwas Übung fällt dies zunehmend leichter.

Unterschätzen Sie Ihre Fähigkeit nicht, zu erkennen, wo sich die Emotion befindet. Hören Sie für einen Moment auf Ihre Intuition, es könnte sein, dass in Ihnen eine leise Ahnung auftaucht. Überprüfen Sie diese Lokalisation zuerst, und Sie werden überrascht sein, wie häufig Sie recht haben. Das erspart Ihnen Zeit und Aufwand. Wenn Sie die Lokalisation gefunden haben, denken Sie an möglicherweise vorhandene Symptome in diesem Bereich des Körpers. Sollten in dieser Region Schmerzen vorhanden sein, ist es gut möglich, dass diese nach dem Lösen der Emotion nachlassen oder verschwinden.

Erinnerung an die eingeschlossene Emotion

Manchmal werden Sie sich trotz allem noch nicht an die Situation erinnern, die die Emotion ursprünglich ausgelöst hat. Eingeschlossene Emotionen sind nicht selten durch Situationen verursacht, die man schnell wieder vergisst. Beispielsweise mag es einen Tag gegeben haben, an dem einfach alles schiefzulaufen schien. Vielleicht sind Sie zum Essen ausgegangen, bevor Sie eine Theatervorstellung besuchen wollten. Die Bedienung war fürchterlich. Sie wussten, Sie würden zu spät ins Theater kommen, und ärgerten sich darüber. Als dann endlich die Rechnung kam, funktionierte Ihre Kreditkarte nicht, und Sie empfanden Wut oder Beschämung oder beides … Wir können uns zuweilen ordentlich aufregen, wenn die Dinge nicht so laufen, wie wir es uns vorstellen. Von derart intensiven Gefühlen bei einer solchen Gelegenheit könnten durchaus eine oder zwei eingeschlossene Emotionen übrig bleiben. Und dennoch werden Sie sich ein Jahr später kaum an die betreffende Begebenheit erinnern können, erst recht nicht, wenn Sie bewusst nichts mehr mit dieser schlechten Erfahrung zu tun haben wollten. Nach einigen Jahren wird die eingeschlossene Emotion immer noch da sein, wenngleich die bewusste Erinnerung an die auslösende Situation nur noch sehr schwer bis unmöglich zu finden sein mag.

Manchmal entstehen eingeschlossene Emotionen während vorübergehender Ereignisse, die in Ihrem bewussten Gedächtnis schlicht nicht mehr vorhanden sind.

Selbst wenn Sie sich nicht sofort daran erinnern, worum es bei einer bestimmten eingeschlossenen Emotion ging, kann es sein, dass Ihre verschüttete Erinnerung daran ein paar Tage später, nachdem Sie sie gelöst haben, wieder zum Vorschein kommt. Falls dies geschieht, passiert es in der Regel, während Sie den Abwasch erledigen, duschen, Auto fahren oder etwas anderes tun, wobei Sie Ihren Gedanken freien Lauf lassen können.

Ob Sie sich nun an die ursächliche Begebenheit erinnern oder nicht, ist für das Lösen der emotionalen Energie nicht entscheidend. Es kann interessant sein, etwas darüber herauszufinden, und vielleicht lassen sich dadurch sogar neue Einsichten gewinnen, aber es genügt zu ermitteln, welche Emotion eingeschlossen ist, sowie alle notwendigen Einzelheiten ans Licht zu bringen, die erforderlich sind, um sie lösen zu können. Im nächsten Schritt erfahren Sie genau, wie Sie sie lösen können.

Schritt 5: Die Emotion lösen

Die Intention oder Absicht ist die treibende Kraft bei der Emotion Code-Anwendung. Folgen Sie den Schritten der Anleitung, und fokussieren Sie Wertschätzung und Dankbarkeit auf sich selbst und/oder die Person, mit der Sie arbeiten.

Eine eingeschlossene Emotion bei sich selbst lösen: Platzieren Sie Ihren Magnet zwischen Ihre Augenbrauen, entweder mit Berührung oder knapp über Ihrer Haut. Rollen oder streichen Sie den Magnet über die Mitte Ihrer Stirn nach oben, über Ihren Kopf und am Nacken hinunter, so weit Sie ihn bequem erreichen können. Tun Sie dies insgesamt dreimal.

Grundsätzlich können Sie den Magnet über jeden beliebigen Teilabschnitt des Lenkergefäßes führen, um die eingeschlossene Emotion, die Sie aufgedeckt haben, zu lösen. Wenn Sie Ihre Haare lieber nicht durcheinanderbringen möchten, verwenden Sie den Magnet einfach so weit wie möglich auf Ihrer Stirn. Falls Sie Schwierigkeiten haben, Ihre Arme nach oben anzuheben, versuchen Sie stattdessen, den Magnet über Ihre Lendenwirbelsäule zu streichen. So einfach ist das. Denken Sie daran, es dreimal zu tun, und konzentrieren Sie sich dabei auf Ihre Absicht, die eingeschlossene Emotion zu lösen.

Eine eingeschlossene Emotion bei einer anderen Person lösen: Platzieren Sie den Magnet auf die Mitte des oberen Rückens der Testperson. Rollen oder streichen Sie den Magnet vom Nacken hinunter bis zum unteren Rücken der Testperson. Tun Sie dies insgesamt dreimal.

Jedes Mal, wenn Sie das Ende eines Magnetstrichs erreichen, heben Sie den Magnet vom Rücken der Testperson ab und setzen ihn am unteren Nacken wieder auf. Jeder Strich überträgt magnetische Energie in das Lenkergefäß. Diese magnetische Energie verstärkt und trägt Ihre Intention in alle anderen Meridiane und füllt den gesamten Körper mit dieser Absichtsenergie. Als Ergebnis ist die eingeschlossene Emotion nach drei Magnetstrichen gelöst, und zwar für immer. So einfach ist das.

Bestätigen der Auflösung

Um das erfolgreiche Entfernen der Emotion zu überprüfen, fragen Sie: „Wurde diese eingeschlossene Emotion erfolgreich gelöst?" Die Antwort sollte *Ja* sein. Wenn dem so ist, haben Sie diesen Durchgang beendet. Sie können jetzt den Vorgang wiederholen und versuchen, eine weitere eingeschlossene Emotion zu lösen.

Wenn Ihr Testergebnis besagt, dass die Emotion nicht gelöst wurde, wiederholen Sie das dreimalige Streichen mit dem Magnet.

Haben Sie diesmal ein wenig mehr Liebe im Herzen für die Person, mit der Sie arbeiten, sei es für sich selbst oder Ihren Probanden. Vertrauen Sie darauf, dass Sie die Emotion lösen können, und erlauben Sie sich, im Herzen Dankbarkeit dafür zu spüren, dass die Emotion jetzt gehen darf. Denken Sie daran, dass alle Dinge durch Vertrauen und Glauben bewirkt werden. Wenn Sie ein wenig Vertrauen haben, können Sie viel erreichen.

Die Wirkung ist dauerhaft

Einer der schönsten Aspekte der Arbeit mit dem Emotion Code besteht darin, dass eingeschlossene Emotionen, einmal gelöst, für immer verschwunden sind. In all den Jahrzehnten, in denen ich den Emotion Code lehrte, habe ich noch keine einzige eingeschlossene Emotion wiederkehren sehen, nachdem sie gelöst wurde. Allerdings ist es möglich, dass eine bestimmte Art von Emotion mehrmals auftritt und auch mehrfach eingeschlossen wird. In dem Fall könnte es vorkommen, dass Sie z.B. mehrere Emotionen der Wut bei einer Person nacheinander lösen können. Jede dieser Emotionen ist jedoch eine separate und von den anderen unterscheidbare Energie. Sie stammen in der Regel von unterschiedlichen Zeitpunkten und emotionalen Ereignissen aus der Vergangenheit. Ebenso ist es möglich, dass mehrere unterschiedliche Emotionen eingeschlossen wurden, die alle von ein und demselben stressigen Ereignis stammen.

Wenn ein bestimmtes Problem anliegt

Falls Sie mit einem bestimmten Problem in Ihrem Leben zu kämpfen haben, ist es wichtig, festzustellen, ob eingeschlossene Emotionen dabei möglicherweise eine unsichtbare Rolle spielen. Vielleicht hegen Sie den Verdacht, dass Sie eine eingeschlossene Emotion haben, die zu einem bestimmten Problem beiträgt, aber sie zeigt sich nicht, wenn Sie die allgemeine Frage stellen: „Habe ich eine eingeschlossene Emotion, die ich jetzt lösen kann?" Das liegt wahrscheinlich daran, dass das Unterbewusstsein es für nötig hält, dass spezifisch nach der bestimmten eingeschlossenen Emotion gefragt wird, die das Problem verursacht oder dazu beiträgt.

Im Folgenden finden Sie einige Beispiele für häufige Probleme sowie Möglichkeiten, wie man dazu Fragen stellen kann. Diese Liste erhebt keinen Anspruch auf Vollständigkeit, aber sie kann Ihnen eine Vorstellung davon vermitteln, wie Sie bei Ihren eigenen spezifischen Problemen vorgehen können.

„Habe ich eine eingeschlossene Emotion, die mich davon abhält, abzunehmen?"
„Gibt es eine eingeschlossene Emotion, die eine Entzündung in meinem Gewebe verursacht?"
„Habe ich eine eingeschlossene Emotion, die verhindert, dass ich mehr Geld verdiene?"
„Gibt es eine eingeschlossene Emotion, die mich daran hindert, mehr Produkte zu verkaufen?"
„Gibt es eine eingeschlossene Emotion, die zu meinen (Rücken-, Nacken-, Schulter-, Knie- ...) Schmerzen beiträgt?"
„Habe ich eine eingeschlossene Emotion, die verursacht, dass ich (depressiv, unbeherrscht, wütend ...) bin?"
„Habe ich eine eingeschlossene Emotion, die mit (meinem Mann, meiner Frau, meiner Tochter, meinem Sohn, meinem Chef ...) zu tun hat?"
„Gibt es eine eingeschlossene Emotion, die verhindert, dass ich meine Ziele erreiche?"
„Gibt es eine eingeschlossene Emotion, die es mir erschwert, mit (dem Trinken, dem Rauchen, den Drogen, der Pornografie ...) aufzuhören?"
„Habe ich eine eingeschlossene Emotion im Zusammenhang mit … (benennen Sie eine bestimmte Begebenheit)?"

Lautet die Antwort auf eine solche direkte Frage *Ja*, dann hat das Unterbewusstsein die Emotion bereits identifiziert, und Sie müssen nur noch herausfinden, um welche Emotion es sich handelt. Fahren Sie fort, indem Sie fragen, in welcher Spalte der Tabelle die Emotion gelistet ist. Folgen Sie den Anweisungen, die ich weiter oben in diesem Kapitel gegeben habe und die auch aus der Schritt-für-Schritt-Anleitung (→ Seite 215ff.) ersichtlich sind.

Sie können die eingeschlossenen Emotionen finden, die Sie suchen, wenn Sie die richtigen Fragen stellen. Es ist wie die Verwendung von Suchbegriffen bei Google. Je nachdem, welche Wörter oder Formulierungen Sie zum Suchen oder Stellen von Fragen verwenden, erhalten Sie unterschiedliche Ergebnisse. Allein die Änderung eines Wortes kann die Kriterien so stark verändern, dass etwas anderes zum Vorschein kommt.

Eine zertifizierte Anwenderin erzählte folgende Geschichte, die zeigt, wie das Stellen von Fragen auf eine andere Art und Weise einen Unterschied machte und wie ein Problem, das durch Emotionen verursacht wurde, die fünfundvierzig Jahre zuvor entstanden waren, deutlich reduziert werden konnte.

Zitternde Hände

Eine Freundin von mir hat seit Jahren ein Zittern in ihren Händen. Sie ist jetzt siebenundfünfzig Jahre alt. Das Zittern wurde immer stärker, und sie wurde sich dessen immer bewusster. Wir hatten schon früher daran gearbeitet, aber es war immer noch ein Problem. Sie war vor Jahren in einer Beziehung misshandelt worden und dachte, das sei vielleicht der Grund dafür. Ich sagte ihr, wir könnten ihr Unterbewusstsein fragen, ob es eine emotionale Ursache gebe, die angegangen werden könnte. Wir entdeckten, dass der Ursprung im Alter von zwölf Jahren lag. Sie konnte sich an nichts Wesentliches erinnern, was damals geschehen war. Ich fragte ihr Unterbewusstsein, ob es von etwas herrührte, das ihr passiert war, oder von etwas, das sie gesehen hatte. Es war das Letztere. Dennoch kam ihr nichts in Erinnerung. Ich fragte, ob es etwas Reales war, etwas, das sie im Fern-

sehen gesehen hatte oder etwas, das sie gelesen hatte. Die Antwort war etwas, das sie im Fernsehen gesehen hatte. Sie sagte, sie habe kaum ferngesehen, als sie klein war, aber plötzlich erinnerte sie sich daran, wie in einigen Filmen „dieser Löwe zu Beginn des Films laut brüllte" (MGM Studios). Das hatte sie damals erschreckt und jetzt immer noch irgendwie! Ich fragte ihr Unterbewusstsein, ob es das war, und tatsächlich war es so. Es gab eingeschlossene Emotionen, die mit „diesem Löwen" zu tun hatten und zu lösen waren. Seitdem ist das Zittern in ihren Händen deutlich vermindert. An manchen Tagen merkt sie gar nicht mehr, dass sie es überhaupt hat. – Corina P.

So können wir manchmal zu einem anderen Ergebnis kommen, wenn wir konkret fragen, wann ein Problem begonnen hat, ob es real war, ob es etwas aus der Fantasie, ein Traum oder etwas war, das wir gelesen, gehört oder gesehen haben. All diese Dinge können ein Trauma und/oder eingeschlossene Emotionen hervorrufen, die uns in den kommenden Jahren beeinträchtigen können. Es ist so bemerkenswert, dass alle Antworten einfach da sind …, wenn wir nur die richtigen Fragen stellen.

Vorsicht Projektion!

Es ist von entscheidender Bedeutung, bei dieser Arbeit neutral und offen zu bleiben. Bedenken wir, dass wir alle miteinander verbunden sind. Wenn wir den Emotion Code anwenden, kommunizieren wir auf einer energetischen Ebene „lauter" als sonst. Daher kann man gelinde gesagt beim Testen wirklich aus der Bahn geraten, wenn man anfängt, eigene Erwartungen, Vermutungen oder Vorurteile in den Topf zu werfen. Zum Beispiel hatte ich eine Studentin, die Opfer von sexuellem Missbrauch geworden war, und aus irgendeinem Grund vermutete sie, dass alle ihre Freunde und Bekannten ebenfalls sexuell missbraucht worden seien. Sie fragte deren Unterbewusstsein, ob dies wahr sei, führte einen Muskeltest durch und erhielt jedes Mal eine bejahende Antwort. Natürlich waren nicht alle diese Menschen auf diese Weise missbraucht worden und fanden diese Aussage äußerst beunruhigend. In diesem Falle hatte sie von sich selbst auf andere projiziert. Sie erwartete so sehr, eine Ja-Antwort zu bekommen, dass sie diese Antwort tatsächlich erhielt. Dies ist ein extremes Beispiel dafür, wie unsere Erwartungen unsere Fähigkeit, auf unsere Fragen wahrheitsgemäße Antworten zu bekommen, beeinträchtigen können. Denken Sie einfach daran, Ihre Erwartungen über Bord zu werfen und stattdessen offen zu sein für das, was das Unterbewusstsein Ihnen mitteilen möchte.

Zuallererst keinen Schaden anrichten

Auch wenn Sie kein medizinischer Fachmann sind, fordere ich Sie dringend auf, die für Ärzte und Therapeuten geltende Ethik zu befolgen. In einem Teil des hippokratischen Eides heißt es sinngemäß: „Zuallererst richte keinen Schaden an." Im obigen Beispiel hat die Anwenderin Schaden angerichtet, indem sie sich erlaubte, ihre eigenen Erfahrungen auf ihre Klienten zu projizieren. Als sich der Verdacht des sexuellen Missbrauchs bei jeder einzelnen Person, mit der sie arbeitete, immer wieder einschlich, hätte sie erkennen müssen, dass der kleinste gemeinsame Nenner eindeutig ihre eigene Vorgeschichte war. Die bloße Erkenntnis, dass wir vielleicht auf diese Weise projizieren, reicht gewöhnlich aus, um uns davon abzuhalten, es zu tun. Wenn wir uns von unseren eigenen eingeschlossenen Emotionen befreien, bei denen wir dazu neigen, sie auf andere zu projizieren, ist dies der beste Weg, dieses Verhalten in Zukunft zu vermeiden.

Wenn eine Person Ihnen sagt, dass sie missbraucht wurde, können Sie sicherlich mit ihr arbeiten, um den emotionalen Ballast, den sie möglicherweise im Zusammenhang mit dem Missbrauch trägt, zu entfernen. Es ist jedoch äußerst gefährlich zu versuchen, durch Muskeltest herauszufinden, ob tatsächlich eine Art von Missbrauch stattgefunden hat. Wenn jemand darum bittet, in Bezug auf solche Dinge getestet zu werden, empfehle ich, dies abzulehnen und eventuell zu erklären, dass Sie sich dabei nicht wohlfühlen, oder Sie könnten anführen, dass jede Antwort, die der Muskeltest darauf geben könnte, aufgrund verschiedener Faktoren möglicherweise nicht korrekt sein könnte. Entfernen Sie lieber alle eingeschlossenen

Emotionen, die Sie finden können, bleiben Sie aufgeschlossen, und lassen Sie die Menschen ihre eigenen Schlussfolgerungen ziehen. Es ist wichtig, sich bewusst zu machen, dass kein Muskeltest, wie die meisten Dinge auf dieser Welt, hundertprozentig zuverlässig ist. Jemandem aufgrund von Muskeltestergebnissen mitzuteilen, er sei von jemand anderem missbraucht worden, ist unethisch und kann zur Zerstörung des Lebens unschuldiger Menschen führen. Wenn Sie andererseits wissen oder den starken Verdacht haben, dass eine Person, mit der Sie arbeiten, gerade missbraucht wird, sind Sie natürlich verpflichtet, dies den zuständigen Behörden zu melden.

Resonanz

Während Ihrer Emotion Code-Arbeit könnte es unter Umständen vorkommen, dass Sie bei verschiedenen Menschen wiederholt dieselbe Art von Emotion (z.B. Wut) finden. Es gibt sechzig Emotionen auf der Emotion Code-Tabelle, und es ist ungewöhnlich, immer wieder die gleichen ein oder zwei Emotionen zu finden. Wenn dies öfter als ein paar Mal geschieht, liegt dies wahrscheinlich an einer der folgenden Möglichkeiten. Seien Sie bereit, diesbezüglich an sich selbst zu arbeiten, um das Problem zu beheben, falls Ihnen dies passiert.

1 **Sie könnten projizieren**. Dies bedeutet, dass die betreffenden Personen diese eingeschlossene Emotion tatsächlich gar nicht tragen, aber Sie erwarten dies aus irgendwelchen Gründen. Wenn Sie zum Beispiel denken, dass alle um Sie herum wütend sind, stellen Sie vielleicht fest, dass jeder eine eingeschlossene Emotion der Wut hat …, aber in Wirklichkeit sind Ihre eigenen Erwartungen einfach so stark, dass dadurch Ihre Muskeltestergebnisse verzerrt werden.

2 **Sie erleben eine Resonanz**. Lassen Sie uns bei dem Beispiel einer Emotion der Wut bleiben. Wenn Sie bei jedem oder fast jedem, an dem Sie arbeiten, eine eingeschlossene Emotion der Wut finden, könnte das bedeuten, dass Sie selbst auch eine oder mehrere besonders wirkungsvolle, eingeschlossene Emotionen der Wut

haben. In dieser Situation hat jede Person, bei der Sie eine solche finden, tatsächlich eine eingeschlossene Emotion der Wut, und sie kommt hoch, weil sie mit *Ihrer* Wut in Resonanz geht. Es ist immer gut, alle eingeschlossenen Emotionen zu lösen, wo dies möglich ist. Aber in dieser Situation liegt in zweifacher Hinsicht ein Problem vor:

- Erstens stören Ihre eigenen eingeschlossenen Emotionen den Ablauf der Sitzung für Ihren Probanden. Es mag für den Probanden nicht einmal ideal sein, diese bestimmte Emotion zu diesem Zeitpunkt zu lösen, aber Ihre eigene Wut war so *laut*, dass es unmöglich wurde, sie zu ignorieren.
- Zweitens wird dies normalerweise nur dann geschehen, wenn Sie ihre eigenen Bedürfnisse in großem Ausmaß ignoriert haben. Wenn Sie also eine eingeschlossene Emotion der Wut haben, die Ihr Unterbewusstsein wirklich loswerden will, Sie aber Ihre eigenen Bedürfnisse zurückgestellt haben, dann muss Ihr Unterbewusstsein einen anderen Weg finden, um mit Ihnen zu kommunizieren. Dies ist einer der vielen Gründe, warum es wichtig ist, regelmäßig Emotion Code-Arbeit an sich selbst durchzuführen.

Heilung geschieht in Schichten

Denken Sie daran, dass es mehr als eine eingeschlossene Emotion geben kann, die zu einem bestimmten Problem beiträgt. Mein Rat lautet, die Emotion Code-Vorgehensweise innerhalb einer Sitzung so oft zu wiederholen, wie es Ihr Unterbewusstsein zulässt. Die meisten Menschen sind in der Lage, zwischen vier und zehn Emotionen in einer Sitzung loszulassen. Möglicherweise können Sie ein lästiges Problem in einer Sitzung vollständig beheben, oder es sind mehrere Sitzungen dafür notwendig. Lassen Sie sich nicht entmutigen, wenn Sie ein Problem nicht sofort beseitigen können. Andererseits ist für Tausende von Menschen Erstaunliches geschehen, wenn nur eine einzige eingeschlossene Emotion gelöst wurde, sodass man immer ein Wunder erwarten kann. Wenn Sie Wunder erwarten, manifestiert sich mit großer Wahrscheinlichkeit auch eines für Sie!

Im Allgemeinen heilen wir schwierige Probleme schrittweise, indem eine Schicht nach der anderen abgeschält wird. Es kann sein, dass Sie zu einer Zeit jeweils nur eine eingeschlossene Emotion zu einem bestimmten Thema lösen können, und dann können Sie die nächste eingeschlossene Emotion in ein oder zwei Tagen finden. Wenn Sie versuchen, ein bestimmtes Problem zu überwinden, ist es vorteilhaft, von Zeit zu Zeit erneut zu prüfen, ob noch eingeschlossene Emotionen dazu vorhanden sind. Ihre Beharrlichkeit wird auf mehr als eine Weise belohnt werden. Bleiben Sie also dran!

Am Ende einer Sitzung können Sie testen, wann Sie bereit sind, eine weitere Emotion loszulassen, indem Sie fragen: „Bin ich in der Lage, … eine weitere eingeschlossene Emotion zu lösen?“, und die Lücke mit Antworten wie „in zehn Minuten“, „in zwei Stunden“, „heute Nachmittag“, „morgen“ und so weiter ausfüllen.

Es ist nicht ungewöhnlich, dass mehrere eingeschlossene Emotionen zusammen in einem bestimmten Körperbereich lokalisiert sind. Dies scheint oft ein größeres Maß an Gewebeirritation, Schmerzen oder Funktionsstörungen zu verursachen. Der Grad des Unwohlseins nimmt dann oft mit jeder gelösten Emotion merklich ab.

Verarbeitungsprozess

Sobald eine eingeschlossene Emotion gelöst ist, beginnt der Heilungsprozess. Während das Unterbewusstsein und der Körper die Lösung der Emotion verarbeiten, treten gelegentlich Symptome dieser Verarbeitung auf. Im Verlauf dieses Heilungsprozesses kann eine Person Echos der Emotion erleben, die gelöst wurde. Es ist nicht ungewöhnlich, dass Menschen sich in dieser Zeit ein wenig emotional aufgewühlt fühlen.

Es ist sehr wichtig zu wissen, dass eine gewisse emotionale Sensibilität auftreten kann, wenn Sie die Lösung einer eingeschlossenen Emotion verarbeiten. Klären Sie andere, an denen Sie arbeiten, im Voraus darüber auf, sodass etwas Derartiges nicht unerwartet eintritt. Wenn einige wahrnehmbare Verarbeitungssymptome wie

Weinen oder lebhafte Träume auftreten und Sie ihren Probanden nicht gesagt haben, dass so etwas vorkommen kann, denken diese am Ende vielleicht, dass das Lösen der eingeschlossenen Emotion alles verschlechtert, statt verbessert hätte. Wenn Sie selbst Verarbeitungssymptome haben, könnten Sie vielleicht Ihre Familie und Freunde wissen lassen, dass Sie sich gerade in einer besonders empfindlichen Phase befinden.

Die Verarbeitungsphase findet jedes Mal statt, wenn eine eingeschlossene Emotion gelöst wird, aber nur in etwa zwanzig Prozent der Fälle gibt es dabei spürbare Höhen und Tiefen – oder Verarbeitungssymptome. Diese dauern in der Regel zwischen einer Stunde und bis zu einem Tag, individuelle Unterschiede sind möglich.

Die Schwere der Verarbeitungssymptome hängt im Allgemeinen davon ab, zu welchem Zeitpunkt während des emotionalen Erlebens die eingeschlossene Emotion gebildet wurde. Wenn Sie die Emotion bereits tief oder intensiv gefühlt haben, bevor sie eingeschlossen wurde, werden Sie sich nach dem Lösen wahrscheinlich leichter und freier fühlen und keine Verarbeitungssymptome haben. Falls Sie die Emotion kurz nach ihrer Entstehung gleich verdrängt haben und sie entweder nur minimal oder gar nicht gefühlt haben, werden Sie wahrscheinlich eher nach dem Lösen noch ein Echo davon erleben, während Ihr Körper und Ihr Unterbewusstsein daran arbeiten, all diese unverarbeitete Energie loszulassen.

So oder so hält die Verarbeitung der Symptome nicht lange an und ist im Allgemeinen viel weniger intensiv, als die ursprüngliche emotionale Erfahrung. Und die Freiheit auf der anderen Seite ist es wert! In Kapitel 11 (→ Seite 372ff.) finden Sie weitere Hinweise, wie Sie es vermeiden können, Ihre Emotionen zu verdrängen. Diese Ratschläge werden Ihnen helfen, Ihre Gefühle in Zukunft auf gesündere Weise zu spüren, sodass Sie weniger heftige Verarbeitungssymptome haben und wahrscheinlich auch weniger weitere Emotionen einschließen werden.

Der Gedächtnis-Schleier

Wenn Sie an sich selbst oder an jemand anderem arbeiten, arbeiten Sie in Wirklichkeit an einem dualen Wesen, das einen physischen Körper und einen Geist hat. Ich glaube, wenn wir in diese Welt kommen, wird ein Schleier über unseren Geist gelegt, sodass wir keine Erinnerung mehr an unsere frühere Existenz haben. Wir kommen hier in einem Zustand völliger Amnesie an.

Erlauben Sie mir, Ihnen von einer sehr persönlichen Erfahrung mit diesem Konzept zu berichten: Als ich eines Tages still in Meditation saß, hatte ich eine tiefe spirituelle Einsicht.

Der Gedächtnis-Schleier, der uns von unserer Erinnerung an unsere Existenz trennt, bevor wir hierher auf die Erde kamen, wurde plötzlich für mich gelüftet. Jedes Teilchen meines Seins war augenblicklich von einem überwältigenden und unbeschreiblich starken Gefühl des Heimwehs erfüllt. Es war eine tiefe Sehnsucht, wieder in meinem himmlischen Zuhause zu sein, meinem wirklichen Zuhause, wo ich herkam. Dieses unglaublich intensive Gefühl dauerte nur wenige Sekunden, dann war es wieder verschwunden und ließ mich vor Ehrfurcht taumelnd zurück.

Ich habe bei verschiedenen Gelegenheiten in meinem Leben schon mehrmals das Gefühl, das wir als Heimweh bezeichnen, erlebt. Aber dieses Gefühl hier ging weit über das hinaus, was ich mit Worten beschreiben kann.

Ich erkannte durch diese Erfahrung, dass der Schleier des Vergessens eine gute Sache ist. Hätten wir ihn nicht, um uns von den Erinnerungen an unsere glorreiche Vergangenheit abzuschirmen, als wir mit unserem Vater dort oben lebten, dann – so bin ich überzeugt – könnten wir dieses Leben hier auf der Erde keine fünf Minuten lang ertragen. Wegen dieser Erfahrung wurde mir klar, dass wir hier wirklich Fremde sind, dass wir „nach uns ziehen Wolkenglanz und Glorienschein, von Gott wir kommen, dort ist unser Heim“. Die Erde ist nicht wirklich unsere Heimat, wir sind hier nur zu Gast, wir wurden hierher gesandt, um zwischen Gut und Böse zu wählen, um Glauben zu gewinnen und die Erfahrung zu machen, in einem physischen Körpern zu leben. Wir sind hierhergekommen, um so viel zu lernen, wie wir können, und vor allem, um zu lernen, einander zu lieben und einander zu dienen.

Der Geist in Ihnen, der Teil von Ihnen, der schon immer existiert hat, kann durch Ihren physischen Körper zu Ihnen sprechen. Der Muskeltest ist ein Kanal, der es Ihnen ermöglicht, dieses Wissen anzuzapfen. Ist es nicht großartig, dass wir einfach nur fragen müssen?

Präkonzeptionale eingeschlossene Emotionen

Sehr selten habe ich auch eingeschlossene Emotionen entdeckt, die vor der Zeugung entstanden und keine geerbten Emotionen sind. Geerbte Emotionen werden im nachfolgenden Kapitel (→ Seite 257ff.) besprochen. Ich bin sicher, dass wir bereits vor der Empfängnis als bewusste Wesen existiert haben, jedoch ohne physischen Körper. Wir waren spirituelle Wesen. Wir konnten selbst denken und waren uns unserer bevorstehenden Reise auf die Erde bewusst. Die meisten präkonzeptional eingeschlossenen Emotionen haben mit unserem bevorstehenden Aufenthalt auf der Erde zu tun.

Es scheint, dass wir manchmal – auch wenn wir uns über die Gelegenheit gefreut haben, auf die Erde zu kommen – in Bezug auf die vor uns liegende Reise erschrocken oder bestürzt waren. Diesen Ort der Schönheit, der Vollkommenheit und der Liebe zu verlassen, um hierher auf diese Erde mit all ihren Schwierigkeiten, ihrer Gewalt und ihren Kriegen zu kommen, könnte selbst das tapferste Herz dahinwelken lassen. Manchmal haben präkonzeptionale Emotionen mit einer Art Trauer oder Traurigkeit über das Verlassen unserer himmlischen Heimat zu tun. Ich habe aber auch Fälle erlebt, in denen eingeschlossene Emotionen durch Beziehungsprobleme aus der anderen Welt, in der wir früher gelebt haben, entstanden waren. Präkonzeptionale eingeschlossene Emotionen sind recht selten, aber möglicherweise werden Sie irgendwann einmal auf eine solche treffen. Und obwohl sie eher ungewöhnlich sind und oft sehr starken Einfluss haben können, werden sie genau wie andere eingeschlossene Emotionen gelöst.

Endlich Frieden und Verbindung gefunden

Ich entfernte meine Herzmauer, die aus Angst, Herzschmerz und geerbter Verzweiflung bestand. Nachdem ich die Emotionen mit drei Strichen mit Dr. Nelsons Kühlschrankmagnet für die ersten beiden Emotionen und mit zehn Strichen für die geerbte Emotion gelöst hatte, wurde ich ruhiger und konnte die meiste Zeit präsenter sein. Obwohl bereits eine große Veränderung in mir eingetreten war, gab es immer noch eine unterschwellige Angst, die sich hin und wieder zeigte.

Dann belegte ich das Emotion Code-Zertifizierungsprogramm und stellte fest, dass ich präkonzeptionale eingeschlossene Emotionen hatte. Zu meiner Überraschung brach ich in Tränen aus. Nachdem ich sowohl die Angst vor dem bevorstehenden Leben auf der Erde als auch die Trauer darüber, mich von Gott getrennt zu fühlen, gelöst hatte, konnte ich wieder lächeln. Ich habe mein ganzes Leben lang daran gearbeitet und so viele Dinge ausprobiert. Das war die Antwort auf meine Gebete.

Seit diesem Augenblick bin ich glücklich, dankbar und begeistert über das Leben! Inmitten von Situationen, die früher eine tiefsitzende Angst in mir auslösten, wird mir klar, dass ich keine Angst mehr habe. Zum ersten Mal in meinem Leben fühle ich mich friedlich, geerdet und verbunden. Ich danke Ihnen aus der Tiefe meines befreiten Herzens. – Diana L.

Ein präkonzeptionales Erlebnis

Nachdem ich von dem Schleier des Gedächtnisses wusste, der zum Zeitpunkt unserer Empfängnis über uns gelegt wird, hätte ich mir nie vorstellen können, dass ich die nachfolgenden Worte schreiben würde. Ich führte gerade eine Emotion Code-Sitzung an mir selbst durch. Ich war dabei, die eingeschlossenen Emotionen, die mit meiner Herzmauer zu tun hatten, zu lösen, als ich auf eine eingeschlossene Emotion der Angst stieß. Ich musste mehr darüber wissen, bevor ich fortfahren konnte. Also begann ich mich zu fragen, wann sie entstanden war. Ich fragte, ob sie vor dem 5. Lebensjahr, vor dem

4. Lebensjahr, vor dem 3. Lebensjahr entstanden war… und stellte fest, dass diese Emotion schon vor meiner Geburt eingeschlossen worden war. Ich dachte: „Ich kann eine pränatale eingeschlossene Emotion lösen. Wie schön!“ Ich war aufgeregt! Als ich fragte, ob es eine pränatale eingeschlossene Emotion sei, erhielt ich jedoch ein Nein. Ich fragte, ob diese eingeschlossene Emotion nach der Empfängnis aufgetreten war, und erhielt ein Nein. Ich dachte an die einzigen zwei Möglichkeiten, die mir dazu bekannt waren, und fragte: „Ist dies eine geerbte eingeschlossene Emotion?“ Und ich bekam ein Nein. Und dann traf es mich. Nachdem ich mich beruhigt hatte, wagte ich zu fragen: „Ist diese Emotion der Angst schon vor meiner Empfängnis in mir entstanden? Ich bekam ein Ja.

Ich war gleichzeitig aufgeregt, schockiert, erstaunt und tränenüberströmt. Ich wusste, dass es solche Emotionen gab, hatte aber keine Ahnung, dass ich eine bei mir selbst lösen würde. Ich war schon im Begriff, sie zu lösen, aber ich fühlte, dass Gott zu mir sagte: „Warte noch. Lass mich dir etwas zeigen.“ Also habe ich gewartet. Nach einigen Sekunden sah ich meine Seele vor der Empfängnis in Gottes Gegenwart. Ich sah ein Gespräch zwischen uns beiden:

„Daddy, ich habe immer mehr Angst davor, dorthin zu gehen, wo ich hingehen werde. Ich will nicht weggehen“, sagte ich, belastet durch diese Erkenntnis.

„Das ist völlig verständlich. Ich weiß, dass dir das wehtun wird“, tröstete er. „Selbst nachdem du deine Zeit dort begonnen hast, wo du hingehst.“

„Aber du kannst mir das doch jetzt abnehmen“, weinte ich. „Würdest du mir das bitte abnehmen?“

„Das kann ich auf jeden Fall, aber wenn du wüsstest, warum ich es dort belassen habe, würdest du verstehen und zustimmen, dass das nicht das Beste wäre“, sagte er. Ich sagte ihm, ich würde es nicht verstehen, also half er mir, es zu verstehen.

Er sagte: „Wenn du in die Welt kommst, wirst du nicht wissen, dass du diese eingeschlossene Angst in dir trägst. Aber du wirst sie haben, und sie wird dein Leben beeinflussen. Sie wird dich nicht so sehr stören, dass du nicht zu mir zurückfindest oder meine Liebe und mein Licht zu denen um dich herum bringst. Aber sie wird deine Fähigkeit, dies zu tun, vermindern. Dann, eines Tages, wirst du dich öffnen und in dir selbst auf eine Weise suchen, dass du in der Lage sein wirst, diese Angst, die in dir eingeschlossen ist, zu finden und zu lösen."

„Aber warum? Warum sollte ich warten wollen, um dies später zu lösen anstatt jetzt?", flehte ich.

Er antwortete: „Ich möchte, dass du siehst, dass du sie tatsächlich lösen kannst. Ich möchte dich in die Lage versetzen, dies und noch viel mehr zu lösen – von dir selbst wie auch von anderen. Ich möchte dich dazu ermächtigen, solche Dinge und noch viel mehr zu tun", sagte er. „Wenn du das löst, werde ich dir diese Zeit noch einmal zeigen. Die Menschen erinnern sich normalerweise nicht an diese Zeit, bevor sie auf die Erde geschickt wurden. Aber ich möchte dir dann diesen Moment zeigen. Der erste Grund dafür ist, dir meine Liebe für dich zu zeigen. Aber es gibt noch einen anderen wichtigen Grund dafür: Ich möchte dir meinen Plan und meine Aufgabe für dich zeigen. Schau einmal hier…" In diesem Moment sah ich einen Finger in eine Richtung zeigen, also schaute ich in diese Richtung und sah etwas, das ich zum Zeitpunkt des Schreibens dieses Artikels schon einmal gesehen hatte.

Ich war reines Bewusstsein und blickte von einem hohen Ort – fast wie auf einer Wolke – auf ein Krankenhauszimmer hinunter, in dem ein Mann mit einem Verband um den Kopf in einem Krankenhausbett lag. Dann sah ich, dass sich etwas in seinem Kopf befand: eine schwarze, klebrige Substanz, die dort nicht hingehörte. In meiner Aufregung versuchte ich, sie herauszuziehen, aber sie „schnappte" immer wieder zurück. Dann sagte Gott zu mir: „Warte nur ab. Du wirst in der Lage sein, ihm und so vielen anderen zu helfen. Deshalb ist es am besten, diese eingeschlossene Angst jetzt in dir zu lassen. Ich möchte, dass du siehst, dass ich dich liebe. Und ich möchte dich zu diesem Moment zurückführen – diesem Moment, in dem ich dir zeige, wozu ich dich erschaffe."

Während diese eingeschlossene Angst immer noch in mir nachhallte, änderte das nichts an meiner Aufregung über das, was kommen würde. „Ich verstehe! Das ist großartig! Das ist großartig! Ich danke dir! Danke!" rief ich aus. Dann fand ich mich in seinen Armen.

„Ich liebe dich, mein Sohn."

„Ich liebe dich, Daddy."

Und das war das Ende dieser Erinnerung. Zu diesem Zeitpunkt, direkt bevor ich dies schrieb, war ich überwältigt davon. Es schwirrten so viele Emotionen und Gedanken in mir herum: Ich hätte nie gedacht, dass ich das jemals zu sehen bekommen würde!

Ich kann nicht glauben, wie sehr Er mich liebt! Ich kann es kaum erwarten, zu Ihm nach Hause zurückzukehren!

Dafür wurde ich erschaffen!

Ich bin fähig! Und das nur, weil Er mich so gemacht hat! Ich liebe Ihn!

Ich habe all das verspürt und noch so viel mehr. Nachdem sich der Wirbel gelegt hatte, gab es eine Stille. Und Er sprach wieder zu mir.

„Dir fehlt es an nichts. Beende jetzt die Arbeit, die ich dir gegeben habe! Ich liebe dich, mein Sohn!"

„...ich liebe dich auch, Daddy..."

Ich brauchte nichts mehr über diese eingeschlossene Emotion der Angst zu wissen, also löste ich sie. Sie war weg. Damit war auch die Mauer um mein Herz verschwunden.

Während unsere Zukunft auf dieser Ebene der Realität nie sicher ist, ist Gott nicht durch solche Zwänge eingeschränkt. Und dafür bin ich dankbar, denn Er hat die Dinge so orchestriert, dass er wusste, dass dies geschehen würde ... Aus der Tiefe meines Herzens – das nicht mehr durch die Mauer, die es einst umgab, eingeschränkt ist – danke. Danke. – Adam W.

Freude finden!

Wenn Sie den Emotion Code anwenden, um sich selbst und anderen zu helfen, werden Sie Freude daran finden, die Fortschritte zu beobachten, die eine Person machen kann, wenn sie eine ihrer Lasten nach der anderen ablegen kann.

Sie werden sehen, wie sich Leben verändern, Menschen geheilt und Herzen verbunden werden.

Geben Sie nicht auf! Es dauert eine gewisse Zeit, bis man den Emotion Code voll und ganz beherrscht. Vertrauen Sie auf Ihre eigenen Heilungsfähigkeiten. Es ist die Mühe wert. Glauben Sie daran, und seien Sie Gott dankbar, dass Sie dies tun können, und das Ergebnis wird ein reicher Lohn sein.

Für die praktische Verwendung können Sie eine druckbare Kopie der beiden folgenden Seiten herunterladen, besuchen Sie einfach meine Website unter
https://discoverhealing.com/de/tabellen/

Die Emotion Code™-Tabelle

	Spalte A	Spalte B
Reihe 1 Herz / Dünndarm	Verlassenheit Betrogen Aussichtslosigkeit Verlorenheit Nicht empfangene Liebe	Vergebliche Mühe Herzschmerz Unsicherheit Übermaß an Freude Verletzlichkeit
Reihe 2 Magen / Milz	Beunruhigung Verzweiflung Empörung Nervosität Sorge	Versagen Hilflosigkeit Hoffnungslosigkeit Kontrollverlust Geringe Selbstachtung
Reihe 3 Lunge / Dickdarm	Weinen Entmutigung Ablehnung Traurigkeit Bedauern	Verwirrung Verteidigungshaltung Trauer Selbstmisshandlung Sturheit
Reihe 4 Leber / Gallenblase	Wut Bitterkeit Schuldgefühl Hass Groll	Niedergeschlagenheit Frustration Unentschlossenheit Panik Selbstverständlich genommen
Reihe 5 Niere / Blase	Beschuldigung Scheu Angst Entsetzen Verärgerung	Konflikt Kreative Unsicherheit Schrecken Nicht unterstützt Kraftlosigkeit
Reihe 6 Drüsen / Geschlechts- organe	Demütigung Eifersucht Sehnsucht Lust Überwältigung	Stolz Scham Schock Minderwertigkeit Wertlosigkeit

DISCOVER HEALING

Schritt-für-Schritt-Anleitung: Flussdiagramm für eingeschlossene Emotionen

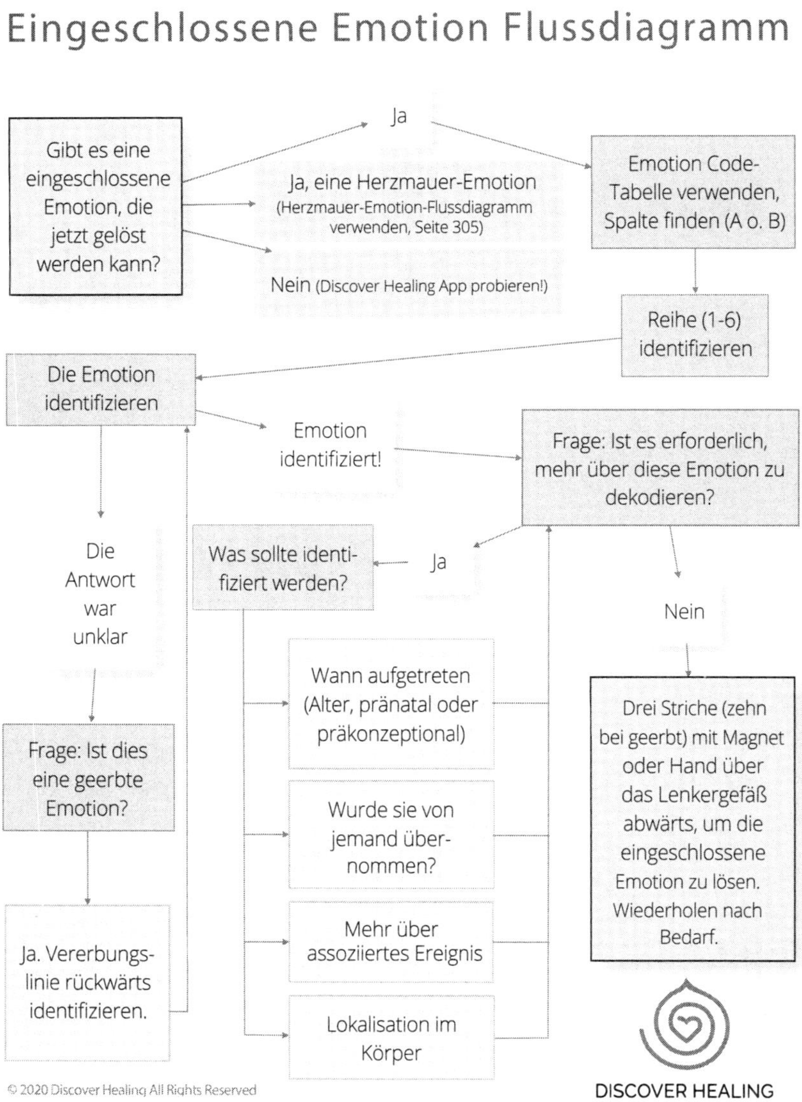

7

Geerbte eingeschlossene Emotionen

In vielerlei Hinsicht ist jeder von uns die Summe dessen, was unsere Vorfahren waren. Die Tugenden, die sie hatten, mögen unsere Tugenden sein, ihre Stärken unsere Stärken, und in gewisser Weise könnten ihre Herausforderungen unsere Herausforderungen sein.

JAMES E. FAUST

Wissenschaftler haben schon lange über die Möglichkeit spekuliert, dass emotional aufgeladene Erinnerungen von einer Generation an die nächste weitergegeben werden könnten. In einem bekannten Experiment verabreichten Forscher unangenehme Elektroschocks auf die Füße von Mäusen, die gleichzeitig einem starken Geruch ausgesetzt waren. Die Wissenschaftler beobachteten, dass die *Nachkommen* dieser Mäuse extrem misstrauisch wurden, wenn sie diesen bestimmten Geruch rochen, auch wenn sie ihn noch nie zuvor in ihrem Leben gerochen hatten. Zuerst waren sich die Wissenschaftler unsicher in Bezug auf den Mechanismus, der im Spiel ist. Sie dachten, dass die Eltern dieser Mäuse ihnen vielleicht irgendwie beigebracht hatten, diesem Geruch gegenüber misstrauisch zu sein. Zur weiteren Erforschung wurden den männlichen Mäusen, die den Schocks und dem Geruch ausgesetzt waren, Spermien entnommen, und es wurde eine In-vitro-Fertilisation durchgeführt, bei der die Spermien zur Befruchtung einer völlig anderen Gruppe weiblicher Mäuse verwendet wurden, die auf der anderen Seite des Campus gehalten wurden, weit entfernt von dem Ort, an dem der erste Teil der Studie durchgeführt worden war. Die daraus resultierenden Nachkommen zeigten die gleiche Geruchsempfindlichkeit wie die ursprünglichen Mäuse. Die Wissenschaftler kamen zu dem Schluss, dass die Mäuse eine Art biologisches Gedächtnis geerbt haben müssen.[1] Dieses Phänomen, das als „epigenetische Vererbung" bekannt ist, hat ein faszinierendes Forschungsgebiet geschaffen, das sehr vielversprechend ist und uns helfen könnte zu verstehen, wie die Erfahrungen unserer Eltern und Vorfahren uns im Hier und Jetzt beeinflussen.

In einer anderen Studie wurden bei den Nachkommen von Holocaust-Überlebenden genetische Veränderungen in ihrem DNA-Code festgestellt, insbesondere in Bereichen des Codes, die für die Regulierung von Stresshormonen verantwortlich sind. Es zeigte sich, dass sie anfälliger und weniger fähig waren, mit den Folgen von Stress umzugehen und dass sie häufiger an einer posttraumatischen Belastungsstörung litten.[2]

Die Bandbreite der geerbten Emotionen

Genauso wie Sie Ihre Augenfarbe von Ihrem Vater oder die Form Ihrer Nase von Ihrer Mutter erben können, können Sie auch eingeschlossene Emotionen von ihnen erben. Mit anderen Worten: Sie haben wahrscheinlich eingeschlossene Emotionen von Ihrer Mutter und Ihrem Vater geerbt, Emotionen, die diese vielleicht schon von ihren Eltern geerbt haben. Einige dieser emotionalen Energien gehen möglicherweise sogar viele Generationen zurück und haben ihren Ursprung bei jemandem, der weit zurück in Ihrem Familienstammbaum liegt. Diese Emotionen begleiten Sie schon so lange, wie Sie Ihren Körper haben. Manche davon könnten Ihre Persönlichkeit in unerwünschter Weise gefärbt haben. Vielleicht haben sie bei Ihnen zu erheblichen emotionalen und körperlichen Problemen geführt. Andere haben vielleicht noch keine lästigen Probleme verursacht, könnten es aber in der Zukunft, wenn Sie es zulassen, dass sie bestehen bleiben.

Heuschnupfen

Seit 2010 arbeite ich mit dem Emotion Code. Mein Mann hat starken Heuschnupfen, sodass die juckenden Augen, das Niesen und die verstopfte Nase im Frühling beginnen und fast den ganzen Sommer hindurch andauern. Zu Beginn jedes Frühjahrs beginne ich mit der Arbeit an eingeschlossenen Emotionen, die seine Symptome verursa-

chen. Sein Vater hatte ebenfalls schweren Heuschnupfen, was mich veranlasst hat, direkt nach den geerbten eingeschlossenen Emotionen zu suchen. Ich fand mehrere davon, löste sie, und zu unserem Erstaunen ist sein Heuschnupfen fast auf Null zurückgegangen. – Sandra J.

Wenn wir über geerbte Emotionen sprechen, reden wir von emotionalen Lasten, die innerhalb einer biologischen Familie geteilt wurden. Wenn eine eingeschlossene Emotion geerbt wird, erhält man diese Energie im Moment der Empfängnis, entweder vom Spermium oder von der Eizelle. Wenn sich das Spermium und die Eizelle vereinigen, kann es sein, dass eines oder beide die Energie einiger spezifischer negativer emotionaler Ereignisse aus der Vergangenheit in sich tragen. Man kann Emotionen nur von der leiblichen Mutter oder dem leiblichen Vater erben, selbst wenn man sie nie kennengelernt hat.

Von Adoptiveltern kann man keine Emotionen erben, da Sie biologisch nicht verwandt sind. Eine geerbte eingeschlossene Emotion ist insofern einzigartig, als sie bei der Empfängnis von einem Elternteil empfangen wurde, wodurch sie sich von jeder anderen Art eingeschlossener Emotion unterscheidet.

Wie viele andere Personen eine geerbte eingeschlossene Emotion ebenfalls tragen, hängt davon ab, wie alt die eingeschlossene Emotion ist (wie viele Generationen sie zurückgeht), wie viele Personen im Familienstammbaum von diesem bestimmten Vorfahren abstammen und wie viele dieser Nachkommen die Emotion tatsächlich geerbt haben.

Endlich raus aus der Matrix

Ich habe das Gefühl, dass ein großer Teil meiner Kehlkopfprobleme auf geerbte weibliche Schamgefühle zurückzuführen ist, weil Vorfahrinnen als Frau herablassend behandelt wurden. Ich arbeite gerne mit Frauen, um diesen Aspekt aufzuarbeiten, und ich bin begeistert davon, wie sehr dies meinen Freundinnen und meiner Familie geholfen hat. Ich habe selbst viele Erfolge damit gehabt, meine eigenen geerbten Emotionen zu lösen. Ich kann mir nicht mehr vorstellen, wie mein Leben aussehen würde, wenn ich diese Heilmethode nicht gefunden hätte. Ich bin so dankbar! Mein Leben und meine wahre Berufung sind endlich am Laufen. Früher war ich voller Angst und Sorge, aber eines Tages, nachdem ich jahrelang an mir selbst gearbeitet hatte, merkte ich, dass ich nicht mehr in der Angst festhänge, und jemand sagte sogar zu mir: „Ivy, du bist raus aus der Matrix. Reden wir von FREIHEIT!" – Ivy L.

Persönlichkeit versus Aufwachsen versus geerbte Emotionen

Wenn Sie einen Bruder oder eine Schwester haben, ist es wahrscheinlich, dass er oder sie einige der gleichen geerbten Emotionen teilt, die Sie von Ihrer Mutter oder Ihrem Vater erhalten haben. Wie bei der Verteilung des genetischen Materials innerhalb einer Familie erhalten nicht alle Geschwister die gleichen geerbten Emotionen von beiden Elternteilen. Dies kann ein Grund dafür sein, dass ein kleines Kind schwere Wutanfälle hat, während sein Zwillingsbruder immer ein friedliches und leicht umgängliches Kind ist. Wenn diese Zwillinge im selben Haus aufgewachsen sind, muss es dann am Charakter oder der Persönlichkeit des ersten Jungen liegen, dass er Wutanfälle hat? Nicht, wenn eingeschlossene Emotionen eine Rolle spielen, vor allem geerbte! Wir werden mit unseren geerbten Emotionen geboren, und sie können bewirken, dass wir unser Leben, gelinde gesagt, auf dem falschen Fuß beginnen.

Der Emotion Code macht Freude möglich

Meine dysfunktionale Kindheit machte es mir schwer, Liebe zu geben und zu empfangen. Die Beziehungen zu meinen eigenen Kindern waren unbeständig und wurden schwieriger, je älter sie wurden. Von meiner Urgroßmutter hatte ich eine Emotion der Traurigkeit geerbt, die sogar Teil meiner eigenen Herzmauer war. Diese Großmutter hatte eines ihrer Kinder im Alter von neun Jahren verloren. Ich erinnere mich daran, als junges Mädchen ein Bild von der Beerdigung gesehen zu haben. Als wir unsere beiden Söhne verloren, wurde mir durch die Arbeit mit dem Emotion Code klar, dass ich die Trauer dieser Großmutter auch getragen habe und dass dies meinem eigenen Leben Schwere verliehen hat. Es war eine schiere Last, die von mir genommen wurde, als ich diese geerbte Traurigkeit fand und löste. Der Emotion Code brachte mir eine Veränderung der Sichtweise. Ich meine, dass ich jetzt für meine lebenden Kinder viel präsenter bin. Ich finde eine Freude im Leben, von deren Existenz ich vorher nichts wusste! Ich freue mich darauf, in den kommenden Jahren durch den Emotion Code weiteres persönliches Wachstum zu erleben. – Susie A.

Auswirkungen der Entfernung geerbter Emotionen

Das Lösen eingeschlossener Emotionen kann Veränderungen auf energetischer Ebene bewirken, die unser emotionales und körperliches Wohlbefinden enorm verbessern können. Wenn Sie Kinder haben, haben diese wahrscheinlich mindestens eine eingeschlossene Emotion von Ihnen geerbt, genauso wie Sie wahrscheinlich auch emotionalen Ballast von Ihren Eltern und Großeltern geerbt haben.

Wenn wir eine geerbte Emotion finden und lösen, dann identifizieren wir eigentlich eine emotionale Schwingung, die zwei oder mehr Menschen miteinander teilen, manchmal sogar viele Menschen. Da diese einzigartige Schwingung geteilt wird, habe ich festgestellt, dass wir sie von jedem, der sie trägt, in einem Arbeitsgang wirksam lösen können. Ein faszinierendes Prinzip der Quantenphysik besagt, dass eine Energie gleichzeitig an unendlich vielen Orten existieren kann. Dies ist der Fall, wenn eine eingeschlossene Emotion von einer Generation an die nächste weitergegeben wurde. Auch wenn sie vor Jahrhunderten entstanden sein mag, ist eine eingeschlossene Emotion, die von einer Generation an die andere weitergegeben wurde, immer noch lediglich eine Energie, und wenn sie von einer Person in der Linie gelöst wird, wird sie tatsächlich auch von allen anderen Seelen gelöst, die diese Energie tragen, ob lebend oder tot. Das Lösen einer geerbten eingeschlossenen Emotion ist absolut der einzige Zeitpunkt, zu dem es angebracht ist, eine Emotion von jemand anderem zu lösen, ohne zuvor sein Einverständnis erhalten zu haben.

Rücken- und Oberschenkelschmerzen verschwunden

In den letzten fünf Monaten lagen meine Rücken- und Oberschenkelschmerzen bei einer Zehn auf einer Skala von Null bis Zehn. Nachdem ich die Emotion „betrogen gefühlt", die ich von meiner Mutter geerbt hatte, und die „Verlassenheit", die wegen dem Scheitern meiner eigenen 17-jährigen Ehe entstanden war, beseitigt hatte, sind sowohl meine Oberschenkel- als auch meine Rückenschmerzen völlig verschwunden und nicht zurückgekommen. Ich laufe jetzt neun Meilen am Tag und habe in sechs Wochen neunundvierzig Pfund abgenommen. – Bart B.

Wie geerbte Emotionen aufgedeckt werden

Sie können natürlich fragen: „Gibt es eine geerbte eingeschlossene Emotion, die ich jetzt lösen kann?", um die Existenz dieser Art von eingeschlossener Emotion aufzudecken. Aber am häufigsten werden Sie über eine geerbte Emotion stolpern, wenn Sie scheinbar einer gewöhnlichen eingeschlossenen Emotion auf der Spur sind.

Meiner Erfahrung nach wird das Unterbewusstsein Sie in dem Fall zur richtigen Spalte und Reihe der Emotion Code-Tabelle führen, in der sich eine geerbte Emotion befindet, aber es wird Ihnen keine klare Antwort zu einer der fünf Emotionen geben, die in diesem Kästchen der Tabelle aufgelistet sind, solange Sie der Emotion nicht das Wort geerbt voranstellen.

Angenommen, Sie haben festgestellt, dass sich die eingeschlossene Emotion, die Sie zu lösen versuchen, in Spalte B, Reihe 2 befindet. Sie haben jede der in diesem Kästchen aufgelisteten Emotionen getestet, aber die Antwort lautet für jede Emotion gleich (meistens für jede Emotion eine Nein-Antwort). Wenn dies auftritt, fragen Sie einfach: „Ist dies eine geerbte eingeschlossene Emotion?" Wenn Sie als Antwort ein Ja erhalten, gehen Sie die einzelnen Emotionen in dem Kästchen der Tabelle einfach noch einmal durch, indem Sie fragen: „Ist dies eine geerbte … ?", und füllen Sie die Lücke mit jeder aufgelisteten Emotion aus, bis Sie die richtige geerbte Emotion gefunden haben.

Sobald Sie die geerbte Emotion identifiziert haben, werden Sie feststellen wollen, von welchem Elternteil Sie (oder der Proband) diese eingeschlossene Emotion erhalten haben und sich, falls nötig, weiter durch den Familienstammbaum nach oben durcharbeiten, bis Sie die Person identifiziert haben, die die Emotion ursprünglich erzeugt und eingeschlossen hat. Sie werden feststellen, dass die meisten geerbten eingeschlossenen Emotionen ihren Ursprung bei den Eltern oder Großeltern haben, sodass dieser Prozess normalerweise nicht viel mehr Zeit in Anspruch nimmt als die Identifizierung einer regulären eingeschlossenen Emotion.

Verwirrende Antworten? Nach geerbten Emotionen suchen!

Jedes Mal, wenn Sie bei der Suche nach einer eingeschlossenen Emotion verwirrende oder unklare Antworten erhalten, sollten Sie erneut einen Basistest durchführen, um sicherzustellen, dass Sie (oder der Proband, der Stellvertreter oder die Ersatzperson) nicht vorübergehend untestbar geworden sind. Wenn dies nicht das Problem ist, aber Ihre Antworten immer noch verwirrend sind, sind Sie vielleicht gerade dabei, eine geerbte Emotion aufzudecken. Meistens werden Sie diese Emotionen, wie in den vorhergehenden Absätzen beschrieben, auffinden, aber gelegentlich können Ihre Antworten auch auf andere Weise unklar sein. Machen Sie sich keine Sorgen, wenn dies geschieht.

Einige Möglichkeiten, bei denen Sie nach einer geerbten Emotion suchen sollten

1 Sie können die Spalte nicht identifizieren (beide Spalten testen mit *Ja* oder beide Spalten mit *Nein*)
2 Sie können die Reihe nicht identifizieren (mehr als eine Reihe testet mit *Ja*)
3 Sie identifizieren mehr als eine Emotion in dem Kästchen der Tabelle (z.B. Spalte B, Reihe 2), die positiv testen
4 Alle Emotionen in dem Kästchen der Tabelle testen mit *Nein*

Wenn Sie merkwürdige Antworten erhalten, wie die oben genannten, fragen Sie einfach: „Ist dies eine geerbte eingeschlossene Emotion?“ Wenn Sie darauf ein *Ja* erhalten, gehen Sie an die letzte Stelle im Ablauf zurück, wo Sie noch eine klare Antwort hatten, und bestätigen Sie einfach Ihre Feststellung. Wenn Sie z.B. festgestellt haben, dass die Emotion in Spalte A war, aber die Reihe nicht identifizieren konnten, bestätigen Sie nochmals, dass Spalte A tatsächlich korrekt ist. Nehmen Sie dann den Prozess hier wieder auf und identifizieren Sie alle Informationen, die notwendig sind, um die Emotion zu lösen.

Den richtigen Vorfahren identifizieren

Wenn Sie die richtige geerbte Emotion in der Emotion Code-Tabelle identifiziert haben, sind Sie bereit, den Vorfahren zu finden, von dem sie stammt. Meistens wird dies nur Ihre Mutter oder Ihr Vater sein, aber es könnte auch jemand von deren Eltern sein. Gelegentlich werden Sie eine Emotion finden, die sehr alt ist. In jedem Fall wird Ihnen die folgende Anleitung einen Rahmen für die Identifizierung des richtigen Vorfahren bieten. In der Regel ist es immer im Rahmen des Möglichen erforderlich, die Ursprungsperson zu identifizieren, die die eingeschlossene Emotion kreiert hat. Wenn Sie vier oder mehr Generationen zurückgehen und versuchen, diese Person zu identifizieren, können Sie vielleicht eine Abkürzung verwenden, wie weiter unten beschrieben.

Der bei weitem einfachste Weg, den richtigen Vorfahren zu identifizieren, ist der Beginn mit der Mutter und dem Vater. Folgen Sie dieser Fragestellung und behalten Sie dabei Ihre Antworten im Auge. Ich empfehle, die Ergebnisse für jede Person, die Sie im Stammbaum finden, zu notieren. Verwenden Sie eine einheitliche Schreibweise beim Notieren, wie z.B. *M* für die Mutter und *V* für den Vater (dies verhindert spätere Verwechslungen mit *männlich* und *weiblich*).

1 Fragen Sie: „Wurde diese Emotion von der Mutter geerbt?" Führen Sie einen Muskeltest durch. Falls die Antwort *Ja* lautet, notieren Sie dies und gehen zu Schritt 3.
2 Fragen Sie: „Wurde diese Emotion vom Vater geerbt?" Führen Sie einen Muskeltest durch. Falls die Antwort *Ja* lautet, notieren Sie dies und gehen zu Schritt 3.
3 Fragen Sie: „Hat er/sie diese Emotion auch schon geerbt?" Wenn die Antwort *Nein* lautet, haben Sie diesen Prozess beendet. Falls die Antwort *Ja* ist, fahren Sie mit Schritt 4 fort.
4 Fragen Sie: „Hat er/sie diese Emotion von seiner/ihrer Mutter geerbt?" Führen Sie einen Muskeltest durch. Wenn die Antwort *Ja* lautet, notieren Sie dies und gehen zu Schritt 6.
5 Fragen Sie: „Hat er/sie diese Emotion von seinem/ihrem Vater geerbt?" Führen Sie einen Muskeltest aus. Wenn die Antwort *Ja* ist, notieren Sie dies und gehen zu Schritt 6.
6 Fragen Sie: „Hat er/sie diese Emotion auch schon geerbt?" Wenn die Antwort *Nein* lautet, haben Sie diesen Prozess beendet. Falls die Antwort *Ja* lautet, gehen Sie nochmals zurück zu Schritt 4.

Wiederholen Sie diese Schritte sooft wie nötig, bis Sie entweder bei drei oder vier zurückliegenden Generationen angekommen sind oder bis Sie den Vorfahren identifiziert haben, von dem diese Emotion stammt.

Wenn Ihnen die Fragestellung hier endlos erscheint oder Sie bereits drei oder vier Generationen identifiziert haben, können Sie fragen: „Geht das noch weiter zurück?" Wenn eine Emotion so alt ist, wird es in der Regel weniger wichtig, ihre genaue Abstammungslinie zu identifizieren. Stattdessen können Sie einfach die Gesamtzahl der Generationen ermitteln. Zählen Sie die Anzahl der Generationen, die Sie bis jetzt identifiziert haben, und arbeiten Sie von dort aus weiter. Wenn Sie zum Beispiel bisher vier Generationen gefunden haben, könnten Sie fragen: „Geht das zehn Generationen zurück?" Wenn die Antwort *Ja* lautet, können Sie fragen: „Geht das fünfzehn Generationen zurück?"

Fahren Sie auf diese Weise fort und grenzen Sie es weiter ein, bis Sie die genaue Generation gefunden haben, in der die Emotion aufgetreten ist. Wenn die Person, mit der Sie arbeiten, Kinder hat, könnten Sie auch fragen: „Hat eines Ihrer Kinder diese Emotion von Ihnen geerbt?“ Wenn die Antwort *Ja* lautet, könnten Sie fragen: „Haben alle Ihre Kinder diese Emotion von Ihnen geerbt?“ Falls die Antwort *Nein* lautet, können Sie, falls gewünscht, austesten, welche Kinder diese eingeschlossene Emotion geerbt haben.

In fast allen Fällen wird sich eine geerbte eingeschlossene Emotion von allen lösen, die sie tragen. Aber ob lebend oder tot, Menschen können sich unbewusst dafür entscheiden, eine solche eingeschlossene Emotion zu behalten, und in seltenen Fällen kann es vorkommen, dass sie sich dafür entscheiden, vorerst daran festzuhalten. Ein Kind könnte zum Beispiel vielleicht etwas mehr persönliche Aufmerksamkeit benötigen, oder ein Vorfahre braucht vielleicht etwas mehr Zeit, um darüber nachzudenken, ob er/sie diese negative, aber dennoch vertraute Energie loslassen möchte.

Geerbte Emotionen lösen

Eine geerbte eingeschlossene Emotion von sich selbst lösen: Befolgen Sie die bereits beschriebene Prozedur zum Lösen einer nicht geerbten eingeschlossenen Emotion mit einer Modifikation: Rollen oder streichen Sie den Magnet *zehnmal* statt nur dreimal über den Kopf und den Nacken hinunter. Wenn Sie es vorziehen, keinen Magnet zu verwenden, können Sie auch mit Ihrer Hand zehnmal darüberstreichen.

Eine geerbte eingeschlossene Emotion von einer anderen Person lösen: Platzieren Sie Ihren Magnet auf dem oberen Rücken der Person. Dann rollen oder streichen Sie den Magnet vom Nacken bis zum unteren Rücken oder knapp darüber hinaus, und zwar *zehnmal* statt dreimal. Jedes Mal, wenn Sie das Ende eines Striches erreichen, heben Sie den Magnet vom Rücken der Person ab und setzen Sie ihn am unteren Nacken wieder auf. Auch hier können die Fingerspitzen Ihrer Hand die Arbeit erledigen, wenn Sie aus irgendeinem Grund keinen Magnet verwenden wollen.

Ich empfehle Ihnen, die klare Absicht zu haben, die geerbte eingeschlossene Emotion von jeder Seele, die sie jemals empfangen hat, zu lösen, ganz gleich, wo sie sich befindet. Wenn Sie fertig sind, können Sie einen Muskeltest durchführen, um zu überprüfen, ob die Emotion gelöst wurde. Falls gewünscht, könnten Sie auch bestätigen, ob Sie die Emotion auch von anderen gelöst haben, die diese Energie vielleicht geerbt haben (dies ist besonders hilfreich, um über unmittelbare Familienmitglieder Bescheid zu wissen, da diese möglicherweise Verarbeitungssymptome zeigen könnten).

Mein Vater konnte wieder fliegen

Ich wollte meine Eltern, die in einem anderen Staat lebten, einladen, um den High-School-Abschluss meiner Tochter mitzuerleben. Mein Vater hasste das Fliegen. Er hasste es, in überfüllten Stadien zu sitzen. Er hatte, solange er denken kann, an Symptomen der Klaustrophobie gelitten. Das war ein gewaltiges Problem für ihn, und mein Wunsch, meine Eltern einzufliegen, war vielleicht nicht so stark wie seine Symptome, die ihn davon abhielten zu kommen. Ich bat ihn um seine Erlaubnis, stellvertretend für ihn an der Beseitigung eingeschlossener Emotionen zu arbeiten. Mit seiner Zustimmung fand ich die erste eingeschlossene Emotion: geerbte Verlorenheit. Diese stammte von seiner Mutter, deren Vater, dessen Mutter und deren Vater. Zufälligerweise war sie auch auf einige Kinder meines Vaters übergegangen, mich eingeschlossen. Ich war dankbar, dass ich diese eingeschlossene Emotion entfernen konnte. Ich testete auch, wie viel Prozent seiner Klaustrophobie-Symptome dadurch verursacht wurden. Diese eine Emotion machte 51 Prozent seiner Probleme aus! Ich fand einige andere eingeschlossene Emotionen, die zu seinen Symptomen beitrugen. Auch diese konnte ich von ihm lösen, und ich freue mich sagen zu können, dass er in der Lage war, zu uns zu fliegen, ein überfülltes, lautes und stickiges Stadion voller Familien bei einem High-School-Abschluss zu besuchen und wieder nach Hause zu fliegen, ohne irgendwelche Symptome von Klaustrophobie! Er sagte mir, dass er sich während der Flüge wohlfühlte und dass er nor-

malerweise das überfüllte Stadion vorzeitig hätte verlassen müssen. Stattdessen hatte er keine Probleme! – Janine L.

Zukünftige Generationen befreien

Ich glaube, wenn wir geerbte eingeschlossene Emotionen lösen, geht mehr vor sich, als wir bewusst wahrnehmen können. Ich bin davon überzeugt, dass wir geistige Wesen sind, die jetzt in unserem Körper eine physische Erfahrung machen. Durch die Empfängnis betreten wir einen Körper, der manchmal mit negativer emotionaler Energie geliefert wird. Die Auswirkungen von geerbten eingeschlossenen Emotionen können verheerend sein und emotionale und physische Schmerzen verursachen. Ich glaube, dass wir diesen Kreislauf aufhalten können, zumindest zu einem großen Teil!

> Jede eingeschlossene Emotion, die wir lösen, ist eine weitere eingeschlossene Emotion, die nicht an die Nachkommen dieser Person weitergegeben werden kann. Das ist einer der vielen Gründe, warum Kinder und Jugendliche den Emotion Code brauchen.

Selbst wenn sie zu diesem Zeitpunkt nicht leiden, haben sie wahrscheinlich immer noch eingeschlossene Emotionen, die sie am Ende an ihre eigenen Kinder weitergeben könnten. Diese zu lösen kann dazu beitragen, zukünftige Schmerzen und Leiden von Menschen zu verringern, die noch nicht einmal geboren sind.

Die Ungeborenen gesehen

Vor einigen Jahren sprach ich auf einer Konferenz im Westen der Vereinigten Staaten. Es waren etwa 300 Zuhörer anwesend, und an einem bestimmten Punkt in meinem Vortrag bat ich einen Freiwilligen, der erhebliche körperliche Schmerzen hatte, nach vorn zu kommen. Eine Reihe von Personen hob die Hand, und ich entschied mich schließlich für eine Frau mittleren Alters. Sie humpelte auf die Bühne und erklärte dem Publikum, dass sie seit einem Jahr ein ausgeprägtes Hüftproblem habe, das ihr das Leben wirklich schwer mache. Sie sagte, sie sei deswegen schon bei mehreren Ärzten gewesen, aber es habe sich noch nichts gebessert. Sie zeigte den Zuschauern, wie sie ihr Bein am Kniegelenk mit beiden Händen manuell anheben musste, um in ihr Auto ein- oder aussteigen zu können. Sie sagte, dass ihr Schmerz in diesem Moment bei einer Neun auf einer Schmerzskala von Null bis Zehn war, wobei Null bedeutet, überhaupt keinen Schmerz zu haben.

Nach ein paar Minuten Arbeit war ihr Schmerzpegel auf eine Vier gesunken. Das Nächste, was sich nun zeigte, machte diesen Moment für uns beide zu einem besonders denkwürdigen Ereignis: Die nächste zugrunde liegende Ursache ihrer Hüftschmerzen stellte sich als eine geerbte eingeschlossene Emotion heraus. Es handelte sich um eine Angst, die sie bei der Empfängnis von ihrem Vater erhalten hatte. Ihr Vater hatte sie von seinem Vater erhalten, der sie von seinem Vater erhalten hatte, und sie ging auf diese Weise zwölf Generationen väterlicherseits zurück.

Ich glaube, dass das Unterbewusstsein des Individuums sich weit mehr bewusst ist, als der bewusste Verstand zu erkennen vermag. Im Laufe vieler Jahre dieser Heilungsarbeit habe ich festgestellt, dass die Geister der verstorbenen Vorfahren eines Menschen auf der Bildfläche aufzutauchen scheinen, wenn sich eine geerbte Emotion von ihnen und ihren lebenden Nachkommen ankündigt, um gelöst zu werden. Ich selbst habe nie solche Geister gesehen, aber ich habe eine ganze Reihe von Menschen kennengelernt, die die spirituelle Gabe haben, diese Seelen sehen zu können, und die immer wieder bestätigen, was ich beim Testen festgestellt habe. Wenn ich die Person, an der ich arbeite, frage, ob die Vorfahren in direkter Linie hier anwesend sind, lautet die Antwort immer *Ja*. Ich denke, der Grund dafür liegt einfach darin, dass sie ihre Nachkommenschaft bewusst wahrnehmen und dass sie sich auch dessen bewusst sind, dass ein Teil ihrer eigenen emotionalen Lasten kurz vor der Lösung steht.

Dementsprechend fragte ich, bevor ich diese geerbte Emotion der Angst von vor zwölf Generationen löste: „Sind diese verstorbenen

Vorfahren jetzt gerade hier in diesem Raum anwesend?" Die Antwort, die das Unterbewusstsein der Frau durch Muskeltest gab, war ein klares *Ja*. Dann fragte ich: „Befinden sie sich unter den Zuhörern?" Die Antwort lautete *Nein*. „Sind sie hier oben bei uns auf der Bühne?" Die Antwort war *Ja*.

Bitte beachten Sie, dass dies ein völlig optionaler Aspekt bei der Arbeit mit dem Emotion Code ist! Ich finde es einfach faszinierend, dass die Ergebnisse so konsistent sind, dass diese Vorfahren zum Lösen der emotionalen Energie auftauchen, die sie in sich tragen, egal, wie viele Seminare ich halte und in welchem Land ich mich befinde. Das Lustige daran ist, dass sie immer sofort wieder zu verschwinden scheinen, sobald die betreffende Emotion gelöst ist. Ich weiß nicht, warum das so ist, aber das Unterbewusstsein des Individuums, bei dem die Emotion gelöst wird, weiß sehr gut, ob diese Vorfahren anwesend sind oder nicht. In dem sehr seltenen Fall, dass diese Vorfahren nicht verschwunden sind, nachdem die geerbte eingeschlossene Emotion gelöst wurde, scheint es immer zu bedeuten, dass es eine weitere eingeschlossene Emotion zu bearbeiten gibt, die sie betrifft, sodass sie in der Nähe darauf warten.

Ich fuhr also fort und löste die geerbte eingeschlossene Emotion von dieser Frau, indem ich mit dem Magnet zehnmal über ihr Lenkergefäß strich. Anschließend bat ich sie, auf der Bühne auf und ab zu laufen, und ihr Hinken war verschwunden. Sie fing an, auf der Bühne ein wenig zu tanzen, nahm das Mikrophon und berichtete dem Publikum aufgeregt, dass ihre Schmerzen völlig verschwunden seien. Sie ging zurück ins Publikum und nahm wieder ihren Platz ein, und ich beendete meinen Vortrag. Dann machte ich mich auf den Weg zurück zum Ausstellungsstand und schloss mich meinen Mitarbeitern an. Kurz nachdem ich meine Sachen geordnet und Platz genommen hatte, kam eine nette Dame um die 30 mit einer Nachricht für mich an den Stand.

„Dr. Nelson", sagte sie, „ich gehöre zu den Menschen, die die Fähigkeit haben, Geister zu sehen, die andere Menschen nicht sehen können. Es war sowohl ein Segen als auch ein Fluch für mich, aber ich habe diese Fähigkeit mein ganzes Leben lang gehabt. Ich wollte nur, dass Sie etwas wissen. Als Sie da oben auf der Bühne waren und davon sprachen, dass die Vorfahren dieser Frau mit Ihnen auf der Bühne standen, hatten Sie absolut recht, denn ich konnte buchstäblich jeden einzelnen von ihnen sehen. Aber da ging noch etwas anderes vor sich, das ich auch gesehen habe, etwas, von dem ich nicht sicher bin, ob Sie es wissen. Ich sah mindestens 200 Seelen, die die Bühne umgaben, und es war mir sehr klar, dass dies die noch nicht geborenen Nachkommen dieser Frau waren. Sie waren da und freuten sich, dass sie nicht diese lähmende eingeschlossene Emotion würden auf sich nehmen müssen."

Die Worte dieser Frau schienen mir damals und auch heute noch der Wahrheit zu entsprechen. Während der Schwerpunkt Nummer eins beim Emotion Code offensichtlich in der Arbeit mit den Lebenden liegt, ist mir klarer geworden, dass sich die Menschen auf der anderen Seite des Schleiers, und zwar sowohl die, die gelebt haben und gestorben sind, als auch die, die noch geboren werden müssen, der schädlichen Auswirkungen eingeschlossener Emotionen bewusst sind.

Vergangene Generationen befreien

Meiner Meinung nach befreit uns der Tod nicht unbedingt von unseren emotionalen Lasten, weil wir ja geistige Wesen sind. Das Lösen einer geerbten eingeschlossenen Emotion hilft, die Last aller, die sie tragen, zu erleichtern, auch wenn sie nicht mehr in einem physischen Körper leben. Viele Emotion Code-Anwender haben berichtet, dass sie eine tiefe Verbindung zu ihren Vorfahren verspürten, wenn sie eine eingeschlossene Emotion lösten, die sie von einem Vorfahren geerbt hatten.

Tausend Tränen

Ich arbeitete an mir selbst und stellte fest, dass ich eine eingeschlossene Emotion der Hoffnungslosigkeit geerbt hatte. Sie war vom Vater an die Tochter, an den Sohn, an die Tochter, an den Sohn usw. weitergegeben worden und ging insgesamt 27 Generationen zurück. Ich freute mich darauf, diese geerbte eingeschlossene Emotion zu lösen und stellte mir all die Menschen vor, denen ich damit half.

Sobald ich diese Emotion mit zehn Magnetstrichen gelöst hatte, fühlte ich, wie eine Welle von Gefühlen über mich hereinbrach – Dankbarkeit, Erleichterung, Loslassen des Schmerzes und dann Freude. Die Tränen begannen zu fließen, und ich fühlte mich, als ob ich tausend Tränen für all die Menschen weinen würde, die diese Hoffnungslosigkeit in sich getragen hatten und nun frei davon waren.

Was für ein kraftvolles Werkzeug das ist! Ich bin so dankbar, meine Vorfahren auf diese Weise segnen zu können. – Annelle D.

Dankbare Frauen

Ich habe an mir selbst gearbeitet und eine eingeschlossene Emotion identifiziert, die geerbt war. Sie ging mütterlicherseits sechs Generationen zurück. Als ich die Emotion gelöst hatte, überkamen mich Freude, Dankbarkeit und Tränen. Diese Frauen aus meiner Herkunftsfamilie (meine Vorfahren) kamen auf mich zu und dankten mir. Danach hatte ich ganze zehn Minuten lang Tränen in den Augen! – Rachel M.

Ein Vorfahre fast wie Abraham Lincoln

Während einer Emotion Code-Sitzung mit meiner Therapeutin löste sie eine geerbte Emotion von einem Mann dreizehn Generationen zurück väterlicherseits. Sie ist sehr intuitiv und erzählte mir, dass dieser Mann schwarzes Haar, einen schwarzen Bart und einen Zylinder trug … also quasi aussah wie Abraham Lincoln. Aber von der Zeit her lag das weiter zurück als Abraham Lincoln. Ich dachte nicht wirklich viel über diesen Mann nach oder darüber, was er für mich bedeuten könnte.

Etwa eine Woche später wachte ich zwischen zwei und vier Uhr morgens auf. Nachdem ich mich eine Weile hin und her gewälzt und dann ein bisschen gelesen hatte, beschloss ich, mit dem Emotion Code „herumzuspielen" und zu sehen, was ich tun konnte.

Ich stieß auf eine geerbte Emotion, die ich löste. Dann fühlte ich mich extrem müde und ging zurück ins Bett. Aber ich konnte nicht schlafen. Das lag nicht daran, dass ich nicht schläfrig war, sondern daran, dass das Zimmer sehr voll war. Welch ein Gefühl, als wäre mein Zimmer mit vielen Menschen angefüllt, die sich alle auf mich konzentrierten! Es war nicht beängstigend. Sie hatten einfach ein Interesse an mir und an dem, was ich tat. Unter ihnen war dieser Mann mit dem Zylinderhut. Ich fragte mich, warum sie da waren, da ich davon ausging, dass sie da sein würden, wenn die Emotion gefunden ist, aber sobald sie gelöst ist, würden sie wieder gehen. Warum waren sie also noch da? Ich versuchte wieder einzuschlafen, aber diese Frage tauchte immer wieder in meinem Kopf auf. Irgendwann wurde mir klar, dass ich die Emotion nicht korrekt gelöst hatte. Ich hatte sie versehentlich wie eine gewöhnliche eingeschlossene Emotion lösen wollen und nicht wie eine geerbte Emotion. Also stand ich auf und machte die zehn Magnetstriche, um diese Emotion von uns allen zu lösen. Ich überprüfte es, und die Emotion war weg. (Ich hatte vorher nicht nachgeprüft.) Dann ging ich zurück ins Bett.

Ich hatte jedoch das Gefühl, dass sie immer noch in meinem Zimmer waren. Ich „wusste" zwar, dass sie noch da waren, aber ich spürte nicht mehr die Intensität, die ich vorher gespürt hatte. Mir wurde jedoch klar, dass noch eine andere Emotion gelöst werden wollte. Ich sagte ihnen, dass ich sie am Morgen lösen würde, wenn ich aufstehe, und schlief sofort ein.

Am nächsten Morgen waren sie immer noch da. Also stand ich auf, fand die geerbte Emotion und löste sie. Bis auf den Mann mit dem Zylinder waren anschließend alle weg. Von Zeit zu Zeit spüre ich ihn immer noch um mich herum. Meine Therapeutin überprüfte, wer es ist, und sagte, es sei ein Vorfahre. Vielleicht hilft er mir, diese geerbten Emotionen zu finden. Ich stelle fest, dass es – wenn ich ausdrücklich darum bitte, dass geerbte Emotionen gelöst werden dürfen – mir direkt zufließt, welche Emotionen es sind.

Nachdem ich meinem Bruder von dieser Erfahrung berichtet hatte, schlug er vor, dass ich doch vielleicht Informationen über die

Familiengeschichte von diesen Ahnen einholen solle, bevor ich die Emotionen löse. Hm! Ich frage mich … – Audrey V.

Eine Botschaft von Mutter

Kürzlich hängte ich eine Saisongirlande an meinen Kaminsims. Ich war zufrieden mit der Wirkung, nachdem ich noch ein paar zusätzliche Herbstdekorationen hinzugefügt hatte, um sie aufzupeppen. Nachdem ich diese Aufgabe erledigt hatte, drehte ich mich um und wollte im Wohnzimmer, wo ich gerade die Girlande aufgehängt hatte, ein paar Gymnastik-Übungen machen.

Etwa fünf Minuten nach Beginn meiner Übungsroutine fiel einer der Styroporkürbisse hinter mir herunter. Ich dachte: „Das war seltsam", denn ich hatte diese leichten Kürbisse fest zwischen die Blätter der Girlande gesteckt, damit sie sicher halten würden. Ich wandte meine Aufmerksamkeit wieder meiner Übungsroutine zu, als wenige Minuten später ein weiterer Styroporkürbis direkt vor mir landete. Ich hörte mit dem Training auf.

„Okay, wer ist hier? Du hast meine Aufmerksamkeit." Ich wollte genau wissen, wer diese Person war, weil ich weiß, dass Besucher mit guten Absichten aus der anderen Welt nicht einfach zufällig und ohne einen Grund auftauchen. Nichts Offensichtliches beeindruckte meinen Verstand. Also machte ich einen Muskeltest, um herauszufinden, ob es sich um einen Mann oder eine Frau handelte. Es war eine weibliche Person, und dann kam mir der Gedanke, dass es meine Mutter sein könnte. Ich überprüfte diesen Eindruck noch einmal per Muskeltest, und tatsächlich war sie es.

Meine Mutter war im Mai 2014 gestorben. Sie hatte die meiste Zeit ihres Lebens ein emotional schmerzerfülltes Leben gehabt. Als mir bewusst wurde, wie hilfreich Energiearbeit für Menschen sein kann, hatte ich sie ermutigt, diese Art von Heilungsarbeit zu betreiben. Sie war jedoch überhaupt nicht interessiert und hatte gesagt: „Ich habe in diesem Leben genug Tränen geweint, ich will nicht noch mehr weinen." Offensichtlich verstand sie nicht, worum es ging, trotz meiner Bemühungen, ihr energetisches Arbeiten so einfach wie möglich zu erklären. So starb sie, ohne jegliche Hilfe durch diese Modalität in Anspruch genommen zu haben, die ihren emotionalen Schmerz und all die Erinnerungen und Traumata, die das verursacht hatten, hätte lindern können.

Nun, da ich wusste, dass es meine Mutter war, die aufgetaucht war, sprach ich sie laut an und ließ sie wissen, dass ich daran interessiert war, ihre Botschaft zu hören, was auch immer es war. Ich wartete noch eine Minute. Da wusste ich, dass ich eine Sitzung für mich selbst brauchte zum Thema „allgemeine Klärung".

Mitten in der Sitzung entdeckte und löste ich sieben geerbte eingeschlossene Emotionen, die in der mütterlichen Linie von meiner Mutter auf mich übergegangen waren. Einige davon gingen viele Generationen zurück. Nachdem ich sie von mir selbst gelöst hatte, bestätigte ich auch, dass alle Generationen von Frauen sich dafür entschieden hatten, die Befreiung auch für sich selbst zu akzeptieren.

Als ich fertig war, neckte ich meine Mutter ein wenig und sagte: „Du glaubst jetzt also daran? Warum willst du, dass ich das für dich tue?"

Ihre Antwort an mich lautete: „Ich kann hier nicht so schnell vorankommen, wie ich will, ohne dass diese Dinge von mir gelöst werden."

Das Ganze hinterließ in mir Gefühle von Belustigung, Liebe und Dankbarkeit. Belustigung über ihre Bereitschaft nach so vielen Jahren der Sturheit, Liebe zu ihr und der Bereitschaft, die sie jetzt zeigte, und Dankbarkeit dafür, dass ich die Informationen, die Fähigkeit und den Wunsch hatte, ihr zu helfen, sowie Dankbarkeit dafür, dass man mir dieses heilige Geschenk anvertraute, um meinen Liebsten helfen zu können.

Dies war eine wunderbare Erfahrung, die mir dadurch geschenkt wurde und die mir half, mein Verständnis und meine Wertschätzung für die Kraft dieser Arbeit, an der ich beteiligt bin, zu erweitern. Zu wissen, dass die Anstrengungen, die ich auf dieser Seite des Schleiers unternehme, so viel für meine verstorbenen Angehörigen auf ihrer Reise in dem Reich, in dem sie jetzt leben, bewirken, hat mich sehr demütig gestimmt. – Terri M.

Hoffnungslosigkeit, die 22 Generationen zurückging

Vor einigen Jahren rief ich meine Tochter Natalie an und bat sie, eine Fernsitzung für mich zu machen und alles zu lösen, was sie finden könne. Wir waren Hunderte von Kilometern voneinander entfernt, sie in ihrem Haus und ich in meinem.

Nachdem sie den Telefonhörer aufgelegt hatte, stellte sie eine Stellvertreterverbindung mit mir her (→ Kapitel 9, Seite 317ff.) und stellte sofort fest, dass ich eine eingeschlossene Emotion der Hoffnungslosigkeit geerbt hatte. Als sie das entdeckte, war ihr plötzlich zum Weinen zumute. Sie testete mich weiterhin aus der Ferne und stellte fest, dass ich diese eingeschlossene Emotion von meinem Vater geerbt hatte und dass er sie von seiner Mutter erhalten hatte, diese von ihrer Mutter, die es von ihrer Mutter erhielt und so weiter. Natalie fuhr mit dem Testen fort und stellte fest, dass diese spezifische Emotion ihren Ursprung bei einer Vorfahrin hatte, die zweiundzwanzig Generationen vor mir gelebt hatte.

Plötzlich spürte Natalie die Gegenwart dieser bestimmten Vorfahrin. Sie nahm wahr, dass sie direkt neben ihr stand, und sie konnte ihre Gefühle spüren. Sie merkte, wie verzweifelt diese Urur-ur…-Großmutter darauf wartete, dass diese emotionale Energie von ihren Nachfahren gelöst würde. Gleichzeitig konnte Natalie fühlen, wie überwältigt von Dankbarkeit diese Ururur…-Großmutter war, dass dies nach all dieser Zeit tatsächlich getan wurde.

Natalie löste diese geerbte Emotion der Hoffnungslosigkeit von mir, und sie konnte fühlen, wie die Erleichterung sich wie Wellen durch alle dazwischenliegenden Generationen hindurch ausbreitete.

Am Ende stellte sich dies als eine der tiefsten Heilungserfahrungen meines Lebens heraus.

Stellen Sie sich vor, Ihr ganzes Leben lang neben einer Fabrik zu leben. Stellen Sie sich vor, aus dieser Fabrik käme ein ständiges Brummen. Diese spezielle Fabrik schließt nie, steht keinen Tag still. Das Brummen, das aus dieser Fabrik kommt, hört nie auf, es ist vierundzwanzig Stunden am Tag da, sieben Tage in der Woche, und es ist schon Ihr ganzes Leben lang zu hören. Es ist sehr wahrscheinlich, dass Sie das Brummen, das aus dieser Fabrik kommt, gar nicht bemerken würden. Es wären einfach Hintergrundgeräusche, die Sie ausblenden würden. Wenn diese Fabrik jedoch plötzlich stillgelegt oder aus irgendeinem Grund geschlossen und dieses Brummen plötzlich aufhören würde, wäre die Stille „ohrenbetäubend".

Mein ganzes Leben lang hatte ich im Hintergrund dieses Gefühl der Hoffnungslosigkeit gehabt. Ich wusste, dass dies ein Gefühl war, mit dem ich zu kämpfen hatte. Tatsächlich musste ich während der Zeit, in der ich die erste Ausgabe des Buches „Der Emotion Code" schrieb, jeden Tag eine halbe bis eine Stunde damit verbringen, mir sehr positive, hoffnungsvolle und inspirierende Aufnahmen anzuhören, um dieses Hintergrundgefühl der Hoffnungslosigkeit zu überwinden, bevor ich schreiben konnte. Ich erinnere mich deutlich daran, wie hoffnungslos es sich anfühlte, dieses Buch zu schreiben. Wenn mich damals jemand gebeten hätte, mit einem Wort zu beschreiben, wie sich dieses Buchprojekt für mich anfühlte, hätte ich ohne zu zögern das Wort *hoffnungslos* verwendet.

Plötzlich war das Hintergrundgefühl der Hoffnungslosigkeit verschwunden. Und erst dann, als es weg war, konnte ich es begreifen. Als es verschwand, war die Stille in gewisser Weise *ohrenbetäubend*. Erst als es beseitigt war, konnte ich verstehen, dass dieses Hintergrundgefühl mich in jeder wachen Stunde meines Lebens begleitet hatte, mein ganzes Leben lang. Diese geerbte eingeschlossene Emotion loszuwerden veränderte mein Leben.

Ich hatte diese eingeschlossene Emotion auch an meine Tochter Natalie weitergegeben, und von dieser emotionalen Energie befreit zu werden, veränderte auch ihr Leben. Sie ist eine erstaunliche Künstlerin und malt mit großem Talent Porträts und Landschaften. Ihre künstlerische Begabung kam erst zum Vorschein, nachdem diese geerbte Emotion der Hoffnungslosigkeit verschwunden war. Innerhalb eines Jahres, nachdem die Emotion von uns gelöst worden war, hatte Natalie eine Kunstausstellung in Seattle, und ihre Mutter und ich waren erstaunt über das Talent und die Kunst, die nur so aus ihr herausströmten. Wäre diese geerbte Hoffnungslosigkeit nie von ihr genommen worden, so glaube ich ehrlich gesagt, dass ihre unglaublichen künstlerischen Fähigkeiten nie zum Vorschein gekommen wären.

Denken Sie über Ihr eigenes Leben nach. Fühlen Sie sich manchmal auf irgendeine Weise blockiert? Ist es möglich, dass ein Teil Ihres emotionalen Ballasts auf einige Ihrer Vorfahren zurückgeht, die schwierige Zeiten durchlebt haben? Wenn eine geerbte eingeschlossene Emotion aus einem Stammbaum gelöst wird, bricht sie eine dunkle Kette auf, die den Fortschritt dieser Familienmitglieder behindert hat. Was für eine schöne Sache, nicht nur sich selbst, sondern auch Ihre Vorfahren und Ihre Kinder befreien zu können!

Im folgenden Kapitel erfahren Sie, wie eingeschlossene Emotionen eine Mauer um Ihr Herz bilden und Ihre Fähigkeit, Liebe zu geben und zu empfangen, beeinträchtigen können.

8
Die Mauern um unsere Herzen

Ich will nicht als Dummkopf dastehen.
Ich lasse mir von dir nicht das Herz brechen.
Ich baue eine Mauer. Sie wird jeden Tag höher.
Dieses Mal werde ich nicht zum Opfer der Liebe …
Ich verschließe das, was ich tief in mir fühle.
Du schaffst es niemals, die Tür aufzubrechen.

VICTIM OF LOVE
der Gruppe ERASURE

Eingeschlossene Emotionen können eine Mauer um Ihr Herz bilden und damit verhindern, dass Sie Ihr Leben in vollen Zügen genießen können. Der folgende Bericht stammt von einer ehemaligen Patientin, die vor langer Zeit einmal eine Herzmauer hatte …

Das Märchen leben

Zu der Zeit, als Dr. Nelson meine Herzmauer auflöste, war ich ungefähr 51 Jahre alt und hatte bereits 22 Jahre lang bei der Walt Disney Company gearbeitet. Es war eine arbeitsreiche und spannende Karriere, verbunden mit Reisen um die ganze Welt, und ich lernte viele interessante und kreative Menschen kennen. Ich hatte eine wunderbare Familie und viele enge Freundschaften. Verheiratet war ich nie, ich war weder dagegen noch brannte ich darauf. Es war einfach kein Thema. Mein Leben war mit anderem angefüllt.

Später, im gleichen Jahr, planten zwei meiner Freunde eine Reise nach China. Sie fragten mich, ob ich nicht mitkommen wolle, aber ich sagte, ich sei in meiner beruflichen Tätigkeit unabkömmlich. Sie versuchten weiterhin, mich davon zu überzeugen, doch mitzukommen. Es war, als ob eine unsichtbare Hand mich in Richtung China schieben würde. Schließlich dachte ich, wenn ich jemals nach China reisen wollte, könnte ich es auch jetzt tun, und entschloss mich dazu, an der Reise teilzunehmen.

Die Reisemöglichkeiten in China waren zu dieser Zeit eingeschränkt, und so schlossen wir uns einer Reisegruppe an. Da gab es einen sehr netten Herrn in der Reisegruppe, einen Rechtsanwalt, der seit sieben Jahren geschieden war. Er lebte in Newport Beach, ungefähr vierzig Meilen entfernt von meinem Wohnort an der kalifornischen Küste. Während unserer Chinareise lernten wir uns auf eine sehr unprätentiöse Art und Weise kennen.

Auf dem Heimflug saßen wir nebeneinander, und er fragte mich, ob ich am nächsten Wochenende mit ihm ausgehen würde ... Wir waren ein Jahr zusammen, als er mir an Thanksgiving [Erntedankfest, amerikanischer Feiertag, Anm. d. Übers.] einen Heiratsantrag machte. Sechs Monate später heirateten wir, ich war zu dieser Zeit 53.

Wenn ich zurückblicke auf die Zeit, nachdem meine Herzmauer gelöst war, so stelle ich fest, dass sich vieles im Vergleich zu vorher geändert hatte. Ich fing an, mich für die Möglichkeit zu öffnen, jemanden in mein Leben zu lassen, für den ich und der für mich da war. Das passierte auf der Gefühlsebene. Es fühlte sich einfach wie der nächste Schritt an, jemanden zu finden, mit dem ich mein Leben teilen konnte. Da war eine neue Bereitschaft, die ich nie zuvor verspürt hatte. Es konnte nur die Entfernung dieser unsichtbaren Mauer gewesen sein – von deren Existenz ich noch nicht einmal gewusst hatte –, was es mir ermöglicht hatte, diesen wunderbaren Mann in mein Leben treten zu lassen.

Für alle von Ihnen, die denken, Frauen ab einem „gewissen Alter" könnten nicht mehr heiraten: Lassen Sie Ihre Herzmauer lösen! Bleiben Sie offen für die Möglichkeiten, die das Leben Ihnen bietet, und erinnern Sie sich an meine Geschichte. Wir werden bald unseren fünften Hochzeitstag feiern, sind gerade in unser neues Haus an der kalifornischen Küste gezogen mit Blick auf das Meer und die Insel Catalina und leben das Märchen. Vielen Dank, Dr. Nelson. – Lynne R., Kalifornien

Das Herz-Gehirn

Ihr Herz erzeugt im Vergleich zu Ihrem Gehirn das Sechzig- bis Tausendfache an Strom und elektromagnetischer Energie. Das macht das Herz eindeutig zum kraftvollsten Organ des Körpers. Als Sie ein winziger Fötus waren, der im Mutterleib wuchs, war es Ihr Herz, das als erstes Organ ausgebildet wurde, noch vor Ihrem Gehirn. Ihr Herz schlägt ungefähr 100.000 Mal am Tag, das sind vierzig Millionen Mal im Jahr. Sollte die Verbindung zum Gehirn einmal unterbrochen werden, so würde das Herz trotzdem einfach weiterschlagen.

> Ihr Herz ist der Kern Ihres Wesens, der Kern dessen, wer Sie wirklich sind.

Forschungsergebnisse zeigen, dass das Herz mehr ist als eine bloße Pumpe. Um 1970 fanden Wissenschaftler heraus, dass das Herz ein ausgeklügeltes Nervensystem besitzt, eine Entdeckung, die zur Gründung einer neuen Richtung innerhalb der Medizin führte, der Neurokardiologie. Tatsache ist, dass wir alle *zwei* Gehirne besitzen. Zu ihrer Verwunderung fanden die Wissenschaftler heraus, dass das Gehirn in unserem Kopf Mitteilungen *befolgt*, die von dem *Gehirn in unserem Herzen* ausgesendet werden.

Ihr Herz sendet ständig Informationen an Ihren Körper: Jeder Herzschlag trägt wichtige Botschaften in sich, die Ihre emotionale und körperliche Gesundheit beeinflussen.

Wenn Sie einem anderen Menschen gegenüber Liebe verspüren, senden Sie in Wirklichkeit mit Ihrem Herz-Gehirn ein kraftvolles elektromagnetisches Signal an diese Person.

Medizinische Untersuchungen haben wiederholt deutlich messbare positive Effekte auf unsern Körper nachgewiesen, die durch Gefühle der Liebe und Wertschätzung für andere entstehen. Der gleiche positive Einfluss tritt in Ihrem Körper auf, wenn Sie der Empfänger sind – wenn also jemand anders Ihnen Liebe und Wertschätzung sendet.[1]

Wissenschaftler haben entdeckt, dass die vom Herzen ausgehenden elektromagnetischen Signale tatsächlich in den elektrischen Wellen des Gehirns einer anderen Person nachweisbar sind. Am stärksten ist dieses Phänomen ausgeprägt, wenn zwei Menschen einander berühren oder sich in nächster Nähe befinden. Aber auch über eine Distanz hinweg ist es nachweisbar.[2]

In diesem Kapitel geht es darum, wie diese Kommunikation zwischen uns beeinträchtigt oder gestört wird, wenn wir eine Herzmauer haben.

Eine Mutter wird endlich gewürdigt

Mein ganzes Leben lang hatte ich unter Bindungsproblemen gelitten und dachte einfach, dass mein Leben immer so sein würde. Das Verrückte an der Entfernung der Herzmauer ist, dass dadurch die Energie um Sie herum sofort verändert wird, sodass andere um Sie herum sich Ihnen gegenüber anders verhalten.

Ich hatte viel Streit mit meinen vierzehn- und sechzehnjährigen Töchtern und hatte das Gefühl, dass sie mich einfach nicht zu schätzen wüssten und ich ihnen gleichgültig sei. Meine vierzehnjährige Tochter hatte bei vielen Gelegenheiten gesagt, dass ihr die Beziehung zu mir völlig egal sei, und ich hatte das Gefühl, dass es keine Hoffnung für unsere Beziehung geben würde.

Innerhalb weniger Stunden, nachdem meine Herzmauer entfernt war, trafen die beiden sich und sprachen über mich, und meine ältere Tochter begann, meiner jüngeren Tochter zu erklären, wie viel ich für sie tue, wie ich aufgewachsen war und womit ich als Kind klarkommen musste. Nach ihrem Gespräch erhielt ich eine sehr nette Textnachricht von meiner älteren Tochter, in der sie sagte, dass sie mich schätzt und mir für alles dankt, was ich für sie tue. Ich war völlig überrascht, weil ich sonst nie solche Textnachrichten von ihr bekomme.

Als ich nach Hause kam, sagte mein Mann: „Du musst sofort nach oben kommen." Ich folgte ihm nach oben, und er zeigte mir einen dreiseitigen Brief, den meine Vierzehnjährige geschrieben und auf mein Bett gelegt hatte. Sie erklärte, dass sie und ihre Schwester miteinander geredet hätten und dass sie erkannt habe, dass sie viel zu hart mit mir umgegangen sei und führte aus, dass sie sich gut vorstellen könne, wie es wohl gewesen sei in der Situation, in der ich aufgewachsen sei und dass es für mich in Ordnung sei, so zu sein, wie ich bin. Das Seltsamste, was sie sagte, war: „In ein paar kurzen Stunden hat sich meine ganze Art, über dich zu denken, verändert." Sie sagte, das müsse Gott gewesen sein. Ich konnte nicht glauben, was ich da las. Ich konnte es nur darauf zurückführen, dass die Herzmauer entfernt worden war. Ich erzählte meiner Schwester davon, und sie sagte: „Das gibt dem Sprichwort eine neue Bedeutung: Veränderung muss von innen heraus beginnen." Ich danke Ihnen, Dr. Nelson, für Ihre Arbeit und dafür, dass Sie dies mit dem Rest der Welt teilen. – Lesli M.

Herztransplantationen

Seit einigen Jahrzehnten hat die medizinische Wissenschaft bereits die bemerkenswerte Fähigkeit, Organe eines Menschen in den Körper eines anderen zu transplantieren. Aber erinnern Sie sich an die Geschichte des Kriegsveteranen und seiner Blutzellen? Wenn schon einzelne Zellen einer Person unabhängig von ihrem Aufenthaltsort eine derart starke Verbindung aufrechterhalten, um wie viel mehr dann ein vollständiges Organ! Jeder kennt Berichte von Organempfängern, die plötzlich Interesse an einer bestimmten Sportart oder ein unerklärliches Verlangen nach dem Lieblingsessen des Organspenders entwickeln. Herztransplantatempfänger haben von Anfang an über derartige Symptome berichtet. Die Ärzte konnten derlei Berichte allerdings nicht zuordnen und schrieben sie daher der Fantasie der Patienten zu.

Versuchen Sie das dem Transplantationspatienten zu erklären, der noch nie Hot Dogs oder Baseball mochte, aber jetzt nicht genug davon bekommen kann, seit er das Herz eines begeisterten White-Sox-Fans erhalten hat, oder einer Frau, die jetzt immer zu Tränen gerührt ist, wenn sie ein bestimmtes Lied hört, ein Lied, das für sie vor ihrer Transplantation absolut nichtssagend war. Eine große Zahl von Herztransplantatempfängern berichtete über neue Vorlieben für oder Verlangen nach bestimmten Speisen und Getränken, über Veränderungen ihrer Handschrift und ihres Musikgeschmacks und über Erinnerungen, die nicht ihre eigenen zu sein scheinen.[3]

> Das Herz hat seine eigene einzigartige Intelligenz. Es kann denken, fühlen und sich erinnern.

Inzwischen gibt es zahlreiche Belege dafür, dass das Herz ein Speicher für unsere Erinnerungen und Gefühle ist. Es erzeugt starke Emotionen, hilft uns, uns auf einer tiefen und bedeutungsvollen Ebene miteinander zu verbinden, und zieht uns zu den Dingen hin, die uns helfen können, am glücklichsten zu sein. Ja, das Herz ist unendlich viel wichtiger als eine bloße Pumpe.

Auch Kinder benötigen die Entfernung ihrer Herzmauer

Eine Fünfzehnjährige kämpfte mit Depressionen und Angstzuständen. Dies beeinträchtigte ihren Schulbesuch, ihre Aufgaben und ihr soziales Leben. Wir beseitigten eingeschlossene Emotionen und eine Herzmauer – einige dieser Emotionen waren geerbt gewesen. Der Emotion Code hat bewirkt, dass diese Herausforderungen nicht mehr extrem heftig sind, sondern dass sie sie inzwischen sehr gut im Griff hat.

Eine Zehnjährige kämpfte mit ADS-Symptomen und Verständnisschwierigkeiten beim Lesen und in Mathematik. Ihre Herzmauer und ihre eingeschlossenen Emotionen wurden gelöst, und jetzt ist sie ein neuer Mensch! Sie kann sich konzentrieren, ist zu einem Bücherwurm geworden und kann nun alle ihre Matheaufgaben der derzeitigen Klassenstufe erledigen. – Harley H.

Die Entdeckung der Herzmauer

Hatten Sie jemals das Gefühl, eine *Mauer bauen* zu müssen, um sich selbst vor einer wie auch immer gearteten negativen Situation zu schützen? Es scheint so, als sei dieser geläufige Satz nicht nur eine bedeutungslose Redewendung. Es könnte tatsächlich sein, dass Sie buchstäblich eine Mauer aus emotionaler Energie um Ihr Herz errichtet haben, die Ihnen emotional und körperlich schaden könnte! Wir nennen dieses Phänomen die *Herzmauer*, und so kam es zu ihrer Entdeckung:

An einem Morgen im März 1998 weckte meine Frau Jean mich früh und erzählte mir von einem beeindruckenden Traum, den sie gehabt hatte. Sie spürte, dass ihr Traum eine tiefere Bedeutung hatte, die mit ihrer Gesundheit zusammenhing.

In ihrem Traum hatte Jean eine Edelstahl-Drehscheibe für Bestellungen gesehen, wie sie in amerikanischen Restaurants und Lokalen üblich sind. An der Drehscheibe waren drei Aufträge befestigt. Sie verstand intuitiv, dass jeder Auftrag ein Problem darstellte, das mit ihrer Gesundheit zu tun hatte.

Uns wurde klar, dass Jeans Unterbewusstsein durch den Traum mit ihr kommunizierte und die Bedeutung dieses Traums kannte. Daher fingen wir an, ihr Fragen über die Aufträge an der Drehscheibe zu stellen und den Muskeltest auszuführen. Die Bedeutung der ersten beiden gesundheitlichen Belange fanden wir schnell heraus und konnten sie korrigieren. Als ich mich dann dem dritten Thema zuwandte, passierte etwas völlig Unerwartetes. Plötzlich hatte ich so etwas wie eine Vision im Wachzustand. Vor meinem geistigen Auge sah ich klar und deutlich einen wunderschönen, auf Hochglanz polierten Parkettboden. Zusammen mit dieser Vision kam mir die Erkenntnis, dass sich Jeans *Herz unter diesem Fußboden* befinde!

Das ergab logisch keinen Sinn, aber das Bild dieses glänzenden Fußbodens verbunden mit der Wahrnehmung, dass ihr Herz darunter verborgen lag, war klar und deutlich, und vor allem blieb es mir vor Augen. Ich wollte herausfinden, was all das zu bedeuten hatte, sofern es mir auf irgendeine Art möglich war. Ich beschrieb Jean, was ich sah, und fragte sie, ob sie eine Idee habe, was das bedeuten könnte.

„Gestern Abend fühlte ich mich nicht sehr wohl, und Lana sagte mir, dass sie eine Art von Energie über meinem Herzen verspüre. Vielleicht war es das, was sie wahrnahm." (Meine Schwägerin Lana ist eine sehr talentierte und intuitive Heilerin.) Sie sagte: „Ich weiß nicht wirklich, was es bedeutet."

Fasziniert aber verwirrt beschlossen wir, um göttliche Führung und Inspiration zu bitten und begannen dann, nach mehr Informationen darüber zu suchen, was diese Vision zu bedeuten hatte.

Was genau war das, was wir gerade im Begriff waren, zu entdecken? Und wie wichtig war es? Meinen Geist für einen Moment zur Ruhe zu bringen, veranlasste mich dazu, eine weitere Frage zu stellen: „Besteht diese Mauer aus eingeschlossenen Emotionen?" Intuitiv wusste ich, dass die Antwort *Ja* lautete, und Jeans Arm testete stark, was dies bestätigte.

Plötzlich wurde mir die symbolische Bedeutung klar. Ich wusste, wie empfindlich das menschliche Herz gegenüber Verletzungen ist. Außerdem kannte ich Jeans Vergangenheit.

Jean war ein empfindsames und schüchternes kleines Mädchen gewesen. Wie viele von uns war sie in einem unvollkommenen dysfunktionalen Zuhause aufgewachsen. Sie hatte zwar einige wundervolle Erinnerungen, sie liebte ihre Eltern und Geschwister und war sich sicher, dass sie von ihnen geliebt wurde, doch fühlte sie sich in emotionaler Hinsicht niemals wirklich sicher.

Sie konnte nie vorhersagen, wie die emotionale Stimmung in ihrem Zuhause von einem Moment zum anderen sein würde. Es kam häufig zu Wutausbrüchen, und es gab oft ganz plötzlich harte Worte in Bezug auf Dinge, die eigentlich unbedeutend waren. Sie und andere Familienmitglieder bewegten sich in solchen Momenten wie auf dünnem Eis. Sie wusste nie, wann sie wieder angegriffen oder für etwas beschuldigt werden würde.

Zu diesem Zeitpunkt hatte ich bereits seit einigen Jahren eingeschlossene Emotionen bei meinen Patienten gelöst, aber die Entdeckung, dass eingeschlossene Emotionen eine *Mauer* um das Herz bilden können, war für mich buchstäblich eine Offenbarung. Im Laufe der Jahre hatte ich oft das Gefühl, dass mir in der Arbeit mit meinen Patienten etwas fehlte. Manchmal wusste ich, dass ein Patient emotional belastende Dinge im Leben erlebt hatte, dass er emotionalen Ballast haben musste, aber ich konnte ihn nicht finden. Das Unterbewusstsein einiger meiner Patienten sagte dann: „Nein, ich habe keine eingeschlossenen Emotionen, die gelöst werden können", obwohl ich wusste, dass sie emotionale Lasten haben mussten, an die ich einfach nicht herankam. Die Entdeckung der Herzmauer war das fehlende Stück des Puzzles!

Ich bin so begeistert!

Seit ich meine Herzmauer gelöst habe, habe ich viel mehr Klarheit erlangt. Ich habe angefangen zu meditieren, und meine Lebenseinstellung hat sich verändert. Ich möchte so gern vielen anderen helfen zu sehen, wie das Leben so lichtvoll sein kann, nachdem eingeschlossene Emotionen entfernt sind … Ich bin so begeistert, dass ich kaum schnell genug tippen kann! – Kelly S.

Schutz für den Kern unseres Wesens

Unsere Herzen erleben im Laufe des normalen Lebens sehr viel. Wörter wie *Herzschmerz* und *gebrochenes Herz* existieren, weil es unser Herz ist, das Schmerz empfindet, wenn wir emotional verletzt sind. Es gibt keine Begriffe wie *Nierenbruch* oder *Bauchspeicheldrüsenschmerz*. Erinnern Sie sich an dieses eigentümliche körperliche Gefühl, das unter starker emotionaler Belastung im Herzbereich auftreten kann? Fast jeder hat dieses Gefühl schon einmal verspürt.

Menschen gehen mit unbequemen und schmerzhaften Situationen auf vielfältige Weise um. Manche reagieren mit Angriff, andere mit Rückzug, wiederum andere verstecken sich. Meistens jedoch verspüren wir das Bedürfnis, uns selbst zu verteidigen und uns gegen weitere Verletzungen zu schützen. Weil Ihr Herz so wichtig ist, weiß Ihr Unterbewusstsein, dass es Ihr empfindsames Herz manchmal vor Gefahren schützen muss. Wie funktioniert das also?

Nehmen wir an, Sie müssen sich vor körperlichen Gefahren schützen. Die logischste Vorgehensweise wäre es, sich hinter dem zu verstecken, was Sie finden können. Auch Ihr Unterbewusstsein folgt dieser logischen Denkweise. Wenn Ihr Herz verletzt wird oder Gefahr läuft, gebrochen zu werden, reagiert Ihr Unterbewusstsein schnell, indem es einen Schutzraum baut, um es abzuschirmen.

Dies geschah bei Jean als kleines Mädchen. Sie brauchte einen Unterschlupf für ihr Herz, also trat ihr Unterbewusstsein in Aktion und baute eine Mauer auf. Und die am besten erreichbaren und reichhaltig vorhandenen „Baumaterialien", die zur Verfügung standen, waren zufälligerweise eingeschlossene Emotionen.

Zunächst wunderte ich mich sehr über diese Vorgehensweise, bis ich erkannte, dass das Unterbewusstsein höchstwahrscheinlich bestimmten Regeln folgt. So ist es beispielsweise nicht möglich, eine Mauer aus „Nichts" zu bauen. In der Welt, in der wir leben, bestehen alle Dinge um uns herum aus Energie, und ich bin davon überzeugt, dass das Unterbewusstsein dieses Konzept versteht. Alle Mauern, die in der physischen Welt um uns herum existieren, bestehen (unabhängig vom verwendeten Baumaterial) letztendlich aus Energie. Die vom Unterbewusstsein erschaffene Herzmauer besteht ebenfalls aus Energie. Und zwar aus einer sehr spezifischen Art von Energie, nämlich der Energie eingeschlossener Emotionen. Ihr Unterbewusstsein verwendet die Energie von eingeschlossenen Emotionen, um daraus eine Barriere oder einen Schutz für Ihr Herz zu errichten. Es baut buchstäblich eine Mauer aus Energie rund um das Herz, um es zu schützen.

Für unser Unterbewusstsein ist die Herzmauer ebenso real wie der Stuhl, auf dem Sie gerade sitzen. Die Herzmauer existiert tatsächlich, nur eben auf einer anderen Ebene der Realität als die Welt, die wir mit unseren physischen Augen wahrnehmen. Ist die Herzmauer deswegen weniger real? Ich denke nicht. Ultraviolette Strahlung und sogar den größten Teil des elektromagnetischen Spektrums können wir auch nicht sehen und dennoch bestreitet niemand deren Existenz.

Als ich Jeans Körper fragte, ob wir die eingeschlossenen Emotionen lösen könnten, aus denen die Mauer um ihr Herz herum bestand, lautete die Antwort *Ja*. Ihr Körper erlaubte es uns, über mehrere Wochen hinweg diese Emotionen eine nach der anderen zu lösen. Wir fanden heraus, dass die Vorgehensweise zum Lösen der eingeschlossenen Emotionen aus der Herzmauer die gleiche war wie beim Lösen anderer eingeschlossener Emotionen. Der einzige Unterschied bestand darin, dass wir gezielt danach fragen mussten, ob wir eine Emotion aus der Herzmauer lösen konnten, um Zugang dazu zu erhalten.

Manchmal erlaubte ihr Körper uns, in einer Sitzung mehrere Emotionen aus der Herzmauer zu entfernen, aber oft auch nicht. Es war nicht überraschend, dass ihr Körper Zeit brauchte, um die Auflösung ihrer Emotionen zu verarbeiten. Also warteten wir zwischen den Sitzungen geduldig. Wir konnten ungefähr alle paar Tage einige eingeschlossene Emotionen lösen, bis alle fort waren und Jean keine Herzmauer mehr hatte.

Von Nackenschmerzen über PMS zu einer Zahnarztphobie

Ich habe eine Klientin, die fast ihr ganzes Leben lang mit starken Nackenschmerzen zu kämpfen hatte. Nach der ersten Sitzung zur Entfernung der Herzmauer spürte sie sofortige Erleichterung. Sobald ihre Herzmauer komplett beseitigt war, war sie voll und ganz für ihr tägliches körperliches und emotionales Wohlbefinden engagiert, was vorher nicht der Fall war.

Eine andere Klientin hatte seit ihrer frühesten Kindheit ein ausgeprägtes prämenstruelles Syndrom (PMS). Bei jeder Sitzung zur Lösung der Herzmauer berichtete sie, wie ihre PMS-Beschwerden mit jedem Menstruationszyklus abnahmen. Heute ist sie während der Zyklen schmerzfrei!

Ich hatte noch eine andere Klientin, die seit ihrem zwölften Lebensjahr nicht mehr beim Zahnarzt gewesen war, weil sie solche Angst davor hatte. Durch die Entfernung ihrer Herzmauer wurde ihr diese tiefsitzende Angst vor dem Zahnarzt genommen, und sie ging schließlich mit vierundfünfzig Jahren zum Zahnarzt. – Sheila T.

Der Aufbau von Jeans Herzmauer

Als kleines Kind hatte Jeans Herz die Sicherheit einer Herzmauer gebraucht. Es betäubte sie für den Schmerz und Schock der verbalen und emotionalen Misshandlung, den sie immer wieder erlebte. Dies schützte zwar ihr Herz vor dem Brechen, hatte aber auch seinen Preis.

Die Herzmauer führte dazu, dass sie sich emotional abgestumpft fühlte, insbesondere für glückliche Gefühle. Sie fühlte sich von den anderen getrennt und sogar isoliert. Sie wollte gern enge Freundschaften aufbauen, und sie versuchte es viele Male, aber immer stand ihr etwas im Weg. Sie war sehr beliebt, aber es fiel ihr schwer, sich unter Menschen wohlzufühlen. Sie hatte viele Bekanntschaften, aber nur wenige enge Freunde. Bei geselligen Zusammenkünften, selbst mit Menschen, die sie seit Jahren kannte, hatte sie immer das Gefühl, eine Außenseiterin zu sein. Sie war nie in der Lage, sich wirklich zugehörig zu fühlen.

In ihrer Kindheit und im jungen Erwachsenenalter empfand sie viel Angst, Groll und viele andere negative Emotionen. Einige dieser Gefühle wurden nie vollständig verarbeitet, sodass sie zu eingeschlossenen Emotionen wurden und sich an verschiedenen Stellen in ihrem Körper festsetzten. Einige dieser eingeschlossenen Emotionen wurden dabei sofort ihrer Herzmauer hinzugefügt, und einige wurden später während besonders schwieriger Erlebnisse der Herzmauer hinzugefügt.

Während Jean bewusst ihr Bestes tat, um das Leben bewältigen zu können, fügte ihr Unterbewusstsein zugleich ihrer Herzmauer weitere Schichten hinzu als ultimativen Schutz gegen weitere Verletzungen ihres Herzens.

Ihr Unterbewusstsein wählte einen imaginären Holzboden als Material der Mauer aus, genau das Hartholz, auf dem man geht. Erkennen Sie hier die Symbolik? Das Haus, in dem sie aufwuchs, hatte einen Parkettboden, es war also ein vertrauter Anblick. Ihr Unterbewusstsein hatte im Alter von zwei Jahren mit dem Bau ihrer Herzmauer begonnen und fügte immer dann weitere Schichten hinzu, wenn zusätzlicher Schutz benötigt wurde.

Als die letzte eingeschlossene Emotion der Herzmauer gelöst war, geschah etwas sehr Interessantes, das Jean half, über ihre Vergangenheit und ihr bisheriges Selbstbild hinauszuwachsen.

Meine Wahrheit aussprechen

Mit jeder Sitzung zur Lösung der Herzmauer wurde ich immer mutiger, mein wahres Selbst zum Ausdruck zu bringen. Ich begann, meine eigene Wahrheit auszusprechen, entwickelte eine tägliche Routine der Selbstfürsorge und legte Ängste ab, die mich früher zurückgehalten hatten. – Josephine B.

Eine neue Verbundenheit

Nachdem die letzte eingeschlossene Emotion aus Jeans Herzmauer gelöst worden war, fand eine tiefgreifende Veränderung statt. „Zum ersten Mal im Leben bin ich keine Außenseiterin mehr", sagte sie zu mir, „mein ganzes Leben lang habe ich mir dieses Gefühl gewünscht. Jetzt weiß ich, wie es sich anfühlt, Teil eines Freundeskreises oder Teil einer Gruppe zu sein. Es ist ein völlig anderes Gefühl als alles, was ich je zuvor erlebt habe, und es fühlt sich so wunderbar und richtig an." Seit diesem Tag blieb ihr das Gefühl der Zugehörigkeit erhalten, und es hat ihr in vieler Hinsicht geholfen zu wachsen. Wir haben seither immer wieder festgestellt, dass auf das Entfernen einer Herzmauer bei der betreffenden Person häufig eine tiefgreifende Erfahrung der Verbundenheit mit anderen Menschen folgt.

Ein großer Teil unseres persönlichen, geistigen Wachstums entsteht aus unserer Liebe zu und Interaktion mit anderen. Je weiter unsere Herzen geöffnet sind, desto stärker wird unsere Verbindung untereinander sein. Je mehr wir miteinander verbunden sind, desto besser können wir Liebe geben und Liebe empfangen, die unser Leben ungemein bereichert und verschönert. Ich bin so dankbar, dass Jean an jenem Tag diesen Traum hatte. Ohne sie wäre das Phänomen der Herzmauer vielleicht unentdeckt geblieben.

Als wir begannen, andere Menschen in Bezug auf das Vorhandensein einer Herzmauer zu testen, fanden wir heraus, dass dies ein häufig vorkommendes Problem ist. Nach unserer Erfahrung haben etwa 93 Prozent der Menschen eine Herzmauer. Möglicherweise also auch Sie. Die meisten herzmauerfreien Personen, denen ich begegnete, waren kleine Kinder, die noch keine schmerzhaften Herausforderungen im Leben erlebt hatten.

Joannes schwierige Ehe

Eine der ersten Personen, die wir auf eine Herzmauer testeten, war eine Frau namens Joanne. Sie war in einem idyllischen und friedlichen Zuhause aufgewachsen, wo sie sehr geschätzt wurde. Joanne konnte sich nicht daran erinnern, dass ihre Eltern sich jemals gestritten hätten, und die Anzahl der Vorkommnisse, bei denen ärgerliche Worte gewechselt wurden, könne an den Fingern einer Hand abgezählt werden.

Sie war seit 22 Jahren verheiratet und hatte fünf Kinder. Ihr Mann Nick misshandelte sie psychisch, emotional wie auch verbal. Er vergiftete die Atmosphäre zu Hause derart, dass die anderen Familienmitglieder sich fragten, warum Joanne Jahr für Jahr in dieser schrecklichen Ehe ausharrte. Wie die meisten Frauen in einer solchen Situation hatte sie die Ehe nur mithilfe einer selbst erschaffenen Herzmauer ausgehalten, die ihr zartes Herz gegen die verbalen und emotionalen Angriffe ihres Mannes abschirmte.

Die Misshandlungen hatten zwei Jahre nach Joannes Hochzeit begonnen. Ihr stärkster Wunsch war es, ihre Ehe zusammenzuhalten, also blieb sie in der Beziehung. Als die Misshandlungen in ihrer Ehe zunahmen, begann ihr Unterbewusstsein damit, ihre Herzmauer aufzubauen. Joannes Herzmauer hatte ihr Herz all die Jahre geschützt. War es das Richtige, diese Herzmauer jetzt zu entfernen? War es das Richtige für Joanne an diesem Punkt in ihrem Leben? Ihr Körper hatte die Herzmauer ja aus einem bestimmten Grund geschaffen, aber es gibt immer einen Preis, den man bezahlt, wenn man eine Herzmauer hat. In Joannes Fall war es eine verminderte Fähigkeit, irgendetwas zu fühlen. Wir beschlossen, dass der einzig sichere Weg darin bestünde, ihr Unterbewusstsein zu fragen, ob es in Ordnung sei, diese eingeschlossenen Emotionen, aus denen sich ihre Herzmauer zusammensetzte, zu lösen.

„Können wir jetzt eine eingeschlossene Emotion aus Ihrer Herzmauer lösen?“, fragte ich.

Ihr Körper sagte *Ja*. Es war in Ordnung, sie von diesen eingeschlossenen Emotionen zu befreien, die ihre Herzmauer ausmachten. Tatsächlich wollte Joannes Körper, dass sie verschwinden! Es gab keine Wartezeit zwischen dem Lösen einer Emotion und der nächsten, ihr Unterbewusstsein war bereit, sie so schnell wie möglich loszulassen, so schnell wir sie finden und lösen konnten.

Eins und eins zusammenzählen

Während wir jede einzelne eingeschlossene Emotion identifizierten, fragte ich auch, wann diese spezifische Emotion entstanden war. Diese Frage half Joanne, die eingeschlossenen Emotionen mit bestimmten Ereignissen in ihrem Leben in Verbindung zu bringen, die ihren Schmerz verursacht hatten. Wir stellten fest, dass sie bis zum zweiten Jahr ihrer Ehe, als die Dinge wirklich schwierig wurden, überhaupt keine Herzmauer gehabt hatte.

Als wir die Ursprünge jeder einzelnen eingeschlossenen Emotion zurückverfolgten, war es leicht zu verstehen, warum Joanne eine Herzmauer gebraucht hatte. Eine ihrer eingeschlossenen Emotionen stammte aus der Zeit, als ihr Mann sich eine Pistole an den Kopf gehalten und gedroht hatte, er werde sich hier vor ihren Augen umbringen. Eine andere eingeschlossene Emotion war entstanden, als er einen Tobsuchtsanfall wegen ihrer religiösen Haltung bekommen und ihre Bibel buchstäblich vor ihren Augen verbrannt hatte. Es gab neun verschiedene Emotionen, die ihre Herzmauer ausmachten, und jede von ihnen hatte mit einem extremen Erlebnis mit ihrem Ehemann Nick zu tun.

Es dauerte etwa dreißig Minuten, bis wir alle neun Emotionen identifiziert und gelöst hatten und Joannes Herzmauer vollständig beseitigt war. Als ihr Unterbewusstsein anzeigte, dass die Herzmauer verschwunden war, lächelte Joanne still.

„Wie fühlen Sie sich?“ fragte ich sie.

„Ein wenig benommen", sagte sie, „aber gut." Dann ging sie zurück nach Hause zu Nick.

Zweiundzwanzig Jahre lang hatte Joanne eine undurchdringliche Mauer um ihr Herz gehabt. Jetzt, da die Mauer verschwunden war, konnte sie plötzlich all die Gehässigkeiten, die Bosheit und die Niederträchtigkeit spüren, mit der sie von Nick überhäuft wurde, und zwar von dem Moment an, als sie das Haus betrat.

Zum ersten Mal seit vielen Jahren spürte sie wirklich, was in ihrer Beziehung zu Nick vor sich ging. Ihre Herzmauer hatte sie von der vollen Wucht seiner Grausamkeit abgeschirmt. Jetzt, da sie die Grausamkeit so erleben konnte, wie sie wirklich war, ohne den Schutzwall, konnte sie nicht glauben, dass sie so lange bei ihm geblieben war. Wer konnte diese Art von Misshandlung tolerieren? Und warum sollte sie sich das noch länger gefallen lassen? Innerhalb von zwei Wochen hatte sie Nick für immer verlassen, sie reichte die Scheidung ein und lebte den Rest ihres Lebens frei von derartigen Misshandlungen, in denen sie so viele Jahre lang gefangen war.

Ich fühle mich viel leichter

Seit der Entfernung meiner Herzmauer habe ich mehr gute als schlechte Tage gehabt. Früher machte ich jede Woche Höhen und Tiefen durch, an denen ich mich deprimiert und frustriert oder glücklich und energisch fühlte. Jetzt fühle ich mich viel leichter und fähig, meiner Partnerin in unserer gegenwärtigen Beziehung mehr zu geben. Ich fühle mich auch selbstbewusster gegenüber Menschen, die ich treffe, anstatt vor ihnen zurückzuschrecken oder negative Schwingungen auszusenden, dass ich nicht mit ihnen reden möchte. Ich bin mir auch meiner eigenen Emotionen viel bewusster, und ich lerne viel mehr darüber, wie ich negativen Gefühlen mit Liebe begegnen kann, wenn sie aufkommen, anstatt zu versuchen, sie zu unterdrücken. – Justin M.

Wann benötigen wir eine Herzmauer?

Wie andere Verteidigungsmechanismen unseres Körpers kann auch eine Herzmauer vorübergehend einen unschätzbaren Beitrag zur eigenen Sicherheit leisten. Wenn etwas Überwältigendes passiert, kann eine solche Notfall-Barriere uns retten.

Im Falle eines Bombenalarms beispielsweise ist es eine gute Idee, sich in einem Bunker zu verstecken. Aber Sie würden nicht Ihr Leben lang dort wohnen bleiben wollen. Wenn Sie dies täten, verpassten Sie die Freuden und Wunder des Lebens.

Eine Herzmauer auf lange Sicht zu behalten, ist in etwa so, als lebte man in einem Bunker, unterirdisch und abgekoppelt vom Rest der Welt. Ganz gleich, wie wichtig die Mauer für Ihr Leben zum Zeitpunkt ihrer Entstehung war, Sie werden in der Lage sein, ein glücklicheres Leben in größerer Verbundenheit mit anderen zu führen, sobald Sie sie niederreißen können.

Manchmal kann die Beseitigung der Herzmauer den Unterschied zwischen einem Leben voller Enttäuschungen und einem glücklichen Leben hinterher ausmachen.

Miranda und ihr früherer Freund

Mirandas Beispiel eignet sich hervorragend, um aufzuzeigen, wie eine Herzmauer das Liebesleben beeinträchtigen kann. Sie war eine attraktive 38-jährige Krankenschwester, die zur Behandlung ihrer Nackenschmerzen zu mir kam. Während der Untersuchung erwähnte sie beiläufig, dass sie seit Jahren mit keinem Mann ausgegangen sei und auch keinerlei Interesse mehr an einer Beziehung zu einem Mann habe. Als ich sie testete, war ich nicht überrascht, eine Herzmauer vorzufinden. Acht Jahre zuvor war Mirandas Herz durch einen Mann, den sie zutiefst liebte, gebrochen worden. Zum Schutz ihres Herzens vor weiteren Schmerzen und Verletzungen dieser Art hatte ihr Unterbewusstsein eine Herzmauer errichtet.

In Mirandas Fall waren drei verbliebene Emotionen während all dieser Jahre in ihrem Körper eingeschlossen worden und verhinderten neue liebevolle Beziehungen. Sie ahnte nicht, dass diese Herzmauer-Emotionen auch die Hauptursache ihrer Nackenschmerzen waren. Sie litt schon seit Langem unter den Nackenschmerzen, die von anderen Ärzten, die sie aufgesucht hatte, als chronisch und sogar ein wenig rätselhaft eingestuft worden waren, da keine Maßnahme Linderung verschaffen konnte.

Wir lösten diese drei Emotionen, die die Schichten ihrer Herzmauer bildeten, eine nach der anderen. Als ich die letzte Emotion entfernte, verschwanden ihre Nackenschmerzen plötzlich vollständig, und der Muskeltest ergab, dass ihre Herzmauer tatsächlich verschwunden war.

Danach sah ich Miranda drei Monate lang nicht. Als sie wieder zu mir kam, sah sie auffallend glücklich aus. Ich fragte sie, was sich verändert habe, und sie sagte voller Begeisterung: „Alles!" Sie berichtete, dass ihre Nackenschmerzen schon lange verschwunden seien. Aber es gab noch bessere Neuigkeiten.

„Gleich nachdem ich das letzte Mal bei Ihnen war", sagte sie, „traf ich zufällig meine Jugendliebe wieder. Ich hatte ihn seit meiner Grundschulzeit nicht mehr gesehen. Wie sich herausstellte, hatte er seit acht Jahren bei mir gleich um die Ecke gewohnt, weniger als einen Häuserblock entfernt. Wir gingen miteinander aus, und da funkte es zwischen uns. Wir sind verliebt! Ich glaube, er wird mir einen Heiratsantrag machen." Die Frau, die wegen Nackenschmerzen in meine Praxis gekommen war und die von Männern nichts wissen wollte, gab es nicht mehr. Sie war ein völlig neuer Mensch geworden.

„Vielen Dank für Ihre Hilfe", sagte Miranda. „Ich glaube wirklich, wenn Sie meine Herzmauer nicht aufgelöst hätten, wäre das nicht passiert. Ich war vorher viel zu verschlossen."

Manchmal berichten Menschen nach dem Lösen von eingeschlossenen Emotionen und der Herzmauer, dass es so sei, als ob sie endlich wieder fühlen könnten. Zum ersten Mal nach langer Zeit können sie ungehindert Liebe geben und Liebe empfangen. In diesem Zustand können interessante und wunderbare Dinge geschehen.

Wie unser Leben sein sollte

Eigentlich sind wir dazu bestimmt, ein dynamisches, gesundes Leben voller Liebe, Freude und Beziehungen zu anderen Menschen zu führen. Die Liebe ist die reinste aller Emotionen und hat die höchste Frequenz. Diese Liebe, das stärkste und am meisten geschätzte aller Gefühle, wird vom Herzen sowohl *hervorgebracht* als auch *empfangen*.

Mit einer Herzmauer ist es viel schwieriger als sonst, Liebe zu geben, da die Liebe durch die Mauer daran gehindert wird, aus Ihrem Herzen herauszufließen.

Gleichzeitig wird die Liebe, die andere Menschen Ihnen schenken, bis zu einem gewissen Grad am Eintreten gehindert. Infolgedessen könnte es sein, dass Sie wegen der emotionalen Traumata, die Sie durchlebt haben, und wegen der Mauer um Ihr Herz gewissermaßen isoliert von anderen durch Ihr Leben gehen. Der Bau Ihrer Herzmauer war damals sehr sinnvoll. Aber bis Sie sie wieder einreißen, werden Sie bis zu einem gewissen Grad dahinter gefangen und weniger in der Lage sein, die Menschen zu erreichen und mit ihnen in Kontakt zu treten, selbst bei den Menschen, die Sie am meisten lieben. Das Leben vieler Menschen und auch das Leben ihrer Kinder und Familien hat sich völlig verändert, nachdem ihre Herzmauern entfernt wurden.

Mich selbst lieben

Seitdem ich meine Herzmauer entfernt habe, umarme ich mehr von mir selbst. Anstatt die Bedürfnisse anderer immer über meine eigenen zu stellen, betrachte ich mich selbst als Teil der Gleichung. Ich habe mehr Mitgefühl, Güte und Selbstliebe als je zuvor. Ich bin jetzt in der Lage, Liebe von anderen und meine eigene Liebe zu empfangen. – Rachel M.

In ungefähr 30 Prozent der Fälle sind die Auswirkungen der Entfernung einer Herzmauer deutlich und sofort spürbar. Meistens jedoch sind die Ergebnisse eher subtil, und die Veränderungen im Leben der betreffenden Person treten schrittweise auf, möglicherweise auch so, dass sie selbst sie nicht sofort als solche erkennen.

Paula und ihr wütender Sohn

Eines Tages kam eine Frau namens Paula mit ihrem damals 17-jährigen Sohn Rick in meine Praxis. Sie sagte, Rick habe Probleme mit Wut. Er hänge mit den falschen Leuten herum, und seine Noten seien miserabel. Sie befürchtete, dass er beginnen könne, Drogen zu nehmen, und bat mich um Hilfe. Sie hatte von unserer Arbeit mit eingeschlossenen Emotionen gehört und fragte sich, ob manche Probleme ihres Sohnes daher rührten.

Ich testete diesen stillen und wütenden jungen Mann und fand heraus, dass er eine Herzmauer hatte. Ich war nicht überrascht, bei der Mutter ebenfalls eine Herzmauer vorzufinden. Bald wurde klar, dass Rick hier nicht der Einzige war, der mit Wut zu kämpfen hatte. Seine Mutter war erfüllt von Wut und Groll gegenüber ihrem Ex-Mann, Ricks Vater. Sie hatte einen eher grimmigen Gesichtsausdruck und schien ihre Zähne vor lauter Wut und Entschlossenheit immerfort fest zusammenzubeißen. Wir benötigten fünf Sitzungen, um Ricks Herzmauer aufzulösen. Jede Sitzung dauerte nicht länger als zehn Minuten. Manchmal konnten wir zwei Emotionen während einer Sitzung lösen, meistens jedoch nur eine. Die in seiner Herzmauer eingeschlossenen Emotionen drehten sich ausnahmslos um seinen leiblichen Vater, von dem er sich in den letzten Jahren verlassen fühlte. Die Scheidung seiner Eltern hatte ihm enorm zugesetzt. Er hatte unter anderem eingeschlossene Emotionen von Wut, Frustration, Groll und Wertlosigkeit.

Sobald wir diesen Prozess beendet hatten, begann Rick, sich zu verändern. Es war erheiternd zu sehen, wie sich sogar seine Frisur änderte. Als ich ihn zum ersten Mal sah, hatte er eine orangefarbene Irokesenfrisur, die in seinem Fall eher ein Ausdruck von Trotz als von Spaß oder Kreativität war. Ohne die Notwendigkeit, Ärger und Groll auszudrücken, kehrte er zu einer gewöhnlicheren Frisur zurück. Nicht nur das, auch seine Noten verbesserten sich deutlich. Er war immer schon ein kluger Kopf gewesen, doch jetzt fühlte er sich wieder verbunden und motivierter, in der Schule sein Bestes zu geben.

Bevor wir die Herzmauer aufgelöst hatten, kamen bei jedem Gedanken an seinen Vater Gefühle der Wut in ihm auf. Nach dem Abriss der Herzmauer konnte Rick an seinen Vater denken – und sogar Zeit mit ihm verbringen – und sich dabei rundum wohlfühlen. Nun, da seine brodelnde Wut der Vergangenheit angehörte, fühlte Rick sich viel glücklicher und war deutlich motivierter. Als er seine Herzmauer losließ, erhielt er sein Leben zurück.

Ich werde nie vergessen, als ich Rick zum letzten Mal sah und erkannte, wie tiefgreifend er sich verändert hatte. Ich erinnere mich, dass er gar nicht aufhören konnte zu lächeln, als er mir von einem Angelausflug mit seinem leiblichen Vater erzählte, den sie vor Kurzem unternommen hatten, und wie sehr sich seine Beziehung zu seinem Vater verändert habe.

Merkwürdigerweise schien seine Mutter nach dem Lösen ihrer Herzmauer keine Veränderung zu bemerken. Zwei Monate, nachdem wir ihre Herzmauer gelöst hatten, kam Paula wieder zu mir in die Praxis und beklagte sich: „Was ist hier los? Rick ist ein völlig neuer Mensch. Ich erkenne ihn kaum wieder. Aber ich fühle mich gar nicht anders als vorher!“

Ich erklärte ihr, dass es nach dem Auflösen einer Herzmauer häufig einige Zeit dauere, bis man eine Veränderung verspüre und die Dinge im Leben sich neu ausrichteten. Nach dem Entfernen einer

Herzmauer durchlaufen Körper und Geist einen transformierenden Heilungsprozess, und dieser kann einige Zeit beanspruchen.

Ich kann nicht sagen, ob sie diese Erklärung akzeptierte oder nicht. Ich glaube, sie war nach wie vor enttäuscht darüber, dass ihr Leben sich nicht so deutlich verändert hatte wie das von Rick. Ich sah beide längere Zeit nicht mehr und fragte mich manchmal, wie es ihnen wohl gehen mag.

Dann, ungefähr ein Jahr später, traf ich Paula zufällig in einem Bekleidungsgeschäft. Sie erkannte mich und wartete ab, ob ich sie auch erkennen würde. Sie kam mir zwar irgendwie bekannt vor, aber ich kam nicht darauf, wer sie war. Als wir uns unterhielten, dämmerte es mir, dass es Paula war, aber sie sah derart verändert aus, dass ich sie kaum wiedererkannte. Ihr Gesicht strahlte vor Fröhlichkeit. Ihr Auftreten war komplett verändert. Seitdem wir uns das letzte Mal gesehen hatten, hatte sie nicht nur einen guten Job in diesem Geschäft bekommen, sondern auch einen wunderbaren Partner gefunden, den sie kürzlich geheiratet hatte.

Im weiteren Gespräch stellte sich heraus, dass es Rick immer noch gut ging sowohl in der Schule als auch im sonstigen Leben. Ich erinnerte Sie an unser Gespräch über ihre Herzmauer vor einem Jahr.

„Ich weiß nicht, ob das Lösen meiner Herzmauer etwas damit zu tun hat oder nicht“, meinte sie grinsend, „aber mein Leben ist jetzt so viel besser als noch vor einem Jahr, dass ich es kaum glauben kann!“

Nach dieser Begegnung erinnerte ich mich daran, wie zutiefst verärgert und unglücklich sie noch ein Jahr zuvor gewesen war, und mir drängte sich die Frage auf, wo sie jetzt stünde, wenn wir ihre Herzmauer nicht aufgelöst hätten.

Kinder und Herzmauern

Es ist eine traurige Tatsache des Lebens auf diesem Planeten, dass auch Kinder häufig schon Herzmauern besitzen. Denken Sie daran, wie zart und offen das Herz kleiner Kinder ist (oder sein könnte). Sie sind hilflos und haben grenzenloses Vertrauen, und viel zu häufig werden sie Opfer rücksichtsloser Erwachsener oder von anderen (manchmal grausamen) Kindern. In solchen Fällen findet man immer Herzmauern.

Hin und wieder kann sogar das Leben in den besten Familien und unter den besten Umständen eine Herausforderung darstellen. Der folgende Brief stammt von einer reizenden Frau, bei deren Sohn eine klinische Depression diagnostiziert worden war. Nachdem er Zeuge des Todes eines engen Freundes geworden war, entstand eine in ihm eingeschlossene Emotion, die eine Herzmauer bildete, um sein armes kleines Herz vor dem Zerbrechen zu schützen.

Neun Jahre alt und depressiv

Lieber Doktor Nelson,
vor ein paar Wochen brachte ich meinen neunjährigen Sohn in Ihre Sprechstunde. Er hatte ungewöhnliches Verhalten an den Tag gelegt. Er hatte Schwierigkeiten beim Essen und Schlafen und konnte sich kaum konzentrieren. Er war wütend, negativ und pessimistisch. Die Schule war ein einziger Albtraum! Wir versuchten, ihn mit Ermahnung, Bestrafung, Belohnung und Bestechung dazu zu bewegen, seine Schulaufgaben zu erledigen. Wenn er sie dann endlich gemacht hatte, gab er sie nicht beim Lehrer ab. Er ist ein sehr intelligenter Junge, aber seine Noten litten unter seiner Nachlässigkeit.

Ich ging mit ihm zum Kinderarzt, um dessen Meinung einzuholen. Dieser überwies uns an einen Kinderneurologen und einen Kinderpsychologen – schließlich lautete die Diagnose Depression. Vor zwei Jahren wurde er Zeuge des Todes eines seiner besten Freunde durch Ertrinken und zehn Monate später wurde er mit der Beerdigung seines Cousins konfrontiert. Innerhalb der anschließenden sechs Monate wurden weitere vier Verwandte beerdigt, und ich glaube, diese Ereignisse erschütterten ihn insgesamt sehr. Ich habe versucht, ihm zu helfen, damit klarzukommen, aber offensichtlich belasteten sie ihn immer noch.

Als ich ihn in Ihre Sprechstunde brachte, wurde er getestet, und Sie stellten fest, dass er eine Herzmauer hatte, die in seinem Körper ein emotionales Ungleichgewicht hervorrief. Ich verstehe nicht alle spezifischen Details dieser Behandlung, doch glaube ich, endlich die Antwort auf die wachsenden Probleme meines Sohnes gefunden zu haben. Nach Ihrer Arbeit war er ein paar Tage lang ein wenig lethargisch, aber in den darauffolgenden Wochen bemerkte ich unglaubliche Veränderungen in seinem Verhalten!

Nach einer Woche schlief und aß er wieder normal und war zum ersten Mal wieder fröhlich und begeistert. Er erledigt jetzt alle seine Hausaufgaben, ohne dass ich ihn dazu auffordern muss. Die Atmosphäre zu Hause ist viel angenehmer geworden – er ist hilfsbereit, freundlich und geduldig. Es ist, als ob mein süßer kleiner Junge von früher wieder da wäre!

Wenn ich mich durch Skepsis von dieser Behandlung hätte abhalten lassen, hätte ich immer noch einen sehr traurigen und frustrierten kleinen Sohn, ohne jede Lösung in Sicht. Stattdessen aber habe ich eine Behandlung gefunden, die ihn buchstäblich gerettet hat. Vielen Dank für Ihre Hilfe, Dr. Nelson! – Patricia L.

Die Herzmauer des kleinen Jakob

Eine der bewegendsten Erfahrungen, die ich mit Kindern machte, können Sie dem Bericht einer jungen Mutter namens Meisha entnehmen. Ihr dreijähriger Sohn Jakob hatte kurz nach seiner Geburt und dem Tod seines Zwillingsbruders eine Herzmauer entwickelt. Ich löste seine Herzmauer in einer Sitzung auf. Später schrieb seine Mutter mir folgenden Brief.

Vor dreieinhalb Jahren kamen meine beiden Zwillingssöhne auf die Welt. Im Alter von neun Tagen zogen sich beide einen Virusinfekt zu, der auch ihr Herz angriff und sie für zwei Monate in einen kritischen Zustand versetzte. Jordan, der ältere Zwilling, starb aufgrund vielfältiger Komplikationen. Jakob überlebte, erholte sich rasch und konnte bald nach Hause entlassen werden, allerdings hatte er weiterhin Probleme mit seinem Herzen.

Jakob blieb nicht nur mit einem Herzfehler zurück, sondern auch mit einer Herzmauer aus tiefen Emotionen wie übermäßigem Zorn, Zerstörungswut, Traurigkeit, Unsicherheit und Aggressionen. Wenige Tage nach Ihrer Behandlung war das zarte Herz meines Sohnes wieder da. Sogar Freunde bemerkten, wie glücklich er jetzt zu sein schien. Er war hilfsbereit, freundlich, geduldig und umgänglich. Sein Verhalten hatte sich im Vergleich zu der Zeit, als seine schweren Gefühle ihn belasteten, in das glatte Gegenteil verkehrt. Ich bin mir sicher, dass mein Sohn durch weitere Arbeit auf emotionaler Ebene völlig geheilt sein wird und fortan das glückliche Leben wird haben können, auf das er ein Anrecht hat. – Meisha E.

Lowri überwindet Trauma und Stottern

Ich wurde von den besorgten Eltern eines süßen achtjährigen Mädchens namens Lowri kontaktiert, das drei Jahre zuvor ein Stottern entwickelt hatte. Eine Sprachtherapie hatte absolut keine Wirkung gezeigt, und tatsächlich hatten Lowris Eltern bemerkt, dass sich Lowris Stottern in den letzten Monaten verschlimmert hatte.

Während unserer Sitzungen lösten wir viele eingeschlossene Emotionen, darunter eine Herzmauer, die alle aus einem bestimmten Zeitraum stammten, in dem es zu heftigen Auseinandersetzungen zwischen den Eltern gekommen war. In jüngerer Zeit hatte sich Lowris jugendlicher Bruder launisch und respektlos verhalten, was erneut zu Spannungen in der Familie geführt hatte.

Die Eltern waren von der ersten Sitzung an verblüfft über die Auswirkungen meiner Arbeit. Am nächsten Morgen wachte Lowri später als gewöhnlich auf, war aber voller Energie. Sie begann, mühelos zu sprechen, ohne zu stottern! Lowris Lehrerin in der Schule bemerkte dies ebenfalls und fragte sich, was ihre Eltern zu Hause gemacht hatten. Die ganze Familie nahm daraufhin an Einzelsit-

zungen teil, um die Harmonie in ihrem Zuhause zu verbessern, und sie sind begeistert von der Wirkung!

Lowri war erfreut, dass ihr Redefluss weiterhin entspannt ist und mit Leichtigkeit gelingt. Sie sagt, sie fühle sich „glücklich und frei" und hat begonnen, die schönsten Bilder zu malen und zu zeichnen. Was für ein Segen! – Ann-Marie K.

Die Herzmauer finden und lösen

Nun sehen wir uns an, wie Sie praktisch tätig werden können, um herauszufinden, ob jemand eine Herzmauer hat und wie Sie diese abbauen können.

Um eine Herzmauer zu finden, fragen Sie einfach danach. Falls Sie das Unterbewusstsein nicht nach der Herzmauer fragen, wird sich diese auch nicht zeigen.

Die Herzmauer besteht zwar aus eingeschlossenen Emotionen, aber das Unterbewusstsein kategorisiert sie nicht als solche. Diese Emotionen sind nun Teil der Mauer und bleiben so lange unzugänglich, bis Sie explizit nach einer Herzmauer fragen. Es ist notwendig, das Unterbewusstsein erst dazu zu bringen, die Existenz einer Herzmauer einzuräumen, bevor man an die dort angesiedelten Emotionen herankommen kann. Der Einfachheit halber nennen wir sie Herzmauer-Emotionen. Indem Sie diese Herzmauer-Emotionen eine nach der anderen lösen, bauen Sie die Mauer ab.

Es ist wirklich leicht. Fragen Sie: „Habe ich/Haben Sie eine Herzmauer?" Wenden Sie dann den Muskeltest Ihrer Wahl an, um die Antwort zu erhalten, und folgen Sie den Schritten der Anleitung wie im Flussdiagramm Seite 305 ersichtlich. Die meisten Menschen können in einer Sitzung eine bis zehn Herzmauer-Emotionen lösen und benötigen für die Entfernung der gesamten Herzmauer zwischen einer und fünf Sitzungen. Nach meiner Erfahrung testen ungefähr 93 Prozent der Menschen positiv auf eine Herzmauer.

Auf den folgenden Seiten finden Sie die Schritt-für-Schritt-Anleitung im Flussdiagramm für Herzmauer-Emotionen sowie die Emotion Code-Tabelle. Ich habe beide nebeneinander angeordnet, um die praktische Handhabung bei der Emotion Code-Anwendung zu erleichtern.

Wenn Sie Dateien der Tabellen zum Ausdrucken herunterladen möchten, finden Sie diese unter https://discoverhealing.com/de/tabellen/

Die Verwendung des Wortes „versteckt"

Wenn Sie fragen: „Haben Sie eine Herzmauer?", und die Antwort lautet *Nein*, könnte es sich hier noch um ein anderes Phänomen handeln. In der Tat kann eine Herzmauer manchmal versteckt sein und zeigt sich dann nicht, es sei denn, man verwendet ausdrücklich das Wort *versteckt* in seiner Frage oder Aussage. Die Aufgabe einer Herzmauer besteht darin, das Herz zu schützen oder mit anderen Worten: das Herz vor emotionalem Schaden zu *verstecken*. Es scheint, dass eine Herzmauer hin und wieder *zu sehr* versteckt wird, als dass man sie ohne Weiteres auffinden könnte. Verwenden Sie in dem Fall explizit das Wort *versteckt*, dann wird sich auch eine solche Herzmauer zeigen.

Wenn die Antwort auf die Frage: „Haben Sie eine Herzmauer?" *Nein* lautet, ist es möglich, dass die Herzmauer einfach *versteckt* ist. Um diese Möglichkeit zu prüfen, fügen Sie einfach das Wort versteckt zu Ihrer Frage oder Aussage hinzu. Sie könnten zum Beispiel fragen: „Haben Sie eine versteckte Herzmauer?" Wenn eine Herzmauer zwar vorhanden, aber versteckt ist, wird sie sich jetzt zeigen. Sobald das Unterbewusstsein Ihnen mitgeteilt hat, dass eine versteckte Herzmauer vorhanden ist, können Sie mit den weiteren Schritten fortfahren, ohne das Wort *versteckt* erneut verwenden zu müssen. Sobald Sie sie entdeckt haben, ist sie nicht mehr versteckt.

> Eine versteckte Herzmauer ist keine andere Art von Herzmauer. Es ist lediglich eine Herzmauer, die etwas schwieriger zu finden ist.

Die Emotion Code™-Tabelle

	Spalte A	Spalte B
Reihe 1 Herz / Dünndarm	Verlassenheit Betrogen Aussichtslosigkeit Verlorenheit Nicht empfangene Liebe	Vergebliche Mühe Herzschmerz Unsicherheit Übermaß an Freude Verletzlichkeit
Reihe 2 Magen / Milz	Beunruhigung Verzweiflung Empörung Nervosität Sorge	Versagen Hilflosigkeit Hoffnungslosigkeit Kontrollverlust Geringe Selbstachtung
Reihe 3 Lunge / Dickdarm	Weinen Entmutigung Ablehnung Traurigkeit Bedauern	Verwirrung Verteidigungshaltung Trauer Selbstmisshandlung Sturheit
Reihe 4 Leber / Gallenblase	Wut Bitterkeit Schuldgefühl Hass Groll	Niedergeschlagenheit Frustration Unentschlossenheit Panik Selbstverständlich genommen
Reihe 5 Niere / Blase	Beschuldigung Scheu Angst Entsetzen Verärgerung	Konflikt Kreative Unsicherheit Schrecken Nicht unterstützt Kraftlosigkeit
Reihe 6 Drüsen / Geschlechts-organe	Demütigung Eifersucht Sehnsucht Lust Überwältigung	Stolz Scham Schock Minderwertigkeit Wertlosigkeit

DISCOVER HEALING

Herzmauer-Emotion-Flussdiagramm

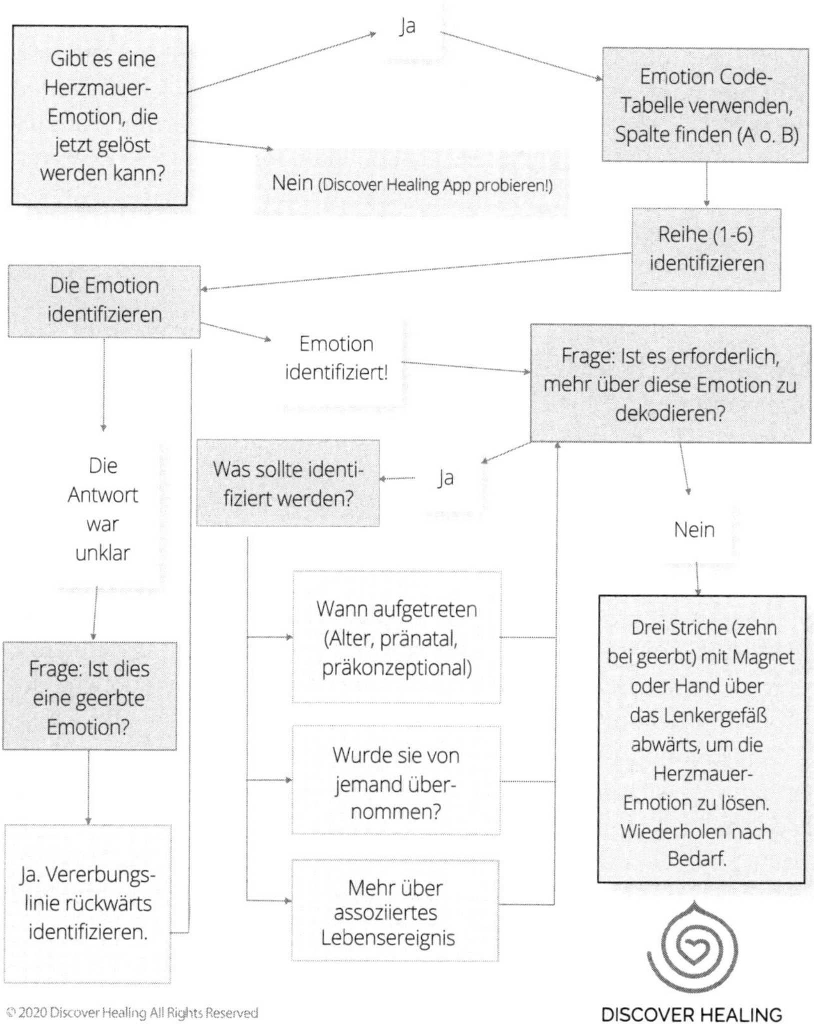

Ich kann Ihnen gar nicht sagen, wie oft ich das Wort *versteckt* verwenden musste, um Herzmauern zu finden, die sonst unauffindbar gewesen wären.

Ist die Herzmauer bereit, gelöst zu werden?

Wenn Sie die Existenz einer Herzmauer festgestellt haben, fragen Sie: „Gibt es eine Herzmauer-Emotion, die jetzt gelöst werden kann?“ Die Herzmauer ist aus einem bestimmten Grund vorhanden, und obwohl das Vorhandensein einer Herzmauer sich letzten Endes negativ auf Gesundheit und Wohlbefinden auswirkt, befinden sich einige Menschen in Situationen, in denen sie einfach noch nicht bereit oder willens sind, den Schutz durch die Herzmauer aufzugeben, und das sollte respektiert werden.

Wenn eine Herzmauer vorhanden ist, Sie aber eine negative Antwort bezüglich der Entfernung emotionaler Schichten daraus erhalten, könnte es vielleicht angebracht sein, darüber nachzudenken, warum das Unterbewusstsein diese Antwort gibt.

- Ist Ihre Umgebung unsicher?
- Machen Sie gerade etwas Schwieriges oder Traumatisches durch?
- Verarbeiten Sie bereits einige andere Dinge, die Körper und Geist zur Genüge strapazieren?

Es ist wichtig, auf Ihr Unterbewusstsein zu hören. Es weiß, was das Beste für Sie ist. Wenn Sie eine Ja-Antwort auf Ihre Frage erhalten, folgen Sie den Schritten zum Lösen von Herzmauer-Emotionen. Der Ablauf ist dem in Kapitel 6 (→ Seite 215ff.) beschriebenen ähnlich.

Im Emotion Code lösen wir eingeschlossene Emotionen auf die gleiche Weise, unabhängig davon, ob sie Teil einer Herzmauer sind oder nicht. Wenn Sie fragen: „Gibt es eine Herzmauer-Emotion, die jetzt gelöst werden kann?“, und Sie erhalten eine positive Antwort, hat das Unterbewusstsein bereits eine bestimmte Emotion im Sinn, die es loszulassen bereit ist.

Es ist nicht Ihre Entscheidung, welche Emotion zuerst gelöst werden kann, sondern das Unterbewusstsein entscheidet darüber. Alles, was Sie jetzt noch tun müssen, ist auszutesten, um welche Emotion auf der Tabelle es sich handelt sowie, falls erforderlich, alle anderen Informationen, die das Unterbewusstsein identifiziert haben möchte. Dann kann die Herzmauer-Emotion gelöst werden.

Ein Gefühl von Frieden und Ruhe

Ich habe bisher neun eingeschlossene Emotionen aus meiner Herzmauer gelöst, und die Veränderung war unglaublich. Ich wusste, dass ich einige große emotionale Blockaden hatte, die mich daran gehindert haben, mein Leben in vollen Zügen zu leben. Ich konnte mit bestimmten Aspekten meines Lebens immer ein Stück weit kommen, dann hatte ich jedoch immer das Gefühl, ich würde gegen eine Wand rennen und zwei Schritte rückwärts gehen. Ich habe in der Vergangenheit schon mit verschiedenen Klärungsmethoden gearbeitet, aber der Emotion Code war absolut unglaublich. Der Prozess funktioniert so schnell, und die Veränderungen sind fast unmittelbar! Die Dinge fließen jetzt mit Leichtigkeit in mein Leben, und ich verspüre ein Gefühl der Ruhe und des Friedens in Bezug auf vieles in meinem Leben. Ich freue mich darauf, noch mehr zu lösen und zu klären! – Niki K.

Der Verarbeitungsprozess kann Zeit benötigen

Wie ich bereits weiter oben erläutert habe, werden Sie in einigen Fällen in der Lage sein, in einer Sitzung alle eingeschlossenen Emotionen einer Herzmauer nacheinander zu lösen. In anderen Fällen wiederum wird das Unterbewusstsein Ihnen nur das Lösen einer begrenzten Anzahl an Emotionen erlauben. Im Anschluss wird eine Auszeit von einigen Stunden bis zu einem Tag oder mehr benötigt, um die energetischen Veränderungen zu verarbeiten. Erst wenn dieser Prozess abgeschlossen ist, kann eine weitere Herzmauer-Emotion gelöst werden.

Nachdem Sie das erfolgreiche Lösen der Emotion aus der Herzmauer bestätigt haben, kehren Sie einfach wieder zu Ihrer vorherigen Frage zurück: „Gibt es eine Herzmauer-Emotion, die jetzt gelöst werden kann?" Wenn die Antwort *Ja* lautet und Sie Zeit haben, fahren Sie fort.

Falls die Antwort *Nein* lautet, überprüfen Sie zunächst, ob die Herzmauer bereits vollständig entfernt wurde, indem Sie erneut fragen, ob die betreffende Person eine Herzmauer hat. Ist nach wie vor eine Herzmauer vorhanden, so können Sie fragen, wann Sie die nächste Emotion daraus lösen können – später am gleichen Tag, in einer Stunde oder am nächsten Tag etc.

Endlich Freude finden

Hier ist die Geschichte einer älteren Dame, die endlich Freude fand, nachdem sie ihre Herzmauer losgeworden war.

> *Ich hatte gerade meinen einundachtzigsten Geburtstag, und ich kann mich nicht erinnern, mich in meinem ganzen Leben so glücklich gefühlt zu haben! Meine Schwiegertochter machte mich mit dem Emotion Code vertraut, und am Telefon beseitigte sie einen Schmerz in meinem rechten Zeh, der mich jahrelang geplagt hatte. Ich war definitiv an dieser Methode interessiert. Daraufhin kaufte ich das Buch und begann, Emotionen zu lösen. Ich hatte die Gelegenheit, einige Tage für mich allein zu haben, und ich arbeitete jeden Tag vier bis fünf Stunden, wenn mein Körper es mir erlaubte, und an einem Samstag um 13:00 Uhr war meine Herzmauer verschwunden! Ich hätte nie geglaubt, dass ich mich so glücklich fühlen könnte! Seitdem hat meine Schwiegertochter am Telefon den Body Code bei mir angewendet und mir die Hüftschmerzen beseitigt, wegen der ich seit meinem zweiundzwanzigsten Lebensjahr immer wieder osteopathische Behandlungen und Physiotherapie bekommen hatte. Erst heute Abend bin ich den Schmerz in beiden Knien losgeworden, der mich jahrelang geplagt hat. Ich war zwei Jahre lang in der Physiotherapie, um die Schmerzen zu behandeln, und jetzt sind sie verschwunden! Ich habe eine große Familie mit wunderbaren Kindern, Enkeln und Urenkeln. Ich habe auch vier Schwestern, die dieses Heilwerkzeug brauchen. Ich verbreite die Nachricht so schnell wie möglich, um allen zu helfen, damit es ihnen auch besser geht.* – Lesly K.

Unser Leben hat sich durch den Emotion Code verändert

Ich habe Ihr Buch Der Emotion Code *gelesen. Ich war erstaunt und konnte kaum glauben, dass all diese Emotionen in meiner Herzmauer, die mein Leben kontrolliert hatten, so leicht zu lösen waren, nicht nur aus meinem Leben, sondern auch aus dem meiner Söhne. Nachdem eine Woche nach meiner ersten Sitzung vergangen war, merkte ich, dass Pete, mein Sohn, netter zu mir war. Er ist sonst normalerweise nicht freundlich zu mir. Manchmal sehe ich echte Wut in seinen Augen, aber jetzt nicht mehr. Ich hatte viele der eingeschlossenen Emotionen in meiner Herzmauer geerbt, die ich auch an ihn weitergegeben hatte, und als ich sie von mir selbst löste, verschwanden sie auch bei ihm, was der einzige Weg war, wie ich ihm helfen konnte, da er immer noch nicht will, dass ich an ihm arbeite. Ich kann die Veränderung sehen, die dies in mein Leben und in das vieler anderer Menschen, einer Familie nach der anderen, bringen kann. Vielen Dank, Dr. Bradley Nelson, für eine solche Entdeckung zum Wohle der ganzen Menschheit. Vielen Dank von ganzem Herzen. Ich habe mich angemeldet, um zertifizierte Emotion Code-Anwenderin zu werden!* – Nijole O.

Endlich Liebe empfinden

Mein ganzes Leben lang hatte ich immer das Gefühl, dass ich eine Mauer um mich herum habe. Aber ich konnte das, was ich fühlte, nicht wirklich einordnen. Nachdem ich das Buch Der Emotion Code *gelesen hatte, wusste ich, dass ich die Antwort gefunden hatte. Ich hatte nicht nur eine ungeheure Anzahl eingeschlossener Emotionen, sondern auch eine riesige Herzmauer, die ich um mein Herz herum gebaut hatte, um mich vor zukünftigem Kummer zu schützen.*

Ich hatte als Kind sehr viel Herzschmerz erlitten, und weil ich nicht wusste, was geschah, eine Herzmauer gebaut. Es dauerte mehrere Wochen, sie zu entfernen. Ich erinnere mich an das erste Mal danach, als ich meine dreijährige Enkelin ansah und wirklich eine alles verzehrende Liebe empfand, die ich nicht einmal beschreiben kann. So etwas hatte ich noch nie zuvor gefühlt. Da wusste ich, dass ich gefunden hatte, wonach ich gesucht hatte.

In den nächsten Jahren übte ich an Familie und Freunden und entfernte weiterhin eingeschlossene Emotionen, die immer wieder an die Oberfläche kamen. Ich dachte darüber nach, eine zertifizierte Anwenderin zu werden, und im Februar dieses Jahres verwirklichte ich diesen Traum. Jetzt bin ich in der Lage, viel mehr Menschen zu helfen, nicht nur Familie und Freunden.

Nur noch eine Sache, die ich Ihnen mitteilen möchte: Zum ersten Mal in meinem Leben, als der vergangene Valentinstag in die Nähe rückte, kann ich wirklich sagen, dass ich ihn nicht gescheut habe. Ich hatte ihn früher nie gefeiert oder auch nur meinen Kindern oder Enkelkindern eine Karte gekauft. An diesem Valentinstag habe ich meiner Enkelin und meinem Enkel eine Karte und ein Geschenk gekauft. Ich führe das darauf zurück, dass ich meine Herzmauer entfernt habe und jetzt viel besser in der Lage bin, Liebe zu geben und zu empfangen. – Natalie L.

Ein gewaltiger Unterschied

Nachdem ich meine Herzmauer gelöst hatte, fühlte ich mich unglaublich. Ich konnte das Zusammensein mit Menschen auf einer ganz neuen Ebene genießen. Ich war in der Lage, die Menschen so zu lieben und zu akzeptieren, wie sie sind, statt so, wie ich sie haben wollte. Seitdem habe ich die Herzmauer von vier anderen Menschen entfernt. Es war erstaunlich zu sehen, wie sehr sich die Menschen verändern, wenn ihre Herzmauer abgebaut wird. Ich werde nie aufhören, diese Erfahrung zu genießen. – Shawn C.

Sich mehr verbunden fühlen

Ich habe schon immer das Gefühl gehabt, dass Emotionen die Grundlage jeder Krankheit sind, und die Anwendung der Emotion Code-Technik bestätigt mir das. Die Arbeit an der Entfernung meiner Herzmauer hat mir eine Ruhe, Entschlossenheit und ein Gefühl für mein wahres Selbst gegeben, wie ich es noch nie zuvor empfunden habe. Ich war immer ein sehr spiritueller Mensch mit einem starken Glauben an Gott. Der Emotion Code hat mir ermöglicht, noch mehr Verbindung und Klarheit zu empfinden. – Beth B.

Der hohe Preis

Der Preis, den wir für das Vorhandensein einer Herzmauer bezahlen, ist unabsehbar. Wie viele Menschen haben wegen der Mauern um ihre Herzen ein Leben in Einsamkeit und Isolation geführt? Wie viele Menschen haben in ihrem Leben noch nie die Freude erfahren, Liebe zu finden? Wie viele Menschen haben andere misshandelt und ausgenutzt, weil sie den Schaden, den sie angerichtet haben, einfach nicht spüren konnten? Herzmauern können zu Depressionen, Scheidung und Missbrauch führen. Die Missbrauchsmuster, die dadurch entstehen, können von Generation zu Generation weitergegeben werden und alle denkbaren Arten von Schmerz und destruktivem Verhalten verursachen. Die Folge von Herzmauern in größerem Maßstab sind Missverständnisse, Vorurteile, Hass und Brutalität. Auf globaler Ebene führen Herzmauern zu ethnischen Säuberungen, Terrorismus und Krieg.

Grundsätzlich und generell kann man sagen: Es gibt zu viel Isolation und Gewalt, zu viel Leid und Schmerz in dieser Welt. Auf der Straße sehe ich so viele Menschen mit fest zusammengebissenen Zähnen wie Paula oder junge Menschen mit mürrischem oder zornigem Gesichtsausdruck, die ihrem Schmerz und ihrer Frustration auf jede erdenkliche Art und Weise Ausdruck verleihen. Die Medien sind täglich voll von Berichten über Menschen, deren Herzen hinter dicksten Mauern verbarrikadiert sein müssen, sonst würden sie nicht die Dinge tun, die sie tun.

Eine weitere Folge von Herzmauern und eingeschlossenen Emotionen sind die heute so weit verbreiteten Depressionen. Weltweit leiden über 300 Millionen Menschen an Depressionen. Dies ist auf der ganzen Welt die Hauptursache für eingeschränkte Arbeitsfähigkeit. Jedes Jahr begehen fast 800.000 Menschen Selbstmord. In vielen

Fällen von teils schwerer Depression konnten wir nach dem Lösen der eingeschlossenen Emotionen und dem Entfernen der Herzmauern beobachten, wie die Depressionen für immer verschwanden. Wir haben gesehen, wie Ehen gerettet, Missbrauch beendet und ganze Leben um hundertachtzig Grad verändert wurden. Wir sahen Liebesbeziehungen entstehen. Wir haben gesehen, wie Jugendliche bessere Entscheidungen für ihr weiteres Leben getroffen haben. Wir haben gesehen, wie Frieden wiederhergestellt wurde.

Mehr über die laufende Forschung und über die Auswirkungen der Emotion Code-Anwendung sowie Statistiken dazu finden Sie → Seite 409, und besuchen Sie auch unsere Webseite https://discover-healing.com/de/forschung/

Ich bin so dankbar, dass ich das, was ich über eingeschlossene Emotionen und Herzmauern gelernt habe, weitergeben und diese Informationen ans Licht bringen kann. Ich habe keinen Zweifel daran, dass es vom Göttlichen kommt und dazu bestimmt ist, viele Leben in dieser Zeit zu segnen, die in vielerlei Hinsicht so anstrengend ist. Ich fühle mich so gesegnet, dass ich dahin geführt wurde, eine Methode zu entdecken, die eine so kraftvolle transformative Wirkung auf das Leben von Menschen hat. Es ist spannend, daran teilzuhaben.

Mein Herz öffnen

Ich war gerade dabei, die große Enttäuschung und den Herzschmerz in meinem Leben durch meine Scheidung zu überwinden, als ich den Emotion Code entdeckte. Ich habe diese Vorgehensweise schnell begriffen, da ich schon seit vielen Jahren Erfahrung mit dem Muskeltest hatte, und so begann ich mit der Arbeit an meiner Herzmauer. Ich arbeitete weiter daran, bis es schließlich eines Tages so weit war – meine Herzmauer war verschwunden, und damit fühlte ich buchstäblich eine Drehung in der Herzgegend, irgendwo im Brustkorb. Ich fragte mich: „Was ist das?“

Ich spürte eine deutliche Öffnung, ein Anheben, auch wenn ich mir zu diesem Zeitpunkt noch nicht sicher war, was es damit auf sich hatte.

Ich fing an, mich leichter zu fühlen. In mir tauchte eine Ebene des Glücks auf, die nur aus dem tiefsten Inneren kommen kann. Ich begann eine Ebene der Liebe zu fühlen, die anders war als das, was ich zuvor in meinem Leben erlebt hatte. Ich war friedvoller. Ich merkte, dass ich nicht mehr so leicht zu provozieren war. Ich war ruhig unter Umständen, die mich in der Vergangenheit aufgewühlt hatten. Es fiel mir leichter, Dinge loszulassen.

Es war überwältigend für mich zu erkennen, wie mein Herz begann, zu spüren, sogar sich zu bewegen und zu pulsieren. Es war ein nach oben wanderndes Gefühl. Ich fühlte Liebe, Wärme, Frieden und Zufriedenheit. Nichts anderes schien im Moment um mich herum von Bedeutung zu sein. Mein Herz fühlte sich lebendig an. Ich spürte, wie das zuvor beschädigte Selbstwertgefühl zurückkehrte. Ich bin jetzt zertifizierte Emotion Code- und Body Code-Anwenderin, und ich habe täglich die Gelegenheit zu sehen, wie dieser Prozess bei Menschen auf der ganzen Welt immer wieder geschieht, wenn sie mir schreiben und berichten, wie sich die Auflösung ihrer eigenen Herzmauer auf sie ausgewirkt hat! Der Emotion Code und der Body Code haben nicht nur mein eigenes Leben auf tiefgreifende Weise gesegnet, sondern auch das Leben meiner Kinder und jetzt auch das meiner Enkelkinder! Ich bin mir sicher, das Leben könnte nicht besser sein als das! – Connie B.

Falls Sie eine Herzmauer haben, können Sie erkennen, wie wichtig es für Sie ist, die Mauer zu entfernen? Können Sie sehen, wie wichtig es ist, Ihren Kindern und Ihrer Familie zu helfen? Können Sie sehen, welche Transformation bewirkt werden könnte, wenn wir diese Arbeit für die ganze Welt leisten könnten? Stellen Sie sich vor, wie die Welt sich verändern würde, wenn wir genügend Menschen die Herzen öffnen könnten, um die kritische Masse zu erreichen. Diese kritische Masse, vielleicht nur Tausende von uns, wird ausreichen, um dazu beizutragen, diesen Planeten für immer zu verändern. Diejenigen, deren Herzen offen sind, werden die Anker für jene göttliche Energie sein, die die Welt verwandeln und heilen wird.

Stellen Sie sich das vor!

9

Ersatzpersonen, Stellvertreter und Arbeit auf Entfernung

Oft können die Hände ein Geheimnis lösen, mit dem der Intellekt sich vergeblich abmühte.

C. G. JUNG

Stellen Sie sich vor, Sie könnten für eine Ihnen nahestehende Person, die sich in Tausenden Kilometern Entfernung befindet, eingeschlossene Emotionen lösen. Stellen Sie sich vor, Sie könnten das Unterbewusstsein einer Person befragen, die im Koma liegt oder bewusstlos ist und Ihre Hilfe braucht. Stellen Sie sich vor, Sie wären in der Lage, Ihr Haustier auf eingeschlossene Emotionen zu testen und sein Verhalten zu verbessern. All dies und mehr ist dank dem Emotion Code und zweier erweiterter Formen des Muskeltestens möglich, die ich als Testen mit Ersatzperson bzw. Testen mit Stellvertreter bezeichne.

Das Testen mithilfe von Ersatzperson oder Stellvertreter ist wahrscheinlich die nützlichste Zugabe zum Muskeltest, denn dadurch wird die Emotion Code-Anwendung in Situationen ermöglicht, in denen es andernfalls aufgrund der Umstände nicht machbar wäre.

Obwohl ich selbst das Testen mit Ersatzperson oder Stellvertreter schon seit vielen Jahren anwende, bin ich immer wieder beeindruckt davon, wie gut es funktioniert. Diese Testformen geben Ihnen die Möglichkeit, ansonsten nicht testbare Personen zu testen und aus der Ferne für jemand anders zu arbeiten.

Ich glaube, dass wir in einer Ära leben, in der das gesammelte Wissen aus vergangenen Zeitaltern wieder auf die Erde zurückkehrt, und ich vermute, dass der Emotion Code einmal Teil dieses großen umfangreichen Wissens war.

Seit unser Verständnis vom Funktionieren dieser Welt zunimmt, haben wir bereits unglaublichen Fortschritt in vielen Bereichen erzielt. Dinge, die in der Vergangenheit unvorstellbar waren, sind heute an der Tagesordnung. Es ist schon sehr lange her, dass man, falls man ein Bild von einer Person festhalten wollte, zeichnen oder malen musste und gewöhnlich eine Menge Künstlerbedarf und viele Stunden Zeit investieren musste, um eine farbenprächtige Darstellung zu schaffen. Heute benötigt man lediglich ein Handy und den Bruchteil einer Sekunde, um den Auslöser zu betätigen. Ein Verwandtschaftsbesuch in hundert Kilometer Entfernung stellte damals eine wochenlange Unternehmung dar. Heute hingegen kann man leicht an einem halben Tag hin und zurückfahren.

Jedwede Aufgabe kann durch den Einsatz der richtigen Hilfsmittel einfacher gelöst werden. Testen mit Ersatzperson oder Stellvertreter ist ein wirkungsvolles Hilfsmittel, das man verwenden kann, um eingeschlossene Emotionen erfolgreich zu lösen – ob die betreffende Person nun genau vor Ihnen steht oder Tausende Kilometer entfernt ist.

Hautausschlag verschwindet

Ich arbeitete stellvertretend für die Tochter einer Mitarbeiterin, die seit vielen Monaten an Hautausschlägen litt, die hin und wieder ihren Körper bedeckten. Meine Mitarbeiterin hatte sie schon zu vielen verschiedenen Ärzten gebracht, die ihr trotz größter Bemühungen nicht hatten helfen können. Nach einer Emotion Code-Sitzung auf Entfernung mithilfe des Stellvertreterprinzips verschwand ihr Hautausschlag vollständig und kehrte seither nicht wieder zurück. – Jennifer C.

Gabe von oben

Ich betrachte das Testen mit Ersatzperson oder Stellvertreter als göttliche Gabe, die es uns erlaubt, unsere Aufgabe auch unter schwierigen Umständen zu erfüllen. Sagen wir beispielsweise, Sie haben ein kleines Kind, das viel Wut zeigt, und Sie vermuten, dass eingeschlossene Emotionen dahinterstecken. Wie führen Sie den Muskeltest an einem kleinen Kind aus? Oder nehmen wir an, Ihr Mann befindet sich im Militärdienst in Übersee und trauert wegen des Verlustes eines Kameraden. Wie können Sie ihm aus dieser Entfernung helfen? Oder Ihr Hund wird lethargisch, nachdem eines Ihrer Kinder ausgezogen ist, um zu studieren. Sie vermuten, dass eine eingeschlossene Emotion die Ursache ist, aber wie können Sie sich sicher sein? Ihr Hund mag viel von dem verstehen, was Sie ihm sagen, aber kann er verstehen, was es bedeutet, zu halten, wenn Sie einen Muskeltest ausführen möchten? Falls ja, freue ich mich über Ihren Anruf!

Das Testen mit Ersatzperson oder Stellvertreter erlaubt es Ihnen, anstelle der Person (oder des Tiers), die Sie testen möchten, eine andere Person ersatzweise zu testen.

Beides – sowohl Testen mit Ersatzperson und auch mit Stellvertreter – ermöglicht es Ihnen, Antworten für Ihren Probanden (Mensch oder Tier) zu erhalten, indem Sie den Muskeltest an Ihrem eigenen Körper oder an einer dritten Person durchführen. Testen mittels Ersatzperson wird angewendet, um an jemandem zu arbeiten, der physisch anwesend ist, während Testen mittels Stellvertreter es Ihnen ermöglicht, eingeschlossene Emotionen bei jemandem zu finden und zu lösen, der nicht anwesend ist und der sich buchstäblich überall auf der Welt aufhalten kann.

Testen mit Ersatzpersonen

Wie ein Licht in einem dunklen Raum ist das elektromagnetische Feld einer Person (oder eines Tieres) in direkter Nähe sehr stark, wird aber immer schwächer, je weiter man sich davon entfernt. Erfahrungsgemäß dehnt sich unser Energiefeld von unserer Körperoberfläche in kraftvoller Weise über zwei Meter in alle Richtungen aus. Wenn Informationen aus dem Unterbewusstsein auftauchen, führt dies zu lesbaren Veränderungen in unserem unmittelbaren Energiefeld, die durch Muskeltest angezeigt und nachgewiesen werden können. Was aber, wenn jemand aus irgendeinem Grund nicht in der Lage ist, sich einem direkten Muskeltest zu unterziehen? Hier kommt der Test mit Ersatzperson ins Spiel. Eine Ersatzperson ist eine andere Person, die einspringen und sich einem Muskeltest unterziehen kann, um Antworten aus dem Unterbewusstsein der Testperson zu erhalten. Testen mit Ersatzperson ist die Antwort in jeder Situation, in der eine Person oder ein Tier physisch anwesend, aber nicht testbar ist. Gründe dafür, dass jemand nicht testbar ist, können unter anderem folgende sein:

1 Alter: Es könnte schwierig sein, Säuglinge, Kleinkinder oder ältere Menschen zu testen.
2 Körperliche Beeinträchtigung: Zum Beispiel Verletzung, Krankheit, Schmerzen, Schwäche, Dehydrierung oder Halswirbelblockade.
3 Nicht bei Bewusstsein: Zum Beispiel im Schlaf oder in komatösem Zustand.
4 Unfähigkeit zu logischem Denken, etwa bei geistiger Behinderung.
5 Ein Tier (Mehr dazu in Kapitel 10 → Seite 341).

Um mithilfe einer Ersatzperson testen zu können, muss sich die Testperson innerhalb eines Radius von zwei Metern von der Ersatzperson befinden. Wenn die Testperson aus einem der angeführten Gründe nicht testbar ist, können wir so trotzdem Antworten von ihrem Unterbewusstsein erhalten. Dafür können wir zwei verschiedene Ansätze verwenden:

- Selbsttest, wobei man selbst sowohl als Ersatzperson als auch als Tester fungiert.
- Man kann eine dritte Person bitten, als Ersatzperson zu fungieren.

In beiden Situationen muss die Ersatzperson das Subjekt nicht wirklich berühren. Wir haben festgestellt, dass ein Abstand von bis zu zwei Metern zum Subjekt nahe genug ist, um ein aussagekräftiges Ablesen von Energieveränderungen zu ermöglichen.

Nehmen wir an, Sie möchten einen Säugling testen. Jeder, der selbst testbar ist, kann als Ersatzperson für den Säugling dienen.

Im Falle eines Kindes könnten Mutter oder Vater die Ersatzperson sein oder auch jede andere Person, bei der sich das Kind wohlfühlt. Selbstverständlich sollte man, wenn man nicht selbst Elternteil ist, zunächst das Einverständnis der Eltern einholen, bevor man den Versuch unternimmt, dem Kind zu helfen.

Jede testbare Person kann als Ersatzperson für jede beliebige andere Person dienen.

Ich betrachte das Testen mittels Ersatzperson inzwischen als eine unverzichtbare Anwendung des Muskeltests. Wenn Sie beim Testen Ihres Probanden inkonsistente oder unklare Antworten auf den Muskeltest erhalten, empfehle ich Ihnen, den Test mit Ersatzperson anzuwenden, indem Sie Fragen stellen und entweder die Antworten am eigenen Körper durch Selbsttest ermitteln oder indem Sie eine dritte Person als Ersatzperson einsetzen. Sie sprechen immer noch das Unterbewusstsein des Probanden an, aber Sie führen den Muskeltest an der Ersatzperson durch (entweder an sich selbst oder bei einer dritten Person). Die Antworten werden die gleichen sein – tatsächlich werden Sie oft feststellen, dass die Verwendung von Testen mithilfe einer Ersatzperson dazu beiträgt, dass die Antworten leichter zu erkennen sind.

Wie Sie mit Ersatzperson testen

Es folgen zwei Anleitungen für den Einsatz von Testen mittels Ersatzperson: eine, falls Sie selbst als Ersatzperson fungieren und einen Selbsttest durchführen, und die andere, falls Sie eine dritte Person als Ersatzperson einsetzen.

Wenn Sie sowohl als Tester als auch als Ersatzperson fungieren und einen Selbsttest verwenden

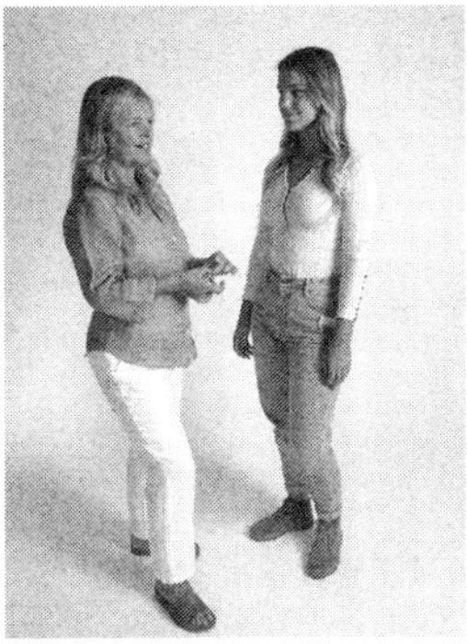
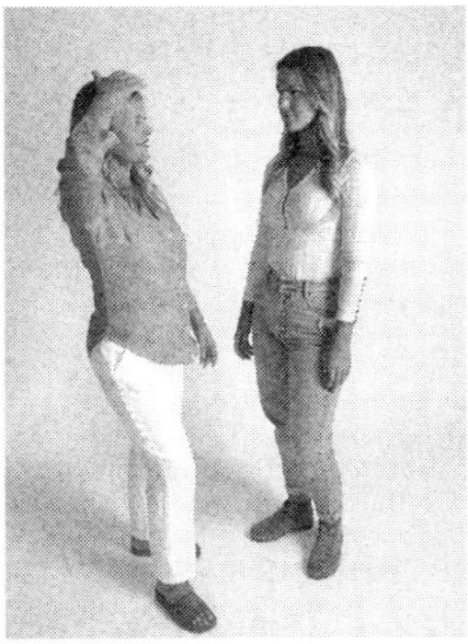
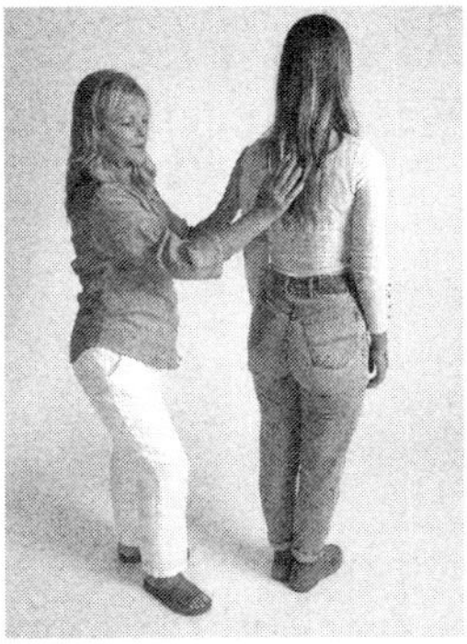

1 Erlauben Sie sich, eine Haltung der Wertschätzung gegenüber dem Probanden einzunehmen. Empfinden Sie Dankbarkeit dafür, dass dies helfen wird, und bitten Sie still um göttliche Unterstützung.
2 Stellen Sie sicher, dass Sie testfähig sind, indem Sie einen Basistest durchführen. Tun Sie dies wie zuvor erläutert, indem Sie sicherstellen, dass Sie auf jede Ja-Nein-Frage eine klare und korrekte Antwort erhalten.
3 Achten Sie darauf, dass Sie nicht mehr als zwei Meter vom Subjekt entfernt sind. Eine körperliche Berührung ist nicht erforderlich, ist aber in Ordnung, wenn gewünscht.
4 Um zu bestätigen, dass Sie die Energie des Subjekts ablesen, lassen Sie das Subjekt seinen Namen sagen in Form einer Aussage: „Mein Name ist …" Sollte das Subjekt nicht in der Lage sein zu sprechen, können Sie sagen: „Ihr/dein Name ist …" Führen Sie dann einen Selbsttest durch. Die Testantwort sollte stark oder kongruent ausfallen.
5 Als Gegenprobe lassen Sie die Testperson eine inkongruente Aussage machen, indem Sie sagen: „Mein Name ist …" und dabei einen beliebigen Namen verwenden, der nicht der eigene ist. Sie können die Aussage auch für das Subjekt machen, z.B.: „Ihr/dein

Name ist …" Ihre Testantwort sollte hier schwach oder inkongruent sein.

6 Wenn Ihre Antworten nicht eindeutig sind, wiederholen Sie die Schritte 4 und 5, bis die Antworten eindeutig sind. An diesem Punkt können Sie mit dem Emotion Code-Ablauf fortfahren.

Wenn Sie mit einer dritten Person als Ersatzperson arbeiten und deren Körper testen

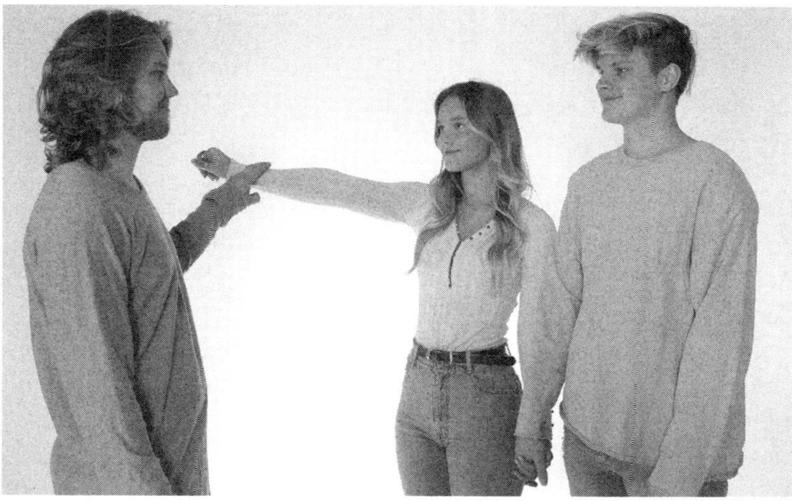

1 Erlauben Sie sich, eine Haltung der Wertschätzung gegenüber dem Probanden einzunehmen, empfinden Sie Dankbarkeit dafür, dass dies helfen wird, und bitten Sie still um göttliche Unterstützung.

2 Stellen Sie sicher, dass die Ersatzperson testbar ist. Führen Sie einen Basistest durch, wie zuvor erläutert, indem Sie sicherstellen, dass Sie auf jede Ja-Nein-Frage eine klare Antwort erhalten.

3 Es ist notwendig, dass sich die Ersatzperson in der Nähe der Testperson in einem Umkreis von zwei Metern aufhält. Proband und Ersatzperson können sich, wenn gewünscht, auch berühren, z.B. durch Hände halten, was aber nicht unbedingt erforderlich ist.

4 Lassen Sie das Subjekt ihren Namen in Form einer Aussage nennen: „Mein Name ist …“ Wenn das Subjekt nicht sprechen kann, können Sie „Ihr/dein Name ist …“ sagen. Führen Sie einen Muskeltest an der Ersatzperson durch, der stark ausfallen sollte.
5 Als nächstes lassen Sie den Probanden eine inkongruente Aussage machen, indem er „Mein Name ist …“ sagt und dabei einen beliebigen Namen verwendet, der nicht der eigene ist. Sie können auch die Aussage für ihn machen, z.B. „Ihr/dein Name ist …“ Testen Sie dann die Ersatzperson, die Testantwort sollte schwach oder inkongruent sein.
6 Wenn Ihre Antworten nicht eindeutig sind, wiederholen Sie die Schritte 4 und 5, bis Sie klare Antworten erhalten. An diesem Punkt können Sie mit dem Emotion Code-Ablauf fortfahren.

Denken Sie daran, dass Sie während dieses Prozesses die Fragen an die Testperson richten oder die Testperson die entsprechenden Aussagen machen lassen. Aber der Muskel, den Sie testen, gehört der Ersatzperson, nicht der Testperson.

Gehen Sie die in den vorhergehenden Kapiteln beschriebenen Fragen durch, um eingeschlossene Emotionen zu identifizieren und zu lokalisieren. Um eine eingeschlossene Emotion zu lösen, führen Sie den Magnet möglichst am Rücken des Probanden selbst entlang. Wenn dies aus irgendeinem Grund nicht möglich ist, funktioniert es auch, wenn man den Magnet über den Rücken der Ersatzperson nach unten führt.

Kinder mithilfe einer Ersatzperson testen

Kleine Kinder können normalerweise nicht zuverlässig mit einem Muskeltest getestet werden. Das Testen unter Zuhilfenahme einer Ersatzperson bietet einen einfachen und effektiven Weg, um die Antworten zu erhalten, die Sie benötigen.

Kinder sind so kostbar! In vielen Fällen kann man ihnen helfen, indem man einfach eine Ersatzperson einsetzt. Der Emotion Code funktioniert bei Kindern auf dieselbe Weise wie bei Erwachsenen.

Kinder, die ein anstrengendes und schwieriges Leben führen, haben mit Sicherheit eingeschlossene Emotionen. Aber grundsätzlich kann jedes Kind eingeschlossene Emotionen haben, unabhängig davon, wie viel Liebe es erhält oder wie vorteilhaft sein häusliches Umfeld auch sein mag.

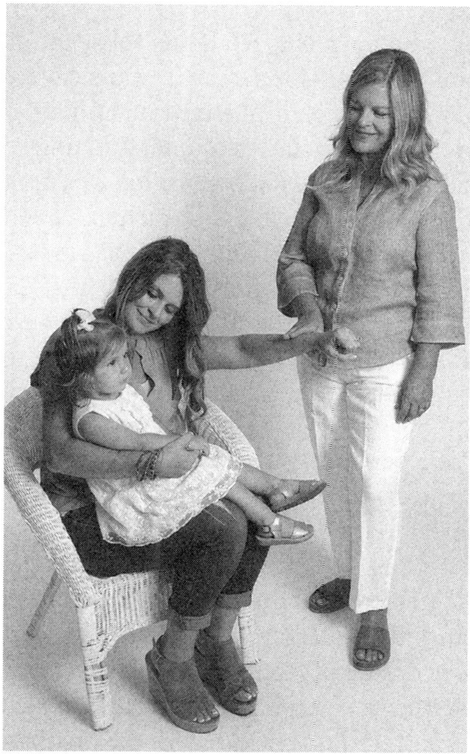

Im Folgenden eine Geschichte, die auf dramatische Weise zeigt, wie die Beseitigung eingeschlossener Emotionen einem stark benachteiligten kleinen Mädchen geholfen hat.

Julies Geschichte

Julie war das Kind einer drogenabhängigen Mutter. An ihrem zweiten Lebenstag kam sie in eine Pflegefamilie, die hoffte, sie eines Tages adoptieren zu können. Ich sah Julie zum ersten Mal im Alter von zweieinhalb Jahren. Bei ihr waren eine Zerebralparese, geistige Behinderung sowie schweres Asthma diagnostiziert worden. Außerdem litt sie unter Aufmerksamkeits-Defizit-Hyperaktivitäts-Syndrom (ADHS).

Julie befand sich ununterbrochen in einem Zustand der extremen Agitation. Es schien, als ob sie buchstäblich die Wände meiner Praxis hochgeklettert wäre, wenn sie es gekonnt hätte. Sie war nicht in der Lage, mit Spielzeug oder mit anderen Kindern zu spielen, und sie konnte nicht eine Sekunde lang stillsitzen. Sprechen konnte sie überhaupt nicht. Sie hatte Tobsuchtsanfälle, die mehrere Stunden anhielten. Im Monat davor war sie wegen ihres Asthmas bereits siebenmal stationär in ein Krankenhaus eingeliefert worden und hatte dort maschinelle Atemunterstützung erhalten, bevor sie schließlich zu mir in die Praxis kam. Ich bewunderte ihre Pflegemutter Betty, die sehr viel Geduld aufbrachte.

Ich testete Julie mithilfe einer Ersatzperson und fand heraus, dass einiges in ihrem Körper aus dem Gleichgewicht geraten und dass eine Herzmauer vorhanden war. Die im Folgenden genannten Emotionen waren Bestandteile von Julies Herzmauer. Wir konnten sie innerhalb eines Monats lösen, jeweils eine Emotion pro Besuch.

Von der leiblichen Mutter geerbte nicht empfangene Liebe: *Nicht empfangene Liebe* ist eine Emotion, die auftritt, wenn jemand sich nicht geliebt fühlt oder wenn seine Liebe für eine andere Person zurückgewiesen wird. Julies Mutter hatte selbst unter dieser eingeschlossenen Emotion gelitten und sie im Moment der Empfängnis an Julie weitergegeben. In unserer Gesellschaft besteht die natürliche Tendenz, Menschen wie Julies Mutter wegen ihrer Abhängigkeit zu verurteilen. Wir sehen äußerlich erkennbares Verhalten und schlechte Entscheidungen, die Menschen wie Julies Mutter treffen, und sind geneigt, auf sie herabzusehen. Aber das, was wir nicht sehen, ist das Unsichtbare, der Schmerz, das Leid und die Trauer, aus denen ihre eingeschlossenen Emotionen und Herzmauern bestehen. Julies Mutter trug eine solche Last.

Vom leiblichen Vater geerbter Hass: Wahrscheinlich werden wir nie wissen, was Julies Vater in seinem Leben erlebt hat, woraus dieser Hass also entstanden ist. Obwohl Julie ihren leiblichen Vater nie kennengelernt hatte, wurde sie dennoch von seiner eingeschlossenen Emotion des Hasses beeinflusst. Wenn eingeschlossene emotionale Energien von einer Generation an die nächste weitergegeben werden, beeinträchtigen sie das Leben, das wir andernfalls leben könnten. Wir werden von Emotionen dazu getrieben, unsere Entscheidungen zu treffen. Emotionen sind die Ursache dafür, dass wir andere Menschen so behandeln, wie wir sie behandeln. Ist es möglich, dass misshandelndes und dysfunktionales Verhalten über Generationen hinweg teilweise auf geerbte und von Generation zu Generation weitergegebene eingeschlossene Emotionen zurückzuführen ist?

Übernommene Trauer und Wut von der leiblichen Mutter: Sowohl Trauer als auch Wut setzten sich bei Julie bereits im ersten Drittel der Schwangerschaft im Mutterleib fest. Beide Emotionen stellten Reaktionen ihrer Mutter auf die Schwangerschaft dar und hinterließen Spuren bei Julie. Diese Antworten erhielt ich, als ich Julie mithilfe einer Ersatzperson testete.

Trauer, Entmutigung und Sorge aus dem letzten Drittel der Schwangerschaft: Es ist keineswegs ungewöhnlich, dass Kinder eingeschlossene Emotionen entwickeln, die von intensiven Gefühlen herrühren, die ihre Mutter während der Schwangerschaft erlebte. Bei Julie fand ich die eingeschlossenen Emotionen der Trauer, der Entmutigung und der Sorge – alles Emotionen, die ihre Mutter während des letzten Drittels der Schwangerschaft verspürt hatte. Pränatal gespeicherte Emotionen entstehen am häufigsten während des letzten Drittels der Schwangerschaft, können sich jedoch auch zu jedem anderen Zeitpunkt der Schwangerschaft entwickeln.

Übernommene Hoffnungslosigkeit von ihrer Mutter bei der Geburt: Offensichtlich hatte Julies Mutter ein Gefühl der Hoffnungslosigkeit, während sie in den Wehen lag. Zu der Zeit war Julie noch immer im Körper ihrer Mutter und damit auch in ihrem Energiefeld. Als der Körper ihrer Mutter mit der Frequenz der Hoffnungslosigkeit vibrierte, trat Julie damit in Resonanz und kam mit dieser eingeschlossenen Emotion auf die Welt.

Minderwertigkeit und Selbstmisshandlung im Alter von einem Jahr: Julie selbst produzierte diese Emotionen der Minderwertigkeit und der Selbstmisshandlung, weil sie neben der Giftstoffbelastung durch den Drogenmissbrauch ihrer Mutter noch so viel emotionalen Ballast mit sich herumtrug. Ihre Pflegemutter berichtete mir, dass Julie in diesem Alter häufig ihren Kopf gegen Fußböden und Wände geschlagen habe.

Das Ergebnis: Nach der dritten Sitzung konnte Julie nachts durchschlafen, ihre zuvor geräuschvolle Atmung verwandelte sich in ruhige, normale und gesunde Atmung. Nach der vierten Sitzung waren ihre Asthmasymptome verschwunden. Kurz danach erhielt Julies Pflegemutter Besuch von der zuständigen Sozialarbeiterin. Julies Pflegemutter und die Sozialarbeiterin verbrachten zwei Stunden mit Gesprächen und dem Ausfüllen von Papieren für die Adoption. Während der gesamten Zeit saß Julie am Boden und spielte friedlich mit ihren Spielsachen – dies wäre zuvor undenkbar gewesen. Die erstaunte Sozialarbeiterin fragte: „Welche Medikamente bekommt Julie jetzt?“ Betty antwortete: „Alle Medikamente sind inzwischen abgesetzt ...“

So erzählt Betty die Geschichte mit ihren eigenen Worten

Julie kam zu uns, als sie einen Tag alt war, sie war ein drogenexponiertes Baby, und wir hatten vor, sie zu adoptieren. Sie war sehr krank und musste mindestens drei- oder viermal pro Monat wegen schweren Asthmas ins Krankenhaus. Sie benötigte maschinelle Atemunterstützung, Kortison und zwei oder drei andere Asthmamedikamente. Sie litt an einer Zerebralparese, und ihr Verhalten war schrecklich.

Zu dieser Zeit ging es meiner Mutter nicht sehr gut, und nachdem wir von Dr. Nelson gehört hatten, gingen wir mit meiner Mutter in seine Sprechstunde. Als wir ihren guten Fortschritt sahen, entschlossen wir uns, Dr. Nelson auch Julie vorzustellen. Sie hatte insgesamt dreizehn Sitzungen bei Dr. Nelson. Bevor wir das erste Mal bei ihm waren, war Julie siebenmal im Krankenhaus gewesen und benötigte ein Atemgerät. Jetzt ist es bereits drei Wochen her, dass sie irgendein Asthmamedikament, das Atemgerät oder etwas Derartiges benötig-

te. Es geht ihr wirklich gut. Sie läuft viel besser, und ihr auffälliges Verhalten ist fast verschwunden.

Sie spricht jetzt auch. Als sie zum ersten Mal bei Dr. Nelson war, sprach sie überhaupt noch nicht. Jetzt spricht sie, sie zählt, und es geht ihr sehr, sehr gut. Wir freuen uns sehr über die bisherigen Ergebnisse.. Julie ist ein ganz anderes Kind geworden. Wir waren an dem Punkt angelangt, an dem wir wegen des Asthmas und wegen ihrer Tobsuchtsanfälle nicht wussten, ob wir den nächsten Tag überstehen würden: Hatte sie erst einmal einen Wutanfall, konnte dieser gut und gern zweieinhalb Stunden dauern. Sie lässt sich jetzt noch hin und wieder irritieren, bekommt aber keine Wutanfälle mehr. Vielleicht weint sie ein wenig, und das war es dann ... Wir sind sehr glücklich, und es geht uns allen gut! – Betty R.

Erfreuliches Resultat: Julie machte weiterhin Fortschritte, und es dauerte nicht lange, da teilten die Ärzte Betty mit, dass sie die Diagnosen Zerebralparese und geistige Behinderung zurückzögen. Julies unberechenbares und auffälliges Verhalten war verschwunden, und sie war buchstäblich ein neuer Mensch geworden.

Unserer Erfahrung nach können viele Verhaltensprobleme und gesundheitliche Schwierigkeiten durch Emotion Code-Anwendung deutlich gebessert oder zumindest entschärft werden. In Julies Fall wurde ihre gesundheitliche und psychische Entwicklung sehr positiv beeinflusst. Ich vermag kaum auszudrücken, wie erfreulich es sein kann, kleine Kinder aus dem Griff negativer Energien zu befreien, die sonst ihr junges Leben verwüsten könnten.

Eliza hat keine Angst mehr

Meine allererste Erfahrung mit dem Emotion Code machte ich gleich nach der Lektüre des Buches „Der Emotion Code". Ich versuchte es mit einer Sitzung mithilfe einer Ersatzperson für meine fünfjährige Nichte Eliza. Etwa drei Stunden nach der Sitzung kam sie ganz aufgeregt zu mir gerannt und begann mir zu erklären, dass sie keine Angst mehr vor Wasser habe. Sie konnte nun in der Badewanne sit-

zen, den Kopf vornüber ins Wasser tauchen und Spaß dabei haben! Vorher hatte sie große Angst davor gehabt, ihr Gesicht oder ihre Haare nass zu machen. – Nathan A.

Ein Baby kann endlich schmerzfrei schlafen und essen

Eine junge Mutter brachte ihren sechs Monate alten Sohn zu mir. Jemand hatte ihr dies empfohlen, da die Ärzte gesagt hatten, sie könnten nichts für den kleinen Jungen tun. Die Mutter sagte, er schlafe schlecht und habe Schmerzen beim Essen und bei der Verdauung. Ich verwendete die Mutter als Ersatzperson, und wir lösten vier oder fünf eingeschlossene Emotionen. Ich testete, dass der Kleine zu Hause von seinen Eltern viel Stress übernommen hatte. Zwei Wochen später sprach ich mit der Mutter. In der ersten Nacht nach der Sitzung hatte er die ganze Nacht durchgeschlafen, und am nächsten Tag war seine Verdauung normal und ist es auch seither geblieben. – Jimmy A.

Tiere mithilfe von Ersatzpersonen testen

Wenn ich Tiere teste, spreche ich immer mit dem Tier, als sei es ein menschliches Wesen. Das Tier mag die Worte zwar nicht verstehen, aber Tiere scheinen doch Verbindung mit der Absicht aufzunehmen, die unsere Gedanken ausstrahlen. Das Unterbewusstsein der Tiere funktioniert ähnlich wie unser eigenes. Glauben Sie mir, Tiere verstehen, was wir für sie zu tun versuchen. Ihre Fähigkeit, die menschlichen Absichten zu verstehen, kann manchmal sogar unsere eigene übersteigen.

Wenn Sie an einem Tier arbeiten, richten Sie Ihre Fragen an das Tier, und testen Sie die Ersatzperson (entweder eine andere Person oder sich selbst), um die Antworten zu erhalten.

Das Testen mit Ersatzperson funktionieret mit Katzen, Hunden, Pferden und anderen Arten von Tieren. Es gibt so viele beeindruckende Geschichten über die Emotion Code-Anwendung bei Tieren, dass ich diesem Thema ein Kapitel gewidmet habe (→ Seite 341ff.).

Testen mithilfe einer Ersatzperson für Personen, die nicht bei Bewusstsein sind

Das Testen mithilfe einer Ersatzperson ermöglicht es uns auch, jemand zu testen, der schläft, bewusstlos ist oder im Koma liegt. Selbst wenn die Person keine Reaktion zeigt oder sich nicht artikulieren kann, ist ihr Unterbewusstsein immer noch bei der Arbeit, es schläft nie. Die körperlichen Funktionen eines Bewusstlosen funktionieren nach wie vor. Der Bewusstlose atmet noch, sein Herz schlägt, sein Unterbewusstsein nimmt immer noch seine Umgebung wahr und arbeitet daran, die Dinge am Laufen zu halten. Wenn Sie dem Unterbewusstsein eine Frage stellen, weiß es die Antwort darauf, doch wenn die Person nicht bei Bewusstsein ist, kann sie nicht aktiv am Testen teilnehmen. Also bietet das Testen unter Zuhilfenahme einer Ersatzperson auch hier die ideale Lösung. Allerdings sollte der Muskeltest niemals in einer Notfallsituation angewendet werden, wenn eine Herz-Lungen-Wiederbelebung die geeignetere Maßnahme darstellen würde.

Vor einigen Jahren entwickelte sich bei meinem Vater ein ausgeprägtes Aneurysma eines Hirngefäßes und er fiel daraufhin ins Koma. Ich machte mir große Sorgen um ihn und wollte ihm auf jede mögliche Art und Weise helfen. Als Jean und ich ihn im Krankenhaus besuchten, war es wegen all der ihn umgebenden Schläuche und Kabel unmöglich, so nahe an ihn heranzukommen, dass wir direkt an ihm hätten arbeiten können. Ich bat Jean, als Ersatzperson für meinen Vater zu fungieren. Obwohl er im Koma lag, waren wir sofort in der Lage, sein Unterbewusstsein zu befragen, um festzustellen, was ihm zusätzlich zu dem, was das Krankenhauspersonal bereits für ihn leistete, am meisten helfen würde. Danach wachte er bald wieder auf, und wir hatten noch ein kostbares Jahr mit ihm, bevor er schließlich verstarb. Die Erfahrung, in der Lage zu sein, an meinem Vater zu arbeiten, während er im Koma lag, ist mir unvergesslich geblieben, und dadurch lernte ich das Geschenk des Testens unter Zuhilfenahme einer Ersatzperson besonders zu schätzen.

Einverständnis einholen

Vergessen Sie nicht, dass Sie immer zuerst das Einverständnis der betreffenden Person benötigen, bevor Sie mit ihr arbeiten, ob Sie nun direkt an der Person arbeiten oder mithilfe einer Ersatzperson oder eines Stellvertreters. Im Folgenden finden Sie einige sinnvolle Anhaltspunkte, in welcher Situation Sie von wem das Einverständnis benötigen:

Zu testende Person	Einverständnis von ...
Erwachsener bei Bewusstsein	der zu testenden Person selbst
Bewusstloser Erwachsener	der Person, die für alle medizinischen Entscheidungen zuständig ist
Minderjähriger	Eltern oder Sorgeberechtigte des Minderjährigen
Haustier	Besitzer des Haustiers

Das Testen mithilfe einer Ersatzperson ist ein so nützliches Instrument, dass ich es für unverzichtbar halte, will man das volle Potenzial dieser Methode ausschöpfen. Es vereinfacht die Arbeit ungemein, sei es mit Tieren, Säuglingen, Kleinkindern, Bewusstlosen oder Personen, die zu schwach sind oder zu starke Schmerzen haben, um selbst getestet zu werden.

Testen mithilfe eines Stellvertreters

Üblicherweise bezeichnen wir jemanden als Stellvertreter oder gesetzlichen Vertreter, wenn er die Vollmacht erhalten hat, anstelle einer anderen Person zu handeln. Ein Stellvertreter handelt für die betreffende Person. Beim Testen unter Zuhilfenahme eines Stellvertreters wird dieser vorübergehend zu der zu testenden Person. Der

Stellvertreter kann genauso getestet werden, als sei er selbst die zu testende Person, weil er sich freiwillig an die Stelle der anderen Person stellt und erlaubt, dass sein Körper zum Nutzen der zu testenden Person verwendet wird.

Das Testen mit einem Stellvertreter ist besonders nützlich, wenn Sie jemandem helfen möchten, der nicht anwesend (mehr als zwei Meter entfernt) oder aus irgendwelchen Gründen unerreichbar ist. Wenn Sie auf Entfernung für eine andere Person eingeschlossene Emotionen lösen, handelt es sich buchstäblich um eine Form der Fernheilung. Während Fernheilung heute kein Teil der westlichen Medizin ist, wurde sie sowohl in der Antike als auch in der Neuzeit von Anwendern von Qi Gong, Kung-Fu, Reiki und anderen weithin bekannten und anerkannten Methoden praktiziert.

Heilung für Allison in Japan

Vor einiger Zeit arbeitete ich in meiner Praxis mit mehreren Balletttänzerinnen einer nahegelegenen Tanzschule. Allison, eine der Tänzerinnen, die bei mir gewesen war, flog nach Japan, um bei einer Tanzvorführung mitzuwirken. Eines Abends erhielt ich noch sehr spät einen Anruf von ihrer besorgten Mutter. „Doktor Nelson, wir haben ein großes Problem", sagte sie, „Allison hat Hüftschmerzen und kann nicht tanzen. Morgen soll sie bei einer großen Show tanzen. Können Sie ihr helfen?" Ich sagte ihr, ich würde gern mit Allison sprechen. Also gab sie mir die Telefonnummer des Hotels, in dem sich ihre Tochter in Japan aufhielt. Als ich Allison erreichte, beschrieb sie mir ihr Problem mit der Hüfte. Die Schmerzen hatten an diesem Tag ohne ersichtlichen Grund begonnen und bereiteten ihr Schwierigkeiten beim Gehen. Am nächsten Tag zu tanzen kam so nicht infrage. Nachdem Allisons Mutter und Allison selbst ihr Einverständnis gegeben hatten, bat ich Jean, als Stellvertreterin zu agieren.

Obwohl Allison sich buchstäblich auf der anderen Seite der Erdkugel befand, hatten wir kein Problem, die Verbindung herzustellen. In diesem Fall entschieden wir uns dafür, Allison anzurufen, um zu hören, was sie zu sagen hatte. Es ist jedoch wichtig festzustellen, dass das Testen mithilfe eines Stellvertreters auch ohne telefonischen Kontakt während des Testens durchführbar ist. Die energetische Verbindung zwischen dem Stellvertreter und der zu testenden Person ist ausreichend.

Für Energie stellt die Entfernung kein Hindernis dar. Wir können auf Entfernung für andere arbeiten, denn Energie kennt nicht die Grenzen, die unser physischer Körper hat.

Energie befindet sich wirklich überall, sie erfüllt die gesamte Welt und füllt definitiv die Unermesslichkeit des Raums. In der Luft zwischen zwei Objekten befindet sich genauso viel Energie wie in den Objekten selbst. Die Arbeit mit Allison bereitete keinerlei Schwierigkeiten, denn Energie ist beständig und allgegenwärtig. Wir entdeckten bei Allison zwei in der Hüfte lokalisierte eingeschlossene Emotionen, die mit Einsamkeit und Traurigkeit bezüglich ihrer Japanreise zu tun hatten.

„Kann es sein, dass du eigentlich gar nicht in Japan sein möchtest?“, fragte ich Allison am Telefon. Widerwillig gab sie zu, dass das stimme.

„Es ist aufregend, hier zu sein“, sagte sie, „aber ich habe schreckliches Heimweh. Ich vermisse meine Mutter und meine Freunde. Eigentlich will ich wirklich nicht hier sein, und ich wünschte, ich könnte einfach nach Hause kommen.“

Wir lösten die beiden eingeschlossenen Emotionen, indem ich mit einem Magnet über Jeans Rücken abwärts rollte. Obwohl Allison sich in Japan – auf der anderen Seite der Erde – befand, spürte sie sofort die Wirkung. Noch bevor wir den Telefonhörer auflegten, war der Hüftschmerz vollständig verschwunden. Sie konnte am nächsten Tag ohne Probleme auf der Bühne tanzen.

Dorenes Erlebnis

Eine Patientin namens Dorene berichtete davon, wie die Arbeit mit Stellvertreter ihr genauso effektiv geholfen hatte, als sei sie selbst anwesend gewesen.

Während der letzten zehn Jahre ging ich wegen verschiedener Probleme immer wieder mal zu Dr. Nelson. Jetzt litt ich seit einigen Tagen unter den Symptomen einer Hiatushernie, darunter Sodbrennen und Schmerzen. Es ging mir wirklich schlecht, und ich konnte einfach nichts auf die Reihe bringen. Als mein Mann Rick und ich im Wohnzimmer saßen, beschloss Rick, Dr. Nelson anzurufen und ihn zu fragen, ob er nicht etwas tun könne, um mir zu helfen. Durch Testen fand er heraus, dass meine Beschwerden durch eine eingeschlossene Emotion verursacht wurden, und löste diese. Ich kann ohne Übertreibung sagen, dass die Erleichterung augenblicklich kam, als wir da saßen. Die Beschwerden waren bereits vollständig verschwunden, noch bevor wir das Telefongespräch beendeten. Ich kann nur empfehlen, offen für diese Art der Arbeit zu sein. Mit Fernberatungen durch kompetente Anwender stehen uns heute wunderbare Möglichkeiten zur Verfügung. – Dorene N.

Wie Sie mithilfe eines Stellvertreters testen

Lassen Sie uns nun die einzelnen Schritte des Testens mit Stellvertreter besprechen. Zuallererst ist es erforderlich, das Einverständnis der Person zu haben, die getestet werden soll. Jemanden ohne seine Einwilligung zu testen käme einem unethischen Eindringen in seine Privatsphäre gleich.

Sie können einen Stellvertreter-Test allein durchführen, indem Sie sowohl als Stellvertreter als auch als Tester fungieren. Dies ist die bequemste Form des Testens mit dem Stellvertreterprinzip, da Sie dies selbst durchführen können und keine weitere Person benötigen, die Ihnen hilft. Sie können jedoch auch eine andere Person als Stellvertreter einsetzen.

Nachfolgend beide Vorgehensweisen

Wenn Sie allein als Stellvertreter und Tester arbeiten:
In diesem Beispiel hätte Emily Jones gern eine Emotion Code-Sitzung. Da sie verreist ist, hat sie Ihnen das Einverständnis gegeben, eine Stellvertreter-Sitzung durchzuführen. Sie werden als Stellvertreter für Emily agieren und mithilfe des Selbsttest an Ihrem eigenen Körper testen. Außerdem werden Sie das Lösen an Ihrem eigenen Körper ausführen, wobei jede eingeschlossene Emotion dabei effektiv im selben Moment von Emilys Körper gelöst wird, selbst wenn Emily sich an einem weit entfernten Ort befindet.

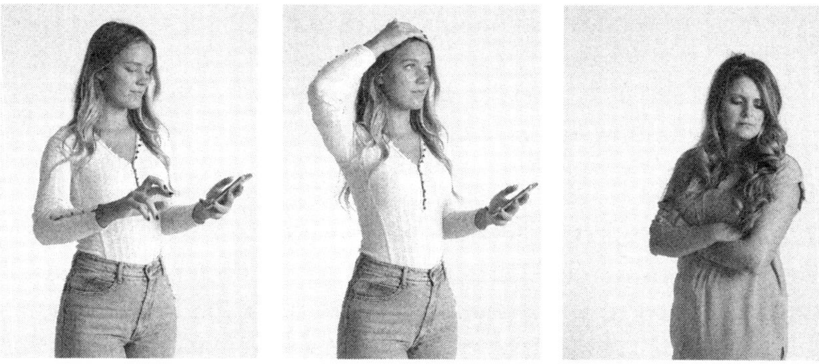

1 Erlauben Sie sich, eine Haltung der Wertschätzung gegenüber dem Probanden einzunehmen, empfinden Sie Dankbarkeit dafür, dass dies helfen wird, und bitten Sie still um göttliche Unterstützung.
2 Stellen Sie zunächst durch einen Basistest sicher, dass Sie gut testbar sind. Tun Sie dies wie zuvor erläutert, indem Sie sicherstellen, dass Sie auf jede Ja-Nein-Frage eine klare Antwort erhalten.
3 Um eine energetische Verbindung zwischen Ihnen und Emily herzustellen, haben Sie die Absicht, sich energetisch mit ihr zu verbinden, und sagen Sie: „Mein Name ist Emily Jones." Führen Sie jetzt einen Muskeltest durch. Diese Aussage wird höchstwahrscheinlich zunächst eine schwache Muskelantwort hervorrufen. Wiederholen Sie die Aussage so oft wie nötig, bis Sie einen starken

Muskeltest erhalten. Anfangs kann es ein paar Anläufe benötigen, wenn Sie noch neu dabei sind, aber die Verbindung wird schneller hergestellt, sobald Sie ein wenig mehr Übung darin haben.

4 Als nächstes bestätigen Sie, dass Sie definitiv für Emily testen, indem Sie das Feld mit Ihrem eigenen Namen ausfüllen und sagen: „Mein Name ist…" Ihre Antwort hier sollte schwach oder inkongruent sein, da eine Stellvertreter-Verbindung mit Emily hergestellt wurde. Zu diesem Zeitpunkt wird alles, was Sie testen, tatsächlich an Emily getestet, egal wie weit sie auch entfernt sein mag. Sie können nun wie gewohnt mit dem Emotion Code-Ablauf fortfahren und alles, was Sie finden, stellvertretend für Emily lösen, indem Sie mit dem Magnet oder Ihren Fingerspitzen über Ihr eigenes Lenkergefäß streichen.

5 Unterbrechen Sie die Verbindung wieder, wenn die Sitzung beendet ist. (Im weiteren Verlauf des Kapitels mehr dazu.)

Wenn Sie mit einer anderen Person als Stellvertreter arbeiten: Nehmen wir an, Emily Jones wünscht sich eine Emotion Code-Sitzung. Sie hat Ihnen und Ihrer Freundin Jamie die Erlaubnis dazu gegeben, eine Stellvertreter-Sitzung durchzuführen, da Emily sich auswärts aufhält. Jamie hat sich freiwillig als Stellvertreterin für Emily zur Verfügung gestellt, also werden Sie den Muskeltest und das Lösen am Körper von Jamie durchführen.

1 Erlauben Sie sich, eine Haltung der Wertschätzung gegenüber dem Probanden einzunehmen, empfinden Sie Dankbarkeit dafür, dass dies helfen wird, und bitten Sie still um göttliche Unterstützung.

2 Stellen Sie zunächst durch einen Basistest sicher, dass Jamie gut testbar ist. Tun Sie dies wie zuvor erläutert, indem Sie sicherstellen, dass Sie auf jede Ja-Nein-Frage eine klare Antwort erhalten.

3 Um eine energetische Verbindung zwischen Jamie und Emily herzustellen, bitten Sie Jamie zu sagen: „Mein Name ist Emily Jones."

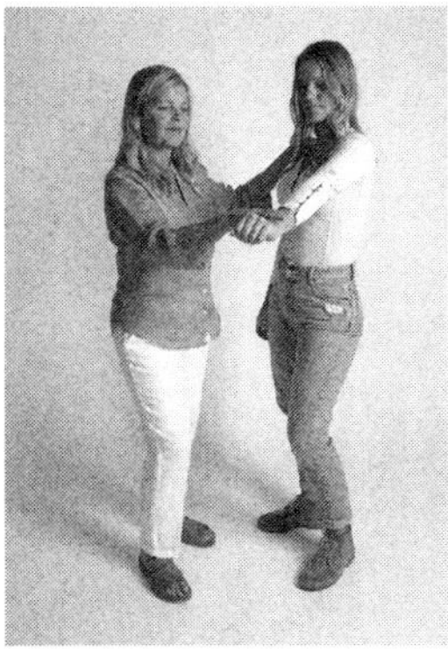
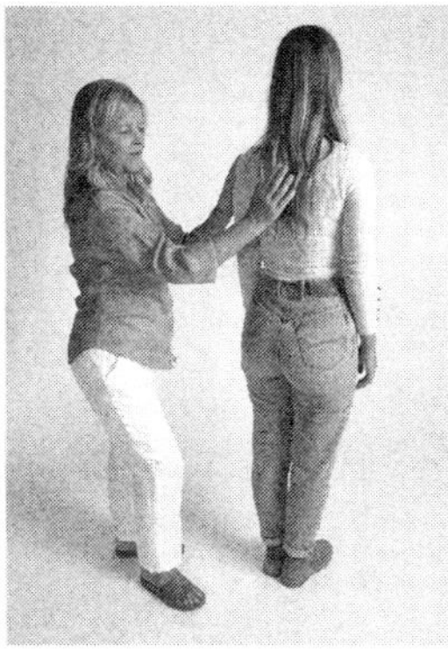
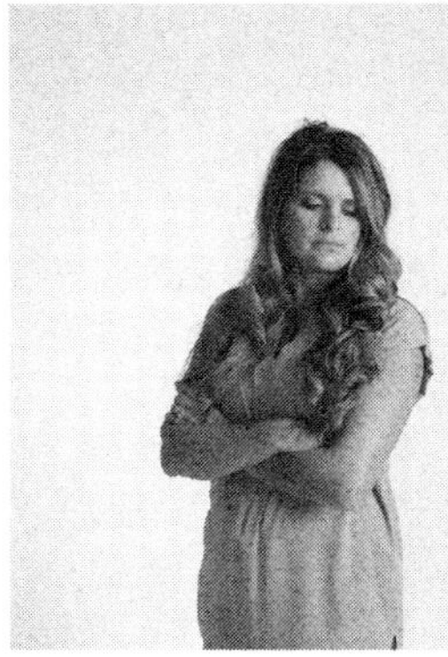

Führen Sie jetzt einen Muskeltest durch. Diese Aussage wird höchstwahrscheinlich zunächst eine schwache Muskelantwort hervorrufen. Lassen Sie die Aussage so oft wiederholen wie nötig, bis Sie einen starken Muskeltest erhalten.

4 Als nächstes bestätigen Sie, dass Jamie verbunden ist und definitiv für Emily getestet wird, indem Sie sie bitten zu sagen: „Mein Name ist Jamie." Führen Sie erneut einen Muskeltest durch. Die Antwort sollte schwach oder inkongruent sein, da eine Stellvertreter-Verbindung mit Emily hergestellt wurde und Jamie zugunsten von Emily agiert. Zu diesem Zeitpunkt wird alles, was Sie an Jamie testen, tatsächlich an Emily getestet, egal wie weit Emily auch entfernt sein mag. Sie können nun wie gewohnt mit dem Emotion Code-Ablauf fortfahren und alles, was Sie finden, lösen, indem Sie mit dem Magnet oder Ihren Fingerspitzen über Jamies Lenkergefäß streichen.

5 Unterbrechen Sie die Verbindung wieder, wenn die Sitzung beendet ist. (Im weiteren Verlauf des Kapitels mehr dazu.)

Es ist wichtig zu verstehen, dass diese energetische Verbindung zwischen Stellvertreter und Proband, wenn sie einmal besteht, sehr real ist. Auf eine Weise, die wir noch nicht gänzlich verstehen, treten die Bedürfnisse des Stellvertreters vorübergehend vollständig zurück, um der zu testenden Person zu helfen.

Jede Frage, die Sie nun dem Stellvertreter stellen, stellen Sie eigentlich der zu testenden Person. Jede eingeschlossene Emotion, die Sie durch Testen am Stellvertreter auffinden, finden Sie eigentlich im Körper der zu testenden Person.

Sie können nun alles, was Sie am Probanden testen möchten, stattdessen am Stellvertreter testen, so lange, bis die Verbindung wieder unterbrochen wird. Die Antworten werden dieselben sein. Auf die gleiche Weise können Sie auch jede eingeschlossene Emotion, die Sie am Probanden lösen möchten, einfach am Stellvertreter für ihn lösen.

Diese Möglichkeit der Anwendung ist sehr nützlich. Sie erlaubt es Ihnen, nicht nur herauszufinden, welche Emotionen im Körper einer weit entfernten Person gespeichert sind, sondern diese auch aus der Entfernung zu lösen. Dies ist genauso effektiv wie die Emotion Code-Anwendung an der Person vor Ort, und die Beschwerden des Probanden können damit häufig sofort gelindert werden.

Nachdem die Verbindung hergestellt wurde, können Sie den Emotion Code genauso anwenden, wie es bereits zuvor beschrieben wurde. Stellen Sie Fragen und identifizieren Sie eingeschlossene Emotionen in der Testperson, indem Sie den Stellvertreter testen.

Wenn Sie eine eingeschlossene Emotion durch Testen am Stellvertreter identifiziert haben, können Sie sie genauso lösen, wie Sie es tun würden, wenn die Testperson anwesend wäre. Wenden Sie den Magnet oder Ihre Hand einfach am Stellvertreter an. Denken Sie daran, dass Energie keine Einschränkung durch Entfernung kennt. Ihre Absicht zu helfen und Ihr Vertrauen, dass dies möglich ist, bewirken, dass es so geschieht.

Mamas „Energie-Zeug" funktioniert!

Seit sechs Wochen wende ich den Emotion Code zweimal im Monat bei meinen beiden Kindern an und habe eine deutliche Veränderung in ihrer Beziehung zueinander und ihrer Grundstimmung von Freude und Wohlbefinden festgestellt. Vor großen Ereignissen wie den Rede- und Debattierwettbewerben meines älteren Sohnes oder den Abenteuern meines jüngsten Sohnes, der gerne neue Fähigkeiten ausprobiert, gebe ich ihnen oft eine Sitzung, um sicherzustellen, dass sie emotional ausgeglichen und gut aufgestellt sind. Das macht einen großen Unterschied in ihrem Selbstvertrauen und ihrer Offenheit aus. Sie sind beide Teenager und nicht immer offen dafür, mein „Energie-Zeug" auszuprobieren, aber mit dem Emotion Code kann ich sie durch Stellvertreter-Arbeit unterstützen, und die Wirkung ist ebenso vorteilhaft. – Karen M.

Das Kaninchen Billie ist wie verwandelt

Ich saß im Garten in der Nähe meines empfindlichen, ängstlichen Kaninchens Billie, seine Ohren spitzten sich wie die eines Hundes, und sein Körper war zum Sprint bereit. Ich beschloss, ein wenig Emotion Code-Arbeit für ihn durchzuführen, und ich löste Angst und einige andere Emotionen. Ich löste sie, indem ich selbst als Stellvertreterin agierte. Dann ging ich sowohl zuversichtlich als auch ein wenig besorgt zu dem normalerweise ängstlichen Hasen hinüber und hoffte auf eine Veränderung. Er ließ sich von mir hochheben, ließ sich von mir streicheln, halten und tragen, und zwar in einer so ruhigen Haltung, dass ich fast vergaß, wen ich da hielt. Die Veränderung war so erstaunlich, das hatte er mich noch nie zuvor tun lassen! – Kendra M.

Die Verbindung unterbrechen

Sobald Sie öfter als Stellvertreter fungiert und diesen Prozess einige Male durchlaufen haben, sollten Ihr Körper und Ihr Unterbewusstsein die Verbindung, die Sie mit dem Subjekt hergestellt haben, automatisch wieder trennen, und Sie müssen dies am Ende der Sitzung nicht manuell tun. Aber am Anfang, wenn Sie diese Methode erlernen, sollten Sie sich ein paar Sekunden Zeit nehmen und die Absicht haben, die energetische Verbindung zwischen Ihnen selbst (oder jemand anderem, wenn er der Stellvertreter war) und dem Probanden zu *trennen*. Wenn die Verbindung nicht unterbrochen wird, könnten Sie tatsächlich beginnen, den emotionalen Zustand der Person zu erleben, für die Sie als Stellvertreter fungiert haben. Dies kann bedeuten, dass Sie vielleicht viel länger mit der Energie einer anderen Person verbunden bleiben, als Sie es eigentlich wollten!

Einmal hatte ich den Emotion Code angewendet, um einer Frau zu helfen, die in Cleveland lebte. Ihre Schwester war schon seit einiger Zeit Patientin in meiner Klinik in Kalifornien und hatte sich bereits ein paarmal als Stellvertreterin für ihre Schwester zur Verfügung gestellt. Dieses eine Mal machte ich den Fehler und vergaß, am Ende der Sitzung die Verbindung zwischen den beiden Schwestern zu trennen. Am nächsten Tag kam die Patientin zurück in mein Büro und sagte: „Irgendetwas stimmt nicht. Ich fühle mich, als ob ich meine Schwester sei. Ich glaube, ich verspüre ihre Gefühle. Es ist komisch. Bin ich vielleicht immer noch mit ihr verbunden?" Mir wurde sofort klar, dass es mein Fehler war, ich unterbrach die Verbindung, und sie war wieder ganz sie selbst.

Wenn Sie die Arbeit beendet haben, bedanken Sie sich bei der Person, die sich als Stellvertreter zur Verfügung gestellt hat. Um die Verbindung zu trennen, lassen Sie den Stellvertreter wieder seinen eigenen Namen nennen und testen Sie ihn so lange, bis er dabei wieder stark testet.

Wenn die Stellvertreterin beispielsweise Jamie hieß, lassen Sie sie sagen: „Ich heiße Jamie." Ist das Testergebnis schwach, so ist sie immer noch mit der Testperson verbunden. In diesem Fall lassen Sie sie die Aussage mit ihrem eigenen Namen so lange wiederholen, bis sie dabei stark testet. Wenn Sie selbst als Stellvertreter agiert haben, folgen Sie demselben Ablauf unter Verwendung Ihres eigenen Namens, bis Sie dabei stark testen. Daran erkennen Sie, dass die Verbindung unterbrochen wurde. So einfach ist das. Und es dauert meist weniger als zehn Sekunden Zeit.

Etwas Besonderes

Meinem Empfinden nach ist die Arbeit mithilfe eines Stellvertreters etwas Besonderes, es hat sogar etwas Heiliges an sich. Die Art und Weise, wie das Unterbewusstsein des Stellvertreters das eigene Selbst zugunsten des Subjekts zurücktreten lässt, ist erstaunlich.

Das Wissen, wie dies zu bewerkstelligen ist und wie man die Verbindung auf jede Entfernung herstellen kann, ist uns allen sozusagen einprogrammiert.

Ich bin immer wieder begeistert, wenn ich mithilfe eines Stellvertreters mit jemandem in großer Entfernung arbeite und die betreffende Person eine sofortige Erleichterung oder ein Verschwinden ihrer Beschwerden erlebt. Ich hoffe, das Testen mit Stellvertreter und Ersatzperson ist Ihnen einen Versuch wert. Sie können es!

Ich habe zwar volles Vertrauen, dass Sie mit ausreichend Übung das Testen mithilfe eines Stellvertreters erlernen werden, doch habe ich festgestellt, dass manche Leser dabei gern Unterstützung hätten. Wenn Sie Interesse an einer Fernberatung durch einen zertifizierten Emotion Code-Anwender haben, besuchen Sie bitte meine Webseite: https://discoverhealing.com/de/anwender-karte/

Wir haben eine wachsende Zahl zertifizierter Anwender auf der ganzen Welt, die stellvertretend eingeschlossene Emotionen für ihre Klienten lösen, was bedeutet, dass auch Sie bei einem solchen zertifizierten Anwender eine Sitzung buchen können, egal in welchem Land der Welt Sie sich befinden. Weitere Informationen zu diesem Thema finden Sie auf → Seite 410, Ressourcen im Anhang.

Das Testen mithilfe von Ersatzperson oder Stellvertreter ist auch sehr beeindruckend, wenn es darum geht, Ihren Haustieren zu helfen. Im folgenden Kapitel werden Sie mehr darüber erfahren, welche erstaunlichen Erfolge der Emotion Code bei der Arbeit mit Tieren aufzuweisen hat.

10
Der Emotion Code und Tiere

Tiere können gut kommunizieren und sie tun es auch. Meistens werden sie jedoch ignoriert.

ALICE WALKER

Wie Ihnen jeder Tierliebhaber bestätigen wird, haben auch Tiere Gefühle. Sie mögen nicht in der Lage sein, mit Worten darüber zu sprechen, aber wenn Sie die Tiere kennenlernen und ihr Verhalten beobachten, werden Sie bald den unterschwelligen Ausdruck von Gefühlen erkennen können. Wenn emotional aufwühlende Ereignisse geschehen, können Tiere ebenso wie Menschen eingeschlossene Emotionen davontragen.

Ein Pferd ist ein Pferd …

Meine erste Erfahrung mit dem Lösen eingeschlossener Emotionen bei Tieren war eher zufälliger Natur. Eines Tages erhielt ich einen Anruf von einer Patientin namens Linda, einer Pferde-Trainerin aus San Juan Capistrano. Ein Jahr zuvor war Sie wegen schweren Asthmas bei mir gewesen, wobei ich ihr geholfen hatte. Aber bei diesem Anruf ging es um etwas völlig anderes.

„Ich habe eine seltsame Bitte an Sie und frage mich, ob Sie mir helfen können", sagte sie. „Eines meiner Pferde, Ranger, hat ein Problem mit ständigem Wasserlassen. Drei Tierärzte haben ihn bereits untersucht, keiner konnte jedoch herausfinden, was ihm fehlt. Soweit sie Ranger beurteilen können, ist er völlig gesund. Er verursacht allerdings große Schwierigkeiten, nicht nur für mich, sondern auch für Pferde in benachbarten Boxen und deren Eigentümer. Ich weiß, dass Sie gelegentlich mit Tieren arbeiten, und ich würde mich freuen, wenn Sie zum Stall kommen und sehen könnten, ob Sie etwas für ihn tun können."

Als Linda damals wegen ihrer eigenen Beschwerden in meiner Praxis war, hatten wir uns über unsere gemeinsame Liebe zu Pferden unterhalten. Ich war in Montana mit Pferden aufgewachsen und verpasste nie eine Gelegenheit, wieder einmal zu reiten. Linda hatte mir Fotos von vier oder fünf ihrer wunderschönen Pferde gezeigt, ich war jedoch noch nicht dazu gekommen, mir ihre Pferde im Stall anzusehen.

Am nächsten Tag machten Jean und ich also einen Ausflug zu Lindas Stall. Wir betraten ein großes rechteckiges Gebäude, das ungefähr vierzig Pferde in zwei Reihen unter einem Dach beherbergte. Als wir bei Rangers Box ankamen, konnten wir sofort erkennen, warum Linda sich solche Sorgen um ihn machte. Seine Box war nicht so sauber und ordentlich wie die der anderen Pferde im Stall, sondern enthielt ein nasses Chaos durch sein Problem mit dem Wasserlassen.

Linda brachte Ranger nach draußen, damit wir auf trockenem Boden arbeiten konnten. Jean stellte sich freiwillig als Ersatzperson zur Verfügung, stand neben dem Pferd und streckte ihren Arm für mich zum Testen aus. Wir stellten fest, dass seine Nieren nicht im Gleichgewicht waren. Ich konnte allerdings zunächst keine Ursache für dieses Ungleichgewicht finden, obwohl ich einige Minuten damit zubrachte. Jean meinte: „Warum fragst du nicht, ob eine eingeschlossene Emotion die Ursache ist?" Ich lachte laut: „Ein Pferd auf eingeschlossene Emotionen testen? Du machst wohl Witze …" Ich war in Montana aufgewachsen und hatte in meiner Jugend selbst zwei eigene Pferde gehabt, und obwohl ich meine Pferde liebte und mich gut um sie kümmerte, konnte ich mir nicht vorstellen, dass sie Gefühle auf einem solchen Niveau erleben und tatsächlich eingeschlossene Emotionen haben könnten.

Jean sah mich ruhig an und sagte: „Teste einfach und sieh, was herauskommt." Jean ist sehr intuitiv, sie spürte wahrscheinlich, was in Wahrheit mit Ranger los war.

Also fragte ich laut: „Wird dieses Ungleichgewicht durch eine eingeschlossene Emotion verursacht?" und drückte Jeans Arm herunter. Die Antwort lautete *Ja*. Wir gingen durch die Tabelle der Emotionen und waren überrascht, dass die betreffende Emotion ein *Konflikt* war. Durch eine Reihe von Fragen an Rangers Unterbewusstsein und im Ausschlussverfahren stellten wir fest, dass er in seiner Beziehung zu einem anderen Pferd einen Konflikt verspürte. Linda bestätigte, dass es seit einigen Monaten ein neues Pferd im Stall gab. Ranger und dieses neue Pferd hatten sich vom ersten Tag an nicht vertragen und mussten manchmal getrennt werden, damit sie sich nicht gegenseitig verletzten. Das neue Pferd war bereits in eine Box in größerer Entfernung von Ranger umquartiert worden, aber die Pferde kamen doch fast täglich miteinander in Kontakt, wenn auch nur im Vorbeigehen.

Weiteres Testen ergab, dass diese eingeschlossene Emotion in der rechten Niere lokalisiert war und tatsächlich die Ursache für das Ungleichgewicht von Rangers Nieren darstellte. Nachdem die eingeschlossene Emotion gefunden war, löste ich sie, indem ich mit einem Magnet über Rangers Rücken rollte. Als wir Ranger erneut mit Jeans Hilfe testeten, war es offensichtlich, dass die eingeschlossene Emotion gelöst worden war.

Als ich einige Tage später mit Linda telefonierte, erzählte sie, dass der Stall Rangers zum ersten Mal seit Monaten trocken war. Das Problem tauchte seither nie wieder auf. Obwohl ich nur selten mit Tieren arbeitete, erkannte ich durch dieses Erlebnis, dass Tiere den Emotion Code genauso dringend benötigen wie wir Menschen.

Arbeiten mit Tieren

Im Grunde genommen funktioniert das Lösen eingeschlossener Emotionen bei Tieren nicht anders als bei Menschen. Sie können dieselbe Tabelle der Emotionen verwenden, die Sie bereits kennen. Die einzige psychologische Hürde, die Sie vielleicht zu überwinden haben, ist die, dass Sie direkt mit dem Tier, oder besser gesagt: mit dem Unterbewusstsein des Tieres sprechen und nicht mit dem Unterbewusstsein eines Menschen. Alles andere funktioniert im Prinzip genauso. Bei der Arbeit an einem Tier kann man entweder mit Ersatzperson oder Stellvertreter testen. Ihre Wahl hängt davon ab, wo sich das Tier im Verhältnis zu Ihnen befindet. Ich empfehle, die Sitzung mit Stellvertreter durchzuführen, wenn das Tier unruhig ist oder aggressiv werden könnte.

Wenn Sie sich in einem Umkreis von weniger als zwei Metern um das Tier herum befinden, testen Sie mittels Ersatzperson, um die Sitzung durchzuführen.

Wenn Sie als Tester und Ersatzperson fungieren und an sich selbst testen:

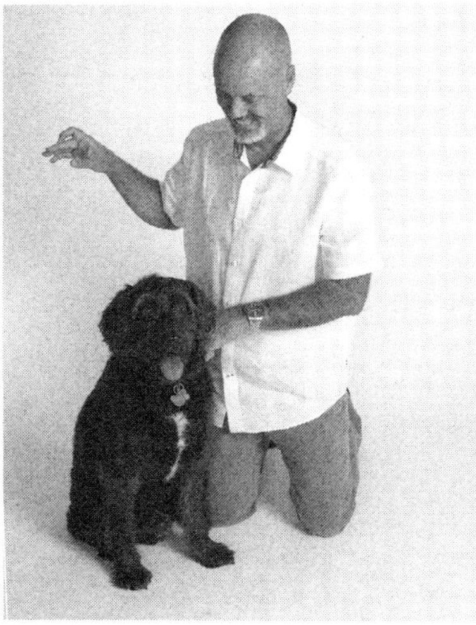

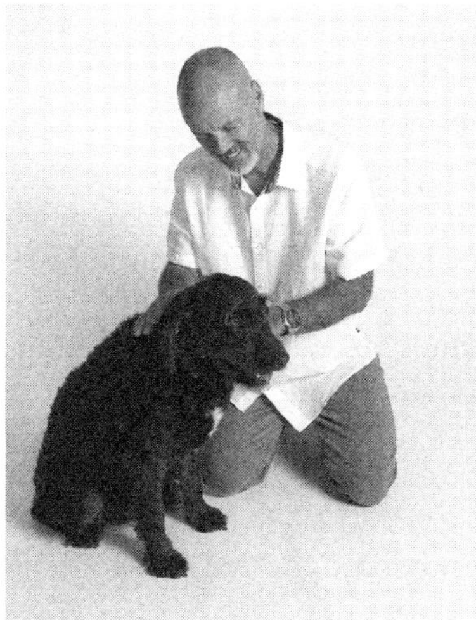

1 Erlauben Sie sich, eine Haltung der Wertschätzung gegenüber dem Subjekt einzunehmen, empfinden Sie Dankbarkeit dafür, dass dies helfen wird, und bitten Sie still um göttliche Unterstützung.
2 Stellen Sie sicher, dass Sie testfähig sind, indem Sie einen Basistest durchführen. Tun Sie dies wie zuvor erläutert, indem Sie sicherstellen, dass Sie auf jede Ja-Nein-Frage eine klare und korrekte Antwort erhalten.
3 Achten Sie darauf, dass Sie nicht mehr als zwei Meter von dem Tier (dem Subjekt) entfernt sind. Eine körperliche Berührung ist nicht erforderlich, ist aber in Ordnung, falls gewünscht.
4 Um zu bestätigen, dass Sie die Energie des Subjekts ablesen, verwenden Sie dessen Namen, um diese Frage zu vervollständigen: „Ist dein Name …?" Führen Sie dann einen Selbsttest durch,

und die Testantwort sollte stark oder kongruent ausfallen. Wenn Sie mit einem Tier in freier Wildbahn arbeiten oder aus anderen Gründen seinen Namen nicht kennen, können Sie fragen: „Teste ich für dich?", während Sie sich auf das Tier konzentrieren, und Ihre Testantwort sollte stark oder kongruent ausfallen.

5 Wenn Ihre Antwort nicht eindeutig ist, wiederholen Sie Schritt 4. Wenn die Antwort klar ist, können Sie mit den weiteren Emotion Code-Schritten fortfahren.

6 Die eingeschlossenen Emotionen können Sie durch Streichen mit dem Magnet (oder den Fingerspitzen) über den Rücken des Tieres (falls möglich und sicher) oder über einen Abschnitt Ihres eigenen Lenkergefäßes lösen.

Wenn Sie eine andere Person als Ersatzperson einsetzen und an ihr testen:

1 Erlauben Sie sich, eine Haltung der Wertschätzung gegenüber dem Subjekt einzunehmen, empfinden Sie Dankbarkeit dafür, dass dies helfen wird, und bitten Sie still um göttliche Unterstützung.

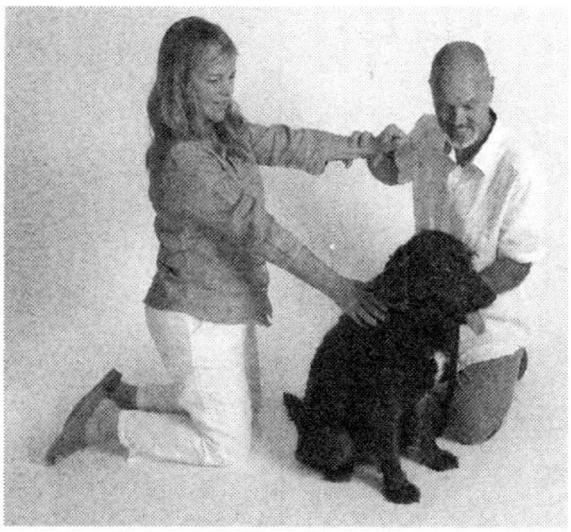

2 Stellen Sie sicher, dass die Ersatzperson testbar ist. Führen Sie einen Basistest durch, wie oben erläutert, indem Sie sicherstellen, dass Sie auf jede Ja-Nein-Frage eine klare Antwort erhalten.

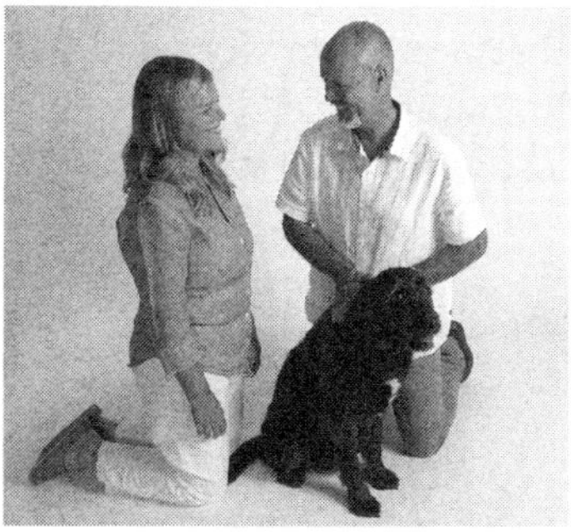

3 Es ist notwendig, dass die Ersatzperson sich im Umkreis von zwei Metern zum Subjekt (dem

Tier) aufhält. Körperliche Berührung ist nicht unbedingt erforderlich, aber möglich, falls gewünscht.

4 Um zu überprüfen, ob Sie die Energie des Subjekts ablesen, verwenden Sie dessen Namen, um diese Frage zu vervollständigen: „Ist dein Name …?" Führen Sie dann einen Muskeltest an der Ersatzperson durch, und die Testantwort sollte stark oder kongruent ausfallen. Wenn Sie mit einem Tier in freier Wildbahn arbeiten oder aus anderen Gründen seinen Namen nicht kennen, können Sie fragen: „Testen wir für dich?", während Sie sich auf das Tier konzentrieren. Testen Sie dann die Ersatzperson, und Ihre Testantwort sollte stark oder kongruent ausfallen.

5 Wenn Ihre Antwort nicht eindeutig ist, wiederholen Sie Schritt 4. Wenn die Antwort klar ist, können Sie mit den weiteren Emotion Code-Schritten fortfahren.

6 Die eingeschlossenen Emotionen können Sie durch Streichen mit dem Magnet (oder den Fingerspitzen) über den Rücken des Tieres (falls möglich und sicher) oder über einen Abschnitt des Lenkergefäßes der Ersatzperson lösen.

Besteht eine größere Entfernung zum Tier als zwei Meter, so führen Sie die Sitzung mithilfe eines Stellvertreters aus.

Wenn sie allein als Stellvertreter und Tester agieren und an sich selbst testen:

Sie fungieren als Stellvertreter für das Tier und führen den Selbsttest an Ihrem eigenen Körper durch. Auch das Lösen führen Sie an Ihrem eigenen Körper durch, wobei dadurch jede eingeschlossene Emotion im selben Moment effektiv aus dem Körper des Tieres gelöst wird, auch wenn es sich in großer Entfernung befindet.

1 Erlauben Sie sich, eine Haltung der Wertschätzung gegenüber dem Subjekt einzunehmen, empfinden Sie Dankbarkeit dafür, dass dies helfen wird, und bitten Sie still um göttliche Unterstützung.

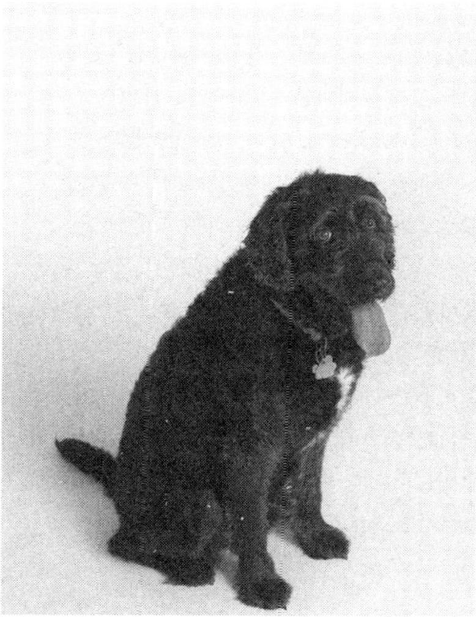 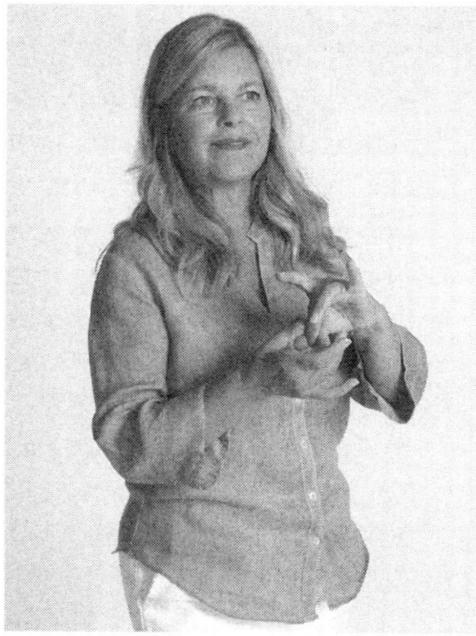

2 Stellen Sie sicher, dass Sie testfähig sind, indem Sie einen Basistest durchführen. Tun Sie dies wie oben erläutert, indem Sie sicherstellen, dass Sie auf jede Ja-Nein-Frage eine klare und korrekte Antwort erhalten.

3 Um eine energetische Verbindung zwischen Ihnen und dem Tier herzustellen, haben Sie die Absicht, sich energetisch mit ihm zu verbinden und sagen unter Verwendung des Namens des Tieres: „Mein Name ist ..." Führen Sie jetzt einen Muskeltest durch. Diese Aussage wird höchstwahrscheinlich zunächst eine schwache Muskelantwort hervorrufen. Wiederholen Sie die Aussage so oft wie nötig, bis Sie einen starken Muskeltest erhalten. Anfangs kann es ein paar Versuche erfordern, wenn Sie noch neu dabei sind, aber die Verbindung wird schneller hergestellt, sobald Sie ein wenig mehr Übung darin haben. Wenn Sie mit einem Tier in freier Wildbahn arbeiten oder aus anderen Gründen seinen Namen nicht kennen, können Sie fragen: „Teste ich für diese(n) Hund/Katze/Hirsch?", während Sie sich auf das Tier konzentrieren. Ihre Testantwort sollte stark oder kongruent ausfallen.

4 Als nächstes bestätigen Sie, dass Sie definitiv für das Tier testen, indem Sie das Feld mit Ihrem eigenen Namen ausfüllen und

sagen: „Mein Name ist…" Ihre Antwort sollte hier schwach oder inkongruent sein, da eine Stellvertreter-Verbindung mit dem Tier hergestellt wurde. Zu diesem Zeitpunkt wird alles, was Sie testen, tatsächlich am Tier getestet, egal wie weit es auch entfernt sein mag. Sie können nun wie gewohnt mit den weiteren Emotion Code-Schritten fortfahren und alles, was Sie finden, lösen, indem Sie stellvertretend für das Tier mit dem Magnet oder Ihren Fingerspitzen über Ihr eigenes Lenkergefäß streichen.

5 Unterbrechen Sie die Verbindung wieder, wenn die Sitzung beendet ist. Unter Verwendung Ihres eigenen Namens sagen Sie: „Mein Name ist …" und testen sich selbst. Falls nötig, wiederholen Sie diesen Selbsttest, bis Sie dabei wieder stark testen.

Wenn Sie mit einer anderen Person als Stellvertreter arbeiten und an deren Körper testen:

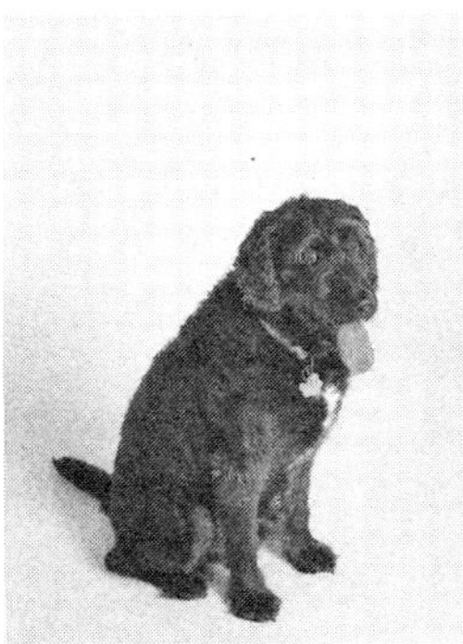
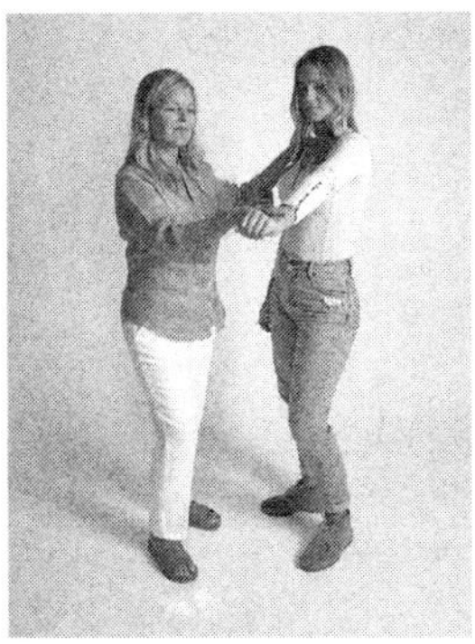
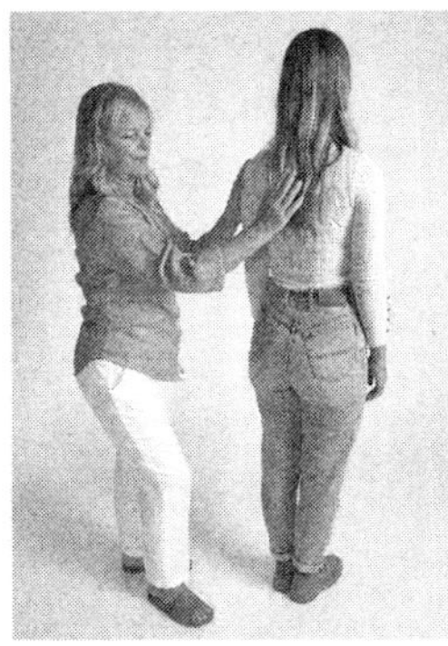

1 Erlauben Sie sich, eine Haltung der Wertschätzung gegenüber dem Subjekt einzunehmen. Empfinden Sie Dankbarkeit dafür, dass dies helfen wird, und bitten Sie still um göttliche Unterstützung.

2 Stellen Sie zunächst durch einen Basistest sicher, dass der Stellvertreter gut testbar ist. Tun Sie dies wie zuvor erläutert, indem Sie sicherstellen, dass Sie auf jede Ja-Nein-Frage eine klare Antwort erhalten.

3 Um eine energetische Verbindung zwischen dem Stellvertreter und dem Tier herzustellen, bitten Sie den Stellvertreter, unter Verwendung des Namens des Tieres zu sagen: „Mein Name ist …" Führen Sie jetzt einen Muskeltest durch. Diese Aussage wird höchstwahrscheinlich zunächst eine schwache Muskelantwort hervorrufen. Lassen Sie die Aussage so oft wiederholen wie nötig, bis Sie einen starken Muskeltest erhalten. Wenn Sie mit einem Tier in freier Wildbahn arbeiten oder aus anderen Gründen seinen Namen nicht kennen, können Sie fragen: „Testen wir für diese(n) Hund/Katze/Hirsch?", während Sie sich auf das Tier konzentrieren. Ihre Testantwort sollte stark oder kongruent ausfallen.
4 Wenn Ihre Antwort nicht eindeutig ist, wiederholen Sie Schritt 3. Wenn die Antwort klar ist, können Sie mit den weiteren Emotion Code-Schritten wie üblich fortfahren, indem Sie stellvertretend für das Tier durch Streichen mit dem Magnet (oder den Fingerspitzen) über das Lenkergefäß des Stellvertreters alles lösen, was Sie finden.
5 Unterbrechen Sie die Verbindung wieder, wenn die Sitzung beendet ist. Unter Verwendung Ihres eigenen Namens sagen Sie: „Mein Name ist …" und testen sich selbst. Falls nötig, wiederholen Sie diesen Selbsttest, bis Sie dabei wieder stark testen.

Ihre erste Erfahrung mit dem Testen von Tieren wird Sie möglicherweise sehr überraschen. Es ist eine faszinierende und oft auch berührende Erfahrung, zum ersten Mal auf diese Weise einen Kommunikationsweg zu einem Tier zu öffnen.

Linderung für einen Hund, der sich übergeben musste

Als ich eine Freundin besuchte, übergab sich ihr Hund in der Nähe unseres Sitzplatzes in der Küche. Sie entschuldigte sich, als sie das Chaos beseitigte und vertraute mir an, dass ihr Hund sich jeden Tag so übergibt. Das ist NICHT normal. Sie wusste nicht, dass man eingeschlossene Emotionen von Tieren genauso einfach wie von

Menschen lösen kann. Sie erlaubte mir, mit ihrem Hund zu arbeiten, und wir lösten mehrere eingeschlossene Emotionen, die von der Zeit herrührten, bevor sie den Hund abgeholt und mit zu sich nach Hause genommen hatte. Dieser süße kleine Welpe, der zuvor nie von seiner Mutter getrennt gewesen war, hatte einiges Traumatisches erlebt. Wir testeten auch, welche Änderungen in seiner Ernährung vorgenommen werden sollten, um seinen Verdauungstrakt zu unterstützen. Seitdem übergibt sich der Hund nur noch, wenn er etwas frisst, das er nicht hätte bekommen dürfen. Das kommt nicht mehr täglich vor. Hurra! – Heather H.

Twiggs wird entführt

Ein kleiner Lhasa Apso (eine Hunderasse aus Tibet) namens Twiggs ist ein wunderbares Beispiel dafür, wie der Emotion Code Tieren helfen kann. Seine Eigentümer Bert und Cathy erzählten mir seine Geschichte, als sie ihn zu mir brachten.

Einige Monate zuvor hatten sie gemeinsam in der Nähe von San Juan Capistrano in Kalifornien eine Wanderung in den Gebirgsausläufern unternommen. Der neugierige und unternehmungslustige Twiggs war ungefähr 20 Meter auf dem Weg vorausgelaufen. Plötzlich war ein Rascheln in den Blättern zu hören, und ein Kojote kam aus dem Gebüsch am Wegesrand. Keine Sekunde später rannte der Kojote mit Twiggs im Maul davon. Bert und Cathy konnten kaum einen Schritt tun, da war er schon verschwunden. Sie verfolgten den Kojoten noch bis in den Wald hinein, konnten ihn jedoch nicht einholen.

Gebrochenen Herzens gingen sie wieder nach Hause und fanden sich damit ab, dass sie ihren Hund wohl verloren hatten. Sie trauerten immer noch, als Twiggs vier Tage später plötzlich vor ihrer Haustür auftauchte. Zitternd stand er da, mit zerzaustem und blutigem Fell, froh, wieder zu Hause zu sein. Sie brachten ihn umgehend zum Tierarzt, der seine Wunden nähte, ihm Antibiotika gab und sein Leben rettete. „Es war wie ein Wunder“, sagte Cathy, während sie ihn in den Armen hielt und streichelte. „Wir waren so erleichtert!“ – „Wo liegt also das Problem?“, fragte ich. „Er ist einfach nicht mehr derselbe Hund“, erklärte Bert. „Er bellt und jagt nicht mehr, er scheint das Interesse am Leben verloren zu haben.“ – „Und er zittert ununterbrochen“, sagte Cathy und hielt ihn hoch, sodass ich sehen konnte, wie sehr er zitterte. „Der Tierarzt meint, es könnte ein neurologischer Schaden sein“, fügte Bert hinzu, „und er sagte, er könne nichts für ihn tun. Wahrscheinlich sei es ein bleibender Schaden.“

Cathy setzte ihn auf den Tisch, damit ich ihn untersuchen konnte. Ich suchte nach Blockaden der Wirbelsäule und fand erwartungsgemäß einige solche, die ich korrigierte.

„Die Sache ist die“, sagte Cathy, „wir fragen uns, ob wir ihn einschläfern lassen sollen.“ – „Seine Lebensqualität ist einfach nicht mehr gut“, sagte Bert. „Er rennt und bellt nicht mehr, wie er es früher getan hat. Wir müssen ihn überallhin tragen. Seine Neugier ist verschwunden. Es scheint, als ob er ununterbrochen leiden würde.”

Wir schauten alle auf Twiggs, wie er da zitternd auf dem Untersuchungstisch saß, mit einem kläglichen, ängstlichen Blick.

Ich konnte mir vorstellen, welchen Schrecken er erlitten haben musste, als er plötzlich angegriffen und weggeschleppt worden war, und ich ging davon aus, dass er vermutlich unter einer eingeschlossenen Emotion litt. Nachdem Bert und Cathy ihr Einverständnis gegeben hatten, erklärte ich den Ablauf des Testens unter Zuhilfenahme einer Ersatzperson und bat einen von beiden, sich als Ersatzperson für Twiggs zur Verfügung zu stellen.

Als ich fragte, ob Twiggs eine eingeschlossene Emotion habe, lautete die Antwort *Ja.* Ich vermutete, die Emotion sei vielleicht Angst oder Schrecken. Ich ging durch die Tabelle der Emotionen. Die Antwort war jedoch sehr überraschend. Das Gefühl, das das Herz und die Seele dieses kleinen Hundes erfüllt hatte, als er vom Kojoten verschleppt wurde, war nicht etwa Schrecken oder Ähnliches gewesen. Es war *Traurigkeit.*

Alles, woran er denken konnte, während er im Maul des Kojoten verschleppt wurde, war, dass er Bert und Cathy nie mehr wiedersehen würde, und durch diesen Gedanken wurde er von Traurigkeit überwältigt.

Nachdem wir die eingeschlossene Emotion identifiziert hatten, löste ich sie mit einem Magnet. An diesem Tag gab es nichts weiter zu tun für ihn, und die Sitzung war beendet.

Dann setzte ich Twiggs auf den Boden, und er schoss wie eine Rakete auf und davon! Er rannte den Flur entlang und in das Wartezimmer. Als er anfangs in Cathys Armen in diesen Raum gekommen war, hatte er so sehr gezittert, dass er dort scheinbar niemanden hatte wahrnehmen können. Jetzt grüßte er jeden einzelnen Patienten mit nettem, gesundem Bellen. Dann rannte er wieder den Flur entlang und steckte seinen Kopf in jedes Zimmer, bellte mindestens einmal hinein und stand dann schließlich wieder vor Bert und Cathy, glücklich mit dem Schwanz wedelnd.

Eine erstaunliche, augenblickliche Veränderung hatte stattgefunden. Wir waren alle überrascht und gerührt von dieser wundersamen Heilung. Seine Eigentümer berichteten mir später, er habe seit diesem Augenblick nicht mehr gezittert und seine bezaubernde, neugierige Persönlichkeit sei zurückgekehrt.

Das Schöne beim Testen von Tieren in Bezug auf eingeschlossene Emotionen ist, dass man sieht, was man bekommt. Tiere geben nicht etwa vor, sie fühlten sich besser, nur um uns zufriedenzustellen. Häufig ist die Wirkung unmittelbar und sehr tiefgreifend. Twiggs schien zu wissen, dass wir versuchten, ihm zu helfen. Und als er sich plötzlich besser fühlte, war die Veränderung für alle offensichtlich!

Brandys ungezogenes Verhalten

Eines Abends statteten wir Freunden von uns einen kurzen Besuch ab, als ich von ihrem Hund Brandy auf begeisterte, aber eher obszöne Art „begrüßt" wurde. „Es tut mir leid", erklärte Skip, „jedes Mal, wenn wir Besuch bekommen, kommt er angerannt und beginnt, den Fuß der Person auf diese Weise zu bearbeiten. Es ist uns furchtbar peinlich, aber wir können ihn nicht dazu bringen, damit aufzuhören, sodass wir uns schließlich entschlossen haben, ihn draußen einzusperren, wenn wir Besuch bekommen. Wir wussten nicht, dass ihr vorbeikommt, sonst hätten wir ihn draußen im Garten eingeschlossen."

Als wir beieinandersaßen, wandte sich unsere Unterhaltung bald anderen Dingen zu. Von meinem Sitzplatz aus aber sah ich immerzu den verlorenen Blick des armen Brandy auf der anderen Seite der Glasschiebetür.

Und so kam ich noch einmal auf Brandy zu sprechen und erklärte unseren Freunden, dass die Ursache seines seltsamen Verhaltens möglicherweise eine eingeschlossene Emotion sein könnte. Von so etwas hatten sie noch nie gehört, aber sie vertrauten mir und ließen mich Brandy testen. In kürzester Zeit stellte sich heraus, dass ich mit meiner Vermutung richtig lag. Brandys eingeschlossene Emotion war Trauer. Sie war folgendermaßen zustande gekommen:

Die Familie hatte kürzlich eine Hütte in den Bergen gekauft. Zunächst hatten sie Brandy auf dem Rücksitz des Autos auf die Fahrten dorthin mitgenommen, aber er hatte die langen Autofahrten nicht ausgehalten. Es wurde ihm immer übel, und er musste sich im Auto übergeben. Daher ließen sie ihn bald zu Hause. Brandy freute sich jedes Mal, wenn er sah, wie alle ihre Sachen zusammenpackten, aber dann fuhren sie ohne ihn fort. Brandy war außer sich. Er konnte überhaupt nicht verstehen, warum er zurückgelassen wurde.

Zu dieser Zeit hatten die Unannehmlichkeiten begonnen. Zuvor hatte es noch keinerlei Probleme mit Brandy gegeben, nun aber benahm er sich plötzlich anders. Wenn Besuch kam, rannte er zu ihm und befriedigte sich zum Entsetzen aller Beteiligten an dessen Fuß. Offensichtlich konnte er seiner Trauer auf keine andere Weise Ausdruck verleihen.

Nachdem wir die eingeschlossene Emotion gelöst hatten, zeigte Brandy dieses Verhalten nie mehr wieder.

Boofy, der paranoide Kater

Nachdem ich mit meiner Freundin Cyrena das Emotion Code-Seminar besucht hatte, freuten wir uns darauf, unser neues Wissen auszuprobieren. Als wir nach Hause zurückkamen, erblickten wir beide gleichzeitig meine Katze, die gemütlich auf der Couch schlief, und dachten: „Aha! Unser erstes Opfer!“

Boofy war ein streunender Kater gewesen, den unsere Familie adoptiert hatte, als er ungefähr ein Jahr alt war. Wir hatten uns gut um ihn gekümmert und hatten ihm sogar ein Halsband mit Glocke angelegt, damit er nicht wieder verloren ginge. Über Monate hinweg hatten wir versucht, seine Eigentümer zu finden, aber als wir sie nicht finden konnten, entschieden wir uns, ihn zu behalten, da er so wohl erzogen war.

Obwohl Boofy sich uns gegenüber immer freundlich benahm, hatte er eine unerklärliche Angst vor Fremden. Anstatt nach Aufmerksamkeit heischend an den Beinen entlang zu streichen, wie die meisten Katzen es tun, schien Boofy alle Fremden als Bedrohung zu erleben. Betrat eine Person, die Boofy nicht kannte, den Raum, machte er sich davon und rannte so schnell er konnte weg.

Ich testete Boofy auf eingeschlossene Emotionen, indem ich selbst als Ersatzperson agierte. Wie vermutet, hatte er eine eingeschlossene Emotion der Angst. Nach dem Lösen der eingeschlossenen Emotion drehte sich Boofy auf den Rücken und ließ sich von uns den Bauch kraulen, sonst passierte nichts Außergewöhnliches.

Einige Tage später bekamen wir Besuch. Wir stellten fest, dass er nicht davonrannte. Tatsächlich benahm er sich jetzt so wie jede andere Katze, wenn jemand Fremdes in den Raum kam. Manchmal ging er zu der Person hin, um gestreichelt zu werden und Aufmerksamkeit zu bekommen.

Durch den Emotion Code habe ich herausgefunden, dass mir die Arbeit mit Tieren Freude bereitet. Ich habe sogar entdeckt, dass ich eine besondere Fähigkeit habe, mit Tieren umzugehen. Durch den Selbsttest kann ich eingeschlossene Emotionen schnell identifizieren und lösen. Jetzt habe ich meine eigene Praxis für die Arbeit mit Tieren und habe selbst gesehen, welche bemerkenswerten Veränderungen bei Tieren durch den Emotion Code zustande kommen. – Katrina B.

Ausgesetzte Welpen

Ich erhielt einen weiteren rührenden Brief von Katrina, die inzwischen in der Emotion Code-Anwendung bei Tieren sehr erfahren ist.

Letztes Jahr erhielt ich einen Anruf von einer Freundin, die fragte, ob sie unser Boot ausleihen könne. Sie war in einem Privatpark am Stillaguamish-Fluss gewesen. Dort meinte sie, wimmernde Welpen gehört zu haben. Nachdem sie sich umgesehen hatte, entdeckte sie schließlich die Welpen in der Nähe einer Klippe auf der anderen Seite des Flusses, wo sie auf einer schmalen Sandbank gestrandet waren. Meine Freundin befürchtete, der nächste Regensturm würde den Wasserpegel steigen lassen und die Welpen könnten ertrinken, daher benötigte sie mein Boot, um sie zu retten.

Mein Bruder Ben und ich brachten unser Kanu zum Park und retteten die Welpen. Einer war bereits verstorben, aber die anderen vier nahmen wir mit nach Hause. Es waren wunderschöne schwarze Welpen mit weißen Flecken, eine Kreuzung aus Pit-Bull-Terrier und Deutschem Schäferhund. Einer von ihnen hörte nicht auf zu zittern, auch als ich ihn in eine Decke wickelte und auf dem Schoß hielt. Ich wusste, dass er nicht fror, sondern unter Schock stand. Also holte ich meine Emotion Code-Tabelle heraus und begann, ihn auf eingeschlossene Emotionen zu testen, mit mir selbst als Ersatzperson. Die wichtigsten eingeschlossenen Emotionen, die der Welpe hatte, waren Schrecken, Schock, Angst, Betrogen und Verlassenheit.

Während ich weiter mit dem Welpen arbeitete, indem ich Fragen darüber stellte, was passiert war, und mich selbst testete, fand ich heraus, dass die Welpen absichtlich ausgesetzt worden waren und Gefahr liefen zu ertrinken. Daher ist es nur verständlich, wie schrecklich dies für die Welpen gewesen sein musste! Ich löste sorgfältig alle eingeschlossenen Emotionen des Welpen und überprüfte, ob sie gelöst waren. Nach weniger als einer halben Stunde Arbeit hatte der Welpe aufgehört zu zittern und hatte sich beruhigt. Obwohl ich ihn gern noch weiter in der Decke auf dem Schoß behalten hätte, wollte er aufstehen und spielen.

Da ich von dem Trauma wusste, das die Welpen durchgemacht hatten, löste ich auch bei den anderen Welpen eingeschlossene Emotionen. Ich wollte sicherstellen, dass sie einen besseren Anfang bei den Familien haben würden, die sie adoptieren würden, nachdem wir sie ins Tierheim gebracht hatten. Die Tierpfleger hatten keine Schwierigkeiten, gute Plätze für sie zu finden. – Katrina B.

Die tyrannischen Hühner

Wir halten Hühner in unserem Hinterhof, damit wir frische Eier essen können. Aber als wir dieses Jahr junge Küken bekamen, war es jeden Tag so traurig zu sehen, wie die älteren Hühner die jungen Küken schikanierten, manchmal bis zum blutigen Kampf. Sie ließen die jungen Küken weder essen, schlafen noch trinken, Eier legen oder sich in ihrem sehr großen Auslauf und Stall entspannen. Als wir Fachleute befragten und online nach Lösungen suchten, sagten ALLE scherzhaft: „Essen Sie einfach das tyrannische Huhn." Das wollten wir jedoch nicht. Sie waren unsere Haustiere geworden, und wir wollten ihre Eier, nicht ihr Fleisch. Ich hatte mit dem Emotion Code großartige Ergebnisse bei der Linderung meiner Rückenschmerzen erlebt, also fragte ich meinen örtlichen zertifizierten Anwender, ob er den Emotion Code auch an meinen Hühnern anwenden würde. Er hatte bereits Erfolg mit Hunden und Pferden gehabt, also stimmte er zu und führte eine telefonische Emotion Code-Sitzung durch, als die Hühner eines Abends bei Einbruch der Dunkelheit schlafen gingen. Der nächste Morgen war erstaunlich. Die Hühner fraßen gemeinsam, ließen sich gegenseitig trinken, entspannen und, noch besser, legten die Eier in die Nester statt in den Kot (was letztlich gesünder für uns ist). Jeden Tag beobachten wir die Hühner und können den krassen Unterschied zwischen dem Tag davor und heute kaum glauben. – Michelle T.

Jazzy, die braune Labrador-Hündin

Tiere wurden viel zu oft als Ware behandelt, und ihre Gefühle wurden zu selten berücksichtigt. Hier ist die Geschichte einer Hündin von einer Welpenfarm.

Jazzy, eine braune Labrador-Hündin, kam von einer Welpenfarm und hatte Jahre damit verbracht, immer wieder schwanger zu werden. Die Welpen waren ihr jedes Mal weggenommen worden. Selbst nachdem sie in einer liebevollen Pflegefamilie untergekommen war, bekam Jazzy immer noch Medikamente gegen Angstzustände. Sie war die ängstlichste Hündin, die ich je gesehen hatte. Sogar das Betreten des Hauses für unsere Sitzung war für sie beängstigend. Es war herzzerreißend. In ihrer Sitzung lösten wir Emotionen der Sehnsucht, des Versagens, der geringen Selbstachtung und der Trauer – alles Emotionen, die im Zusammenhang mit ihren Welpen entstanden waren.

Zwei Tage nach der Sitzung berichteten die Pflegeeltern, dass Jazzy zum ersten Mal Augenkontakt mit ihnen aufgenommen hatte. Sie waren hin und weg. Sie bemerkten auch, dass sie Dinge tat, die sie noch nie zuvor getan hatte. Sie baten mich, noch einmal zu kommen und eine weitere Sitzung durchzuführen, in der wir noch andere Emotionen in Bezug auf ihre Erfahrung lösen konnten.

Seitdem hat sich Jazzy enorm weiterentwickelt und braucht keine Medikamente mehr. Sie kommt ohne Angst ins Haus und von sich aus zu ihren Pflegeeltern, während diese sie früher suchen mussten. Die Kehrtwende bei Jazzy war bemerkenswert. – Diana P.

Das Bedauern eines Pferdes

Nachdem ich mit Ranger, dem Pferd, gearbeitet hatte, verbreitete sich schnell die Neuigkeit von meiner ungewöhnlichen Art, Tiere zu behandeln. Eine Frau namens Karla bat mich zu kommen, um ihr Pferd Valiant anzusehen, das Schwierigkeiten mit seinem Gang hatte.

Valiant war ein edles Dressurpferd. Bei der Dressur hatte er gelernt, spezifischen Bewegungen des Reiters zu folgen. Wegen seines abnormalen Ganges war es jedoch unmöglich gewesen, weiter mit ihm zu arbeiten, sodass sein Training unterbrochen werden musste. Ein Tierarzt hatte das Pferd untersucht und keine körperliche Ursache entdecken können, daher wandte sich Karla an mich.

Meine Ankunft im Stall verursachte ein wenig Aufregung. Die Pferdeeigentümer, Trainer und Stalljungen waren neugierig, und alle wollten diese neue Technik sehen, die die Pferde angeblich von ihren emotionalen Lasten befreit. Eine kleine Menschenmenge hatte sich um die Box versammelt, um mir zuzusehen. Ich fragte, ob sich jemand freiwillig als Ersatzperson zur Verfügung stellen würde, und eine Reiterin namens Melissa meldete sich.

Als ich Valiants Unterbewusstsein über Melissa testete, fand ich schnell heraus, was die Ursache für sein Problem mit dem Gang war. Es gab eine eingeschlossene Emotion, die seine Hinterbacken aus dem Gleichgewicht brachte. Weiteres Testen zeigte, dass es sich um die Emotion des *Bedauerns* handelte. „Ist es Bedauern wegen eines anderen Pferdes?“, fragte ich. Melissas Arm testete schwach, was *Nein* bedeutete.

„Ist es Bedauern wegen eines Menschen?“ Der Arm wurde wieder schwach. „Ist es Bedauern wegen eines Hundes?” – *Nein*.

„Wegen einer Katze?“ – *Nein*.

Ich wollte mehr darüber wissen, was passiert war, aber allmählich gingen mir die Ideen aus, doch ich blieb dran. Da ich gerade ein Eichhörnchen in der Nähe sah, fragte ich: „Ist es Bedauern wegen eines Eichhörnchens?“ – *Nein*.

Plötzlich flog ein Vogel über unsere Köpfe hinweg, also fragte ich: „Ist es Bedauern wegen eines Vogels?“ Jetzt testete Melissas Arm stark, was *Ja* bedeutete.

Ein Pferd empfand Bedauern wegen eines Vogels? Wir lachten alle und wunderten uns darüber.

Plötzlich meldete sich Karla, die Besitzerin, zu Wort: „Wartet mal. Ich glaube, ich weiß, worum es hier geht. An ihrem Blick erkannte ich, dass sie es ernst meinte. „Letzte Woche“, sagte sie, „fiel ein Vogeljunges aus seinem Nest auf den Weg, genau vor Valiants Box. Das Vogeljunge kämpfte einige Zeit um sein Leben, aber schließlich starb es.“

„Ist es Bedauern wegen des Vogeljungen, das starb?“, fragte ich Valiant über Melissa. Die Antwort lautete *Ja.*

Valiant musste wohl die ganze Sache beobachtet haben. Als das Vogeljunge hilflos um sein Leben kämpfte und schließlich starb, wurde Valiant von Bedauern überwältigt, und es bildete sich eine eingeschlossene Emotion, die seine Hinterbacken aus dem Gleichgewicht brachte und seinen Gang beeinträchtigte.

Ich rollte einen Magnet über seinen Rücken und löste die eingeschlossene Emotion. Karla führte ihn aus dem Stall und ging ein Stück mit ihm. Und siehe da, Valiants Problem war komplett verschwunden, gemeinsam mit seiner eingeschlossenen Emotion des Bedauerns wegen eines kleinen Vogeljungen.

Erstaunliche Pferdegeschichten

Unsere Kinder nahmen in einem örtlichen Reitpark Reitstunden. Irgendwann kam es dazu, dass wir die Pferde des Eigentümers wegen eingeschlossener Emotionen behandelten. Der Besitzer berichtet selbst:

Seit meinem fünfzehnten Lebensjahr war ich mit Reiten und Pferdedressur beschäftigt. Jetzt besitze und betreibe ich eine Reitschule. Ich nehme mit meinen Pferden regelmäßig an Reitturnieren im ganzen Land teil.

Vor ungefähr einem Jahr lernte ich Dr. Nelson und seine Frau Jean kennen. Dankenswerterweise arbeiteten die beiden mit einigen meiner Pferde und erzielten erstaunliche Ergebnisse, von denen ich Ihnen hier berichten möchte.

Alle meine Pferde sind Quarter-Pferde, vor allem zum Westernreiten geeignet. Eines meiner Lieblingspferde ist Newton. Er ist jetzt 14 Jahre alt und bereits seit fünf Jahren im Ruhestand. Das ist für Pferde ziemlich ungewöhnlich. Aber Newton hat einige Probleme. Vor ungefähr zehn Jahren hatte Newton auf einem Ameisenhaufen geschlafen. Ein großes Hautareal über seiner linken Hinterbacke war von Ameisenbissen übersät. In nur wenigen Tagen waren ihm in diesem Bereich die Haare ausgefallen, und er erholte sich nie vollständig davon. Obwohl seine Haare wieder nachwuchsen, habe ich ihn seit sechs oder sieben Jahren nicht mehr vorgeführt, weil er keine guten Leistungen mehr erbringen konnte und es für mich offensichtlich war, dass er unter Schmerzen litt. Sein Energieniveau war sehr niedrig, es schien, als sei er plötzlich vorzeitig gealtert. Während der letzten fünf Jahre war er vollständig im Ruhestand. Dennoch habe ich ungefähr zweimal pro Jahr mit ihm gearbeitet, damit er wenigstens etwas zu tun bekam.

Über die Jahre hatte ich ihn von verschiedenen Tierärzten und Chiropraktikern untersuchen lassen und es sogar mit einer Schocktherapie versucht. Doch nichts davon brachte Erfolg. Newton ist ein sehr wertvolles Pferd. Seine beiden Großeltern stammten sowohl mütterlicherseits als auch väterlicherseits von Doc Bar ab. Doc Bar ist ein sehr berühmtes Quarter-Pferd. Seine mütterliche Linie gehört für Dressurpferde im Westernreiten zu den fünf Besten des Landes.

Als Dr. Nelson und Jean mit Newton arbeiteten, erklärten sie mir, dass Newton unter eingeschlossenen Emotionen leide. Um genau zu sein, hatten sich Kontrollverlust und Nervosität im Alter von zwei Jahren bei ihm festgesetzt. Dies ging in die Zeit zurück, in der er noch nicht mir gehörte. Sein vorheriger Eigentümer oder Trainer war zu hart und aggressiv mit ihm umgegangen.

Seitdem Dr. Nelson und seine Frau mit Newton gearbeitet haben (er benötigte lediglich eine einmalige dreißigminütige Sitzung), ist er ein völlig neues Pferd. Es ist ganz so, als wäre die Zeit zurückgedreht worden und als wäre Newton wieder vier Jahre alt. Er kann nun ohne Schwierigkeiten Rinder mit einem Seil einfangen, was eine hohe Belastung für den Rücken des Pferdes darstellt. Ich kann ihn im Zaum halten und alle Dressurübungen durchführen, seine Leistung liegt im Spitzenbereich. Sein derzeitiges Verhalten ist in meinen Augen äußerst erstaunlich. Er ist voller Energie und möchte ununterbrochen spielen. Nachdem er schon viele Jahre außerstande war, überhaupt viel zu tun, ist er nun ein völlig neues Pferd.

Buck ist ein weiteres meiner Pferde. Wahrscheinlich ist er mein bestes Pferd, ein wunderschönes kleines Buckskin-Quarter-Pferd. Er kam vor drei Monaten zu mir. Von Anfang an litt er unter einem ausgeprägten Mangel an Energie und Vertrauen und hatte kein Verlangen danach, auch nur irgendetwas zu tun. Er war nicht bereit zu arbeiten. Zufälligerweise wusste ich, wie er zuvor trainiert worden war, und zwar gelinde gesagt viel zu aggressiv. Meinen Beobachtungen zufolge kann man ein Pferd mit solchen Methoden ungefähr ein Jahr lang zu hohen Leistungen antreiben, doch dann geht nichts mehr, weil das Pferd schließlich sagt: „Du kannst mir wehtun, so viel du willst, es ist mir egal, ich bin am Ende."

Buck hatte diesen Punkt erreicht. Er war am Ende. Er hasste sein Leben, hasste seine Arbeit und hasste Menschen, weil sie ihn so schlecht behandelt hatten. Dr. Nelson und seine Frau untersuchten ihn und fanden eingeschlossene Emotionen: einen Hass übernommen von seinem Trainer im Alter von drei Jahren, Niedergeschlagenheit aus dem Alter von drei Jahren und weitere Emotionen von Überwältigung, Panik und sich für selbstverständlich genommen fühlen.

Seitdem hat sich Buck in vielerlei Hinsicht verändert. Sein Rhythmus ist anders. Er lässt sich viel leichter reiten, ist viel entspannter und so, wie er sich mir gegenüber fühlen sollte, wenn ich ihn reite. Außerdem fürchtet er sich nicht mehr so sehr vor Menschen und ist deutlich weniger zurückhaltend. Er ist jetzt in jeder Hinsicht ein normales Pferd. Er liebt seine Arbeit und ist voller Energie. Es ist wirklich erstaunlich. Buck ist ein völlig neues Pferd.

Letzten Monat führte ich Buck auf der NHRA-Show vor, wo er bei zwei verschiedenen Ausscheidungen jeweils den dritten Platz unter 30 Teilnehmern belegte. Es freut mich, sagen zu können, dass er bei dieser Show das beste Pferd seines alten Trainers um fünf Punkte schlug. Angst einjagen als Trainingsmethode mag kurzfristig funktionieren, Vertrauen hingegen hält für immer.

Ich weiß nicht genau, wie Dr. Nelsons Methode funktioniert, aber ich bin absolut überzeugt davon, dass eingeschlossene Emotionen real sind. Es ist wirklich verblüffend, die Sitzung mitzuverfolgen und die Ergebnisse hinterher zu sehen. Ohne dass Dr. Nelson irgendet-

was über die Vorgeschichte des Pferdes wusste, trafen die Dinge und Emotionen, die zum Vorschein kamen, genau zu.

Ich habe den Erfolg dieser Methode gesehen und kann die Ergebnisse bei meinen Pferden spüren. Wenn ich anderen davon erzähle, klingt es für viele wie Voodoo. Ich weiß nur, dass es funktioniert, und das ist alles, was für mich zählt. – Boyd R.

Lahme Pferde laufen wieder

Ich bin Dressurtrainerin und -lehrerin der Internationalen Reiterlichen Vereinigung (FEI) und habe mit olympischen Trainern in Deutschland zusammengearbeitet. Nachdem ich in San Juan Capistrano, Kalifornien, 17 Jahre lang einen Reiterhof mit 23 Pferden der Trainingsstufe bis Intermediate II hatte, lebe ich nun mit meinem Holsteiner Zuchthengst Revelation in Oregon im Teilruhestand. Ich gebe Dressurlehrgänge in Oregon, Colorado und Kalifornien und bin Preisrichterin bei Reitwettkämpfen in diesen Staaten.

Ich besuchte im Juli 1998 in San Diego, Kalifornien, das erste Emotion Code-Seminar, das Dr. Nelson abhielt. Ich habe seither seine Methode zum Lösen eingeschlossener Emotionen angewendet, und sie ist in der Arbeit sowohl mit Pferden als auch mit Menschen für mich von unschätzbarem Wert. Ich habe viele erstaunliche Erfolge damit erlebt, die ich Ihnen mitteilen könnte, hier sind einige der besten.

Eines der Pferde, das über mehrere Jahre bei mir in Dressur war, zeigte mehrmals im Jahr Lähmungserscheinungen. Drei verschiedene Tierärzte hatten das Pferd untersucht, hatten Röntgenbilder angefertigt, hatten chiropraktische Behandlungen und Akupunktur durchgeführt, aber nichts hatte geholfen. Es war sehr frustrierend, da wir Wettkämpfe mit ihm austrugen und nie wussten, wann seine mysteriösen Lähmungen auftreten würden. Als ich den Emotion Code erlernt hatte, nachdem ich selbst zehn Jahre lang Patientin von Dr. Nelson gewesen war und seine Seminare besucht hatte, begann ich, diese Energieausgleichsmethode auch bei den Pferden anzuwenden, die ich trainierte.

Die Lähmungserscheinungen von Highlander betrafen sein rechtes Sprunggelenk. Ich begann, seine emotionalen Lasten zu lösen. Er hatte eine dicke Herzmauer, deren Emotionen wir nach und nach alle lösen konnten. Es ging dabei um Themen wie Verlassenheit, Wut und Groll gegenüber seiner Eigentümerin und Trauer. Letztere konnte ich bis zu seinem Alter von fünf Jahren zurückverfolgen, als er in einem Pferdeanhänger transportiert worden war. Er war im Anhänger zu Boden gefallen. Die Eigentümerin hielt nicht an, um ihm zu helfen, und er musste die gesamte Fahrt in dieser Position liegen. Ich fragte die Eigentümerin, ob dies tatsächlich passiert sei. Sie gab daraufhin beschämt zu, dass es so gewesen sei. Sie habe einfach nicht gewusst, was sie tun solle, und sei daher einfach so mit ihm im Anhänger zum Showgelände gefahren. Highlander wusste, dass ihr seine missliche Lage klar war, und nahm es ihr übel. Er fühlte sich von ihr allein gelassen.

Nachdem ich all das gelöst hatte, verschwand die Lähmung seines Sprunggelenks innerhalb von zehn Minuten vollständig. Während der nächsten drei Jahre war er noch bei mir im Training und blieb völlig gesund. Lediglich zweimal musste ich erneut Emotionen bei ihm lösen, und zwar, nachdem er andere Pferde beobachtet hatte, die ihren Pferdeanhänger nicht betreten wollten, und er sich dadurch wahrscheinlich an seine damalige Trauer erinnert fühlte. Er blieb weiterhin gesund und gewann mehrere Meisterschaften.

Ein anderes Pferd, das ich während eines Lehrgangs trainierte, kam schon lahmend in die Arena. Ich hatte es noch nie zuvor unterrichtet. So bat ich seinen Eigentümer um Erlaubnis, den Muskeltest durchzuführen, um festzustellen, ob es sich um eine physische oder emotionale Lähmung handelte. Es war eine Lähmung mit emotionaler Ursache. Ich konnte seine Trauer über den Verlust eines anderen Pferdes aus seinem Stall, das hatte eingeschläfert werden müssen, lösen. Ich verwendete auch den Body Code und stellte fest, dass die Trauer wegen des Pferdes viele seiner Organe und sein Herz aus dem Gleichgewicht gebracht hatten. Innerhalb von zehn Minuten konnte ich alle Emotionen lösen. Anschließend trottete er völlig gesund davon. Während vieler folgender Lehrgänge blieb er weiterhin gesund, bis er weiterverkauft wurde.

Ich habe den Emotion Code bei Pferden angewandt, die ich kaufen wollte, um festzustellen, ob sie emotionale Probleme hatten und ob sie wirklich trainierbar waren. Dieses Vorgehen half mir ungemein, gute Pferde auszuwählen. Ich benutze den Muskeltest auch regelmäßig, um den Gesundheitszustand meiner Pferde zu überprüfen. Ich glaube, dass sie dank des Emotion Codes und des Body Codes körperlich gesünder und glücklicher sind. – Debbie S.

Ariannas gekrümmter Rücken

Es gibt ein paar Geschichten, die ich von meiner Arbeit mit Pferden erzählen könnte, aber vor allem in einem Fall zeigten sich sofort bemerkenswerte körperliche Ergebnisse. Eine Paso-Fino-Stute namens Arianna war ein misshandeltes Pferd. Sie war fast verhungert, und wer weiß, was sie noch alles ertragen hatte müssen. Die Tierkontrolle konnte eingreifen und sie vor dem sicheren Tod retten. Die Farm, für die ich arbeite, brachte sie nach North Carolina, ihrem ewigen Zuhause. Arianna hatte Angst vor ihrem eigenen Schatten, und die wunderbaren Menschen in ihrem neuen Zuhause arbeiteten viele Stunden mit ihr, bis sie Menschen wieder vertrauen konnte. Im Alter von zwölf Jahren zeigte Arianna eine Krümmung im Rücken. Man nahm an, dass dies entstanden war, weil sie in zu jungem Alter unter den Sattel kam. Bevor ich mit ihrer Entspannungssitzung begann, wendete ich zunächst den Emotion Code an unter Verwendung eines Pendels statt des Muskeltests. Ich löste Emotionen von Verlassenheit, Angst und Hilflosigkeit, und zu meinem Erstaunen hob sich Ariannas Rücken fast fünf Zentimeter an. Dies geschah direkt vor meinen Augen. Arianna ist ein wahrer Beweis für die körperlichen Veränderungen, die das Lösen eingeschlossener Emotionen bewirken kann. – Carolyn W.

Frankys Infektion heilt

Franky, das Pferd meines Freundes, hatte eine sehr schwere Infektion am Sprunggelenk. Ich arbeitete an ihm, mit mir selbst als

Ersatzperson. Wir lösten eine Herzmauer und einige andere eingeschlossene Emotionen. Das Sprunggelenk begann sofort zu heilen, und es wurde viel einfacher, ihn zu unterrichten und zu trainieren. Wirklich erstaunlich. – Andrea F.

Eine traurige Geschichte mit gutem Ende

Ich arbeitete mit einem zwei Jahre alten Rettungshund der Humane Society. Er wog etwa dreißig Pfund, war ein Mischling und war mit offenen Wunden auf der Brust angekommen. Er war drei Tage lang in einem Zwinger auf einer Veranda ausgesetzt gewesen und konnte Menschen nicht vertrauen. Sein Angstpegel war auf einer Skala von Null bis Zehn bei Elf – also extrem hoch! Man wusste, dass seine körperlichen Wunden heilen würden, aber es war offensichtlich, dass er schwer misshandelt worden war, und deshalb war es fraglich, ob er sich jemals emotional erholen würde und adoptiert werden könnte. Nach sechs Wochen stellvertretender Emotion Code-Arbeit für ihn geht es ihm nun in einem Pflegeheim großartig! Bald steht seine Adoption bevor. – Meredith B.

Fazit

Wir bevölkern diese Erde gemeinsam mit den Tieren, und häufig finden wir uns in einer Position wieder, in der wir uns auf sehr persönliche Art und Weise um sie kümmern. Sie sind unsere Wegbegleiter und Freunde. Manchmal lernen wir sie lieben, als wären sie ein Mitglied unserer Familie, und so sollte es auch sein.

Wie bei unserer Familie liegt es an uns, sicherzustellen, dass die Tiere in unserer Obhut gefüttert und behütet werden und dass wir unser Bestes geben, um sie sicher und gesund zu erhalten.

Beobachten Sie die Tiere in Ihrer Obhut aufmerksam. Falls etwas Beunruhigendes geschieht – wie etwa ein sterbendes Vogeljunges vor Valiants Augen –, denken Sie darüber nach, wie sich Ihr Tier fühlen könnte. Wenn ein Tier Symptome irgendwelcher Art entwickelt, seien sie körperlich oder sein Verhalten betreffend, möchte das Tier Ihnen vielleicht einfach mitteilen, dass es eine eingeschlossene Emotion hat. Sie haben jetzt das Werkzeug zur Verfügung, um Ihrem Tier selbst helfen zu können.

Scheuen Sie den Versuch nicht. Füllen Sie Ihr Herz mit Liebe zu Ihrem Tier, tragen Sie ein Gebet im Herzen, fassen Sie die klare Absicht, ihm zu helfen, vertrauen Sie darauf, dass Sie es tun können, und Sie werden erfolgreich sein.

Teil IV

Eine bessere Zukunft

11

Leben ohne eingeschlossene Emotionen

Ich fürchte das Morgen nicht,
denn ich habe das Gestern gesehen
und ich liebe das Heute.

WILLIAM ALLEN WHITE

Negative Gefühle zu empfinden ist Teil der menschlichen Erfahrung, ebenso wie der Umgang mit emotionalen Altlasten. Ich glaube jedoch, dass man den Rest seines Lebens frei von dem Schaden leben kann, den eingeschlossene Emotionen verursachen. Sie können lernen, alte eingeschlossene Emotionen zu beseitigen, und Sie können lernen, wie Sie die Entstehung neuer Emotionen verhindern können.

Das Leben ist eine bunte Mischung, es ist angefüllt mit Gutem, für das man dankbar sein kann, mit Schwierigkeiten, die es zu überwinden gilt, mit Möglichkeiten, die man erkunden kann, mit Entscheidungen, die getroffen werden möchten, und manchmal auch mit Trauer und Sehnsucht. All diese Dinge schenken uns Erfahrung. Sie geben uns Möglichkeiten, Glauben zu üben, Wissen zu erlangen und unsere Kapazität der Liebe zu entwickeln. Als Teil der gesamten menschlichen Familie sind wir alle energetisch miteinander verbunden, und alles, was dem einen von uns passiert, beeinflusst auch alle anderen bis zu einem gewissen Grad. Unsere Erfahrungen geben uns die Möglichkeit, durch Entwicklung von Verständnis und gegenseitigem Mitgefühl unsere Verbindung zu stärken.

Alle Höhen und Tiefen des Lebens geben uns reichlich Gelegenheit, die Entwicklung unserer emotionalen Fähigkeiten oder die Steigerung unserer emotionalen Intelligenz zu üben.

Es mag den Anschein haben, dass Ihre jetzigen emotionalen Reaktionen automatisch ablaufen und dass Sie wenig bis gar keine

Kontrolle darüber haben. Vielleicht sieht es so aus, als hätten Ihre Gefühle die Kontrolle darüber, was mit Ihnen geschieht. Ein Großteil dieses „Autopilot"-Verhaltens wird jedoch durch eingeschlossene Emotionen verursacht. Je mehr eingeschlossene Emotionen Sie also loswerden, desto freier werden Sie entscheiden können, wie Sie sich fühlen und reagieren wollen. Ihre Entscheidung darüber, wie Sie sich heute bezüglich der vielen Dinge, denen Sie sich gegenübersehen, fühlen, bestimmt den Lauf Ihres Lebens.

Unterbrechen Sie Ihr emotionales Erleben?

Erinnern Sie sich an die drei Schritte, die zu einer emotionalen Erfahrung gehören? Wir erzeugen die emotionale Schwingung, dann fangen wir meist sofort an, das Gefühl zu empfinden. Anschließend sollten wir bald in der Lage sein, das Gefühl wieder loszulassen und die Erfahrung abzuschließen. Wenn wir dieses Erleben irgendwo innerhalb dieses Prozesses unterbrechen, schließen wir emotionale Energie in unserem Körper ein.

Inzwischen fällt es wahrscheinlich leicht zu verstehen, wie das sehr intensive Empfinden eines Gefühls eine eingeschlossene Emotion erzeugen kann. Das bedeutet, dass die eingeschlossene Emotion in der Mitte des zweiten Schritts dieser emotionalen Erfahrung entsteht.

Aber was ist, wenn wir das emotionale Erleben schon früher unterbrechen, nachdem die emotionale Schwingung erzeugt wurde, aber bevor wir sie wirklich fühlen?

Vielleicht haben Sie im Zusammenhang mit Gefühlen Begriffe wie *unterdrücken* oder *verdrängen* gehört. Vielleicht neigen Sie oder jemand, den Sie kennen, dazu, dies oft zu tun. Vielleicht läuft es schon so automatisch in Ihnen ab, dass Sie sich gar nicht bewusst sind, dass es überhaupt ein Problem ist. Ich nenne dieses Phänomen „emotionale Verleugnung", weil es darum geht, die emotionale Erfahrung zu leugnen, anstatt sie zu würdigen. Marissas Bericht kann helfen, dieses schädliche Phänomen zu veranschaulichen.

Marissas Bericht

Ich hatte den Emotion Code und den Body Code bereits eine Zeit lang angewendet und viele eingeschlossene Emotionen von Wut und Ähnlichem sowohl aus der Kindheit als auch aus dem Erwachsenenalter gelöst. Aber das Seltsame ist, dass ich mich fast nie wirklich wütend gefühlt habe. Ich kann mich noch gut an die wenigen vergangenen Ereignisse erinnern, bei denen ich wütend war, weil sie so selten und ehrlich gesagt auch beängstigend waren.

Nachdem ich mir dessen bewusst geworden war, begann ich ein Muster zu erkennen. Jedes Mal, wenn ich anfing, mich ein winziges bisschen verärgert zu fühlen, schaltete ich fast sofort ab, als ob mein Gehirn das Thema wechseln würde. Ich versuchte dann weiterzumachen, aber am Ende war ich verwirrt, hoffnungslos oder deprimiert. Oft wurde dies von körperlichem Schmerz und Selbstsabotage begleitetet. In etwa der Hälfte der Fälle stellte ich fest, dass ich trotzdem noch Emotionen wie Wut, Groll, Bitterkeit und Ähnliches abspeicherte, selbst wenn ich diese Emotionen nicht wirklich fühlte!

Einige Male versuchte ich sogar, mich selbst wütend zu machen, nur um zu sehen, ob ich es schaffe – aber es war fast unmöglich.

Als Kind wurde mir auf verschiedene Weise beigebracht, dass Wut bösartig sei, dass ich dadurch nur mich selbst und andere verletzen würde. Ich glaube, mein Unterbewusstsein hatte Angst davor, die Kontrolle über die Wut zu verlieren, sodass es lieber vollständig leugnete, dass Wut überhaupt existierte. Mein Körper produzierte immer noch die emotionale Schwingung, aber ich erlaubte mir nicht, sie zu fühlen.

Ich merkte, dass dies ein ernstes Problem in meinem Leben verursachte: Ich hatte jahrelang zugelassen, dass Menschen mich misshandelten und ausnutzten. Als ich mehr darüber lernte, wurde mir klar, dass ich meine Vorstellungen von Wut wirklich neu überdenken muss! Jetzt weiß ich, dass all unsere Emotionen dazu da sind, uns den Weg zu zeigen. Wut hätte mir helfen können, mich zu schützen und für mich selbst einzutreten.

Ich habe viel daran gearbeitet, eingeschlossene Emotionen wie Wut zu lösen, und es hat meinem Unterbewusstsein geholfen, diese

Art von emotionalem Erleben nicht mehr einfach abzuschalten. Jetzt bin ich in der Lage, für mich selbst einzutreten, wenn ich es brauche, nach dem zu fragen, was ich mir wünsche, und gesunde Grenzen zu setzen – das fühlt sich wunderbar und kraftvoll an! – Marissa R.

In Verleugnung unserer Emotionen

Wenn Sie so wie die meisten Menschen sind, wuchsen Sie nicht mit der Fähigkeit auf, Ihre negativen Emotionen zu verstehen oder angemessen mit ihnen umzugehen. Das liegt zu einem großen Teil daran, dass wir einfach nicht wussten, dass unsere Gefühle einen Sinn haben oder dass wir Kontrolle darüber haben.

Das Ergebnis ist, dass unsere alten Gewohnheiten und unser Mangel an emotionaler Kompetenz dazu führen können, dass wir von einer bestimmten negativen Emotion überwältigt werden oder dass wir sie ganz verdrängen oder verleugnen, manchmal noch bevor wir sie überhaupt zu fühlen beginnen. Im Fall von Marissa wurden ihre negativen Emotionen der Wut durch ihr Unterbewusstsein so früh unterbrochen, dass sie bei mehreren Gelegenheiten nicht einmal wusste, dass sie überhaupt da waren. Bei anderen Gelegenheiten fangen wir vielleicht an, ein Gefühl zu empfinden, aber wir unterbrechen das Erleben, *ohne es zu würdigen*. Das kann geschehen durch Einnahme von Beruhigungsmitteln, Wechseln zu anderen Gefühlen oder Themen, Selbstbetäubung oder Ablenkung, weil wir nicht mögen, wie wir uns fühlen, und wollen, dass es aufhört. Das wird dann zum Problem, wenn wir noch nicht über die emotionale Intelligenz oder die Fähigkeit verfügen, unsere emotionale Erfahrung umzuleiten (darauf gehen wir später in diesem Kapitel ein). Als Ergebnis kommt es zu emotionaler Verleugnung, und dies führt wiederum häufig zur Entstehung einer eingeschlossenen Emotion. Es ist das emotionale Äquivalent von „Schmutz unter den Teppich kehren“ und geschieht oft automatisch, weil wir den Prozess schon so oft wiederholt haben. Mit ein wenig Arbeit daran lässt sich das Problem jedoch lösen.

Diese Art von Dynamik ist gefährlich, weil wir vielleicht denken, wir „wählen“ jetzt bewusst ein anderes Gefühl, aber in Wirklichkeit blockieren wir möglicherweise nur wichtige Kommunikation aus unserem Unterbewusstsein. Eine derartige emotionale Verleugnung ist in vielerlei Hinsicht schädlich. Sie gibt dem Ego einen Schub, da es uns glauben lässt, wir hätten unsere Emotionen unter Kontrolle. Denken Sie daran, dass Ihre Emotionen oft Boten sind – Boten, die Ihnen wichtige Dinge über Ihre Gesundheit und Ihre Beziehungen mitteilen. Selbst wenn wir unsere Gefühle völlig verleugnen, werden die emotionalen Schwingungen immer noch von unseren Organen und Drüsen erzeugt. Wenn wir sie immer wieder abschalten (ob wir es nun bewusst tun oder nicht), werden unser Körper und unser Unterbewusstsein weiterhin versuchen, unsere Aufmerksamkeit auf andere Weise zu bekommen. So viel Schmerz und Leid wird durch emotionale Verleugnung verursacht.

Wenn es jetzt so klingt, als hätten Sie auf diese Weise funktioniert, sollten Sie wissen, dass Sie deswegen besonders starke Verarbeitungssymptome erleben können, wenn Sie beginnen, eingeschlossene Emotionen zu lösen. Meistens werden Sie Ihre emotionalen Erfahrungen bei der Emotion Code-Anwendung nicht erneut durchleben. Aber wenn Sie Ihr emotionales Erleben bereits unterbrochen hatten, bevor Sie das Gefühl überhaupt richtig verspürt haben, kann es sein, dass Sie sich nach dem Lösen der Emotion während der Verarbeitungszeit ein wenig davon betroffen fühlen. Das mag sich vielleicht etwas intensiv anfühlen, aber ich ermutige Sie zuzulassen, die Emotion vollständig zu spüren und diese lebenswichtige Kommunikation aus Ihrem Körper und Unterbewusstsein zu würdigen.

Vorstellungen über negative Gefühle in Frage stellen

Unsere Überzeugungen und Vorstellungen über bestimmte Gefühle können unsere emotionalen Erfahrungen wirklich entgleisen lassen. Haben Sie alte, tief verwurzelte Vorstellungen über ein bestimmtes Gefühl oder vielleicht über negative Gefühle im Allgemeinen? Negative Gefühle werden nie angenehm sein, aber sie können alle nützlich sein – es geht nur darum, wie wir sie wahrnehmen! Sie könnten den Emotion Code verwenden, um ein neutrales Verhältnis zu allen negativen Gefühlen herzustellen, sodass Sie die Botschaft in jeder einzelnen Emotion erkennen können, anstatt Angst zu haben, überwältigt zu werden oder sie zu unterdrücken.

Vielleicht war Weinen in Ihrem Zuhause nie erlaubt, als Sie aufwuchsen, oder möglicherweise wurden Sie beschämt, weil Sie während des Trainings im Sportverein geweint haben. Jetzt stellen Sie als Erwachsener fest, dass Sie nicht weinen können, selbst wenn Sie es wollen, oder vielleicht weinen Sie ständig oder zu unpassenden Zeiten. Das passiert uns, wenn wir uns in emotionaler Verleugnung befinden oder eingeschlossene Emotionen tragen oder beides. Fangen Sie an, sich mit solchen Themen auseinanderzusetzen, eine Emotion nach der anderen, und Sie werden feststellen, dass sich das Problem verringert oder erledigt.

Sie wählen Ihre Emotionen

Es gibt viele Missverständnisse in Bezug auf Emotionen, und ein weit verbreiteter Irrtum ist, dass andere die Macht haben, zu bewirken, dass man ein bestimmtes Gefühl bekommt. Haben Sie jemals Aussagen getroffen wie: „Mein Mann macht mich so wütend“, oder: „Das hat mich so deprimiert“, oder: „Das hat mir die Laune vermiest“? Wenn Sie einen Moment innehalten und über solche Aussagen nachdenken, werden Sie feststellen, dass sie eigentlich ziemlich lächerlich sind. Tatsache ist, dass niemand Sie dazu bringen kann, Gefühle zu haben, die Sie nicht haben wollen.

Die Dinge, die einem zustoßen, bestimmen nicht wirklich die Gefühle, die man hat. Auch wenn Sie vielleicht nicht alle Ereignisse, die sich auf Ihr Leben auswirken, bewusst beeinflussen können, so haben Sie doch die Möglichkeit zu wählen, wie Sie darüber denken, fühlen und handeln. Ganz gleich, was passiert: Sie haben letztendlich die Macht, die Gefühle zu wählen, die Sie empfinden.

Viele von uns werden zuweilen unwissentlich Opfer ihrer eigenen Emotionen. Vielleicht glauben Sie nicht, dass Sie die Kontrolle darüber haben, wie Sie sich fühlen, weil Ihre emotionalen Reaktionen so automatisiert ablaufen. Tatsache ist, dass Ihr Unterbewusstsein wie eine effiziente Maschine funktioniert, die einfach das tut, was Sie ihr befohlen haben. Es wiederholt Muster, die Sie zuvor geschaffen haben. Negative Emotionen können so schnell auftauchen, dass es den Anschein haben kann, man hätte keine Zeit, sich für ein anderes Gefühl zu entscheiden, als das übliche reaktive Gefühl, das einfach aus dem Nichts zu kommen scheint. Wenn Sie Gefahr laufen, zu einem Termin zu spät zu kommen, fühlen Sie sich möglicherweise automatisch unruhig. Wenn Sie von jemandem unhöflich behandelt werden, fühlen Sie sich vielleicht wie von selbst verärgert. Wenn Sie beleidigt oder misshandelt werden, verspüren Sie womöglich sofort Groll oder Wut.

Wenn Sie so sind wie die meisten Menschen, passieren Ihnen von Zeit zu Zeit inakzeptable Dinge. Sie müssen sich im Voraus entscheiden, zur Ruhe zu kommen und die Kontrolle über Ihre Emotionen zu übernehmen, sonst werden Sie einfach weiterhin reagieren. Wenn Sie sich erlauben, so zu reagieren, wie Sie es immer getan haben, kann es sein, dass Ihr Unterbewusstsein Ihnen eine negative Emotion anbietet, die auf den Emotionen basiert, die Sie unter ähnlichen Umständen in Ihrer Vergangenheit gewählt haben. Die ersten beiden Schritte in einer bestimmten emotionalen Erfahrung (das Erzeugen der Emotion und der Beginn, sie zu fühlen) geschehen im Verlauf von nur wenigen Sekunden, sodass eine Veränderung Zeit und Mühe erfordert.

Auch wenn Sie bisher auf eine gegebene Situation immer in einer bestimmten negativen Weise reagiert haben, müssen Ihre negativen Reaktionen aus der Vergangenheit nicht die gleichen sein wie Ihre zukünftigen Reaktionen. Sie haben jedes Mal eine Wahl, wenn Sie sich mit etwas Negativem auseinandersetzen oder konfrontieren müssen.

> Sie können wählen, so zu reagieren, wie Sie es immer getan haben, oder Sie können sich anders entscheiden. Die Zukunft muss nicht der Vergangenheit entsprechen.

Jedes Mal, wenn Sie eine bewusste Entscheidung treffen, Ihre emotionale Erfahrung umzuleiten und stattdessen etwas Positives zu empfinden, schwächen Sie alte Programmierungen in Ihrem Unterbewusstsein. Das mag sich anfangs schwierig anfühlen, aber wenn Sie daran festhalten, werden Sie schließlich neue, positive Programme in Gang setzen, die die Wahl von Positivem zur zweiten Natur machen.

Die Realität bei Emotionen ist, dass man sie immer wählt. Sie wählen immer, wie Sie sich fühlen. Immer. Sich dessen bewusst zu werden, ist an sich schon sehr ermächtigend. Sie können sich entscheiden, welches Gefühl Sie in jeder Situation, mit der Sie konfrontiert werden, haben möchten. Sie sind der Autor Ihrer eigenen emotionalen Erfahrungen.

Ihr Fokus bestimmt die Realität

Jeden Tag aufs Neue haben wir die Wahl, uns gut oder schlecht zu fühlen in Bezug auf die Dinge, die im Leben vor sich gehen. Zu jedem gegebenen Zeitpunkt geschehen fast immer sowohl gute als auch weniger gute Dinge. Das, worauf Sie Ihr Augenmerk richten, ist ein wichtiger Faktor in der Gleichung des Glücklichseins.

Wann immer wir uns auf unsere Probleme und auf die Dinge, die in unserem Leben schief gehen, fokussieren, erzeugen wir am Ende noch mehr Negativität. Ich habe einmal einen Film gesehen, in dem ein weiser Lehrer seinem Schüler sagte: „Denk daran, dein Fokus bestimmt deine Realität.“ Wie wahr diese Aussage doch ist! Sie können ein Glas als halb voll oder halb leer betrachten, aber wenn Sie das Glas halb voll sehen, verleiht Ihnen das mehr Kraft und wird eine positivere Realität für Sie erschaffen.

Mit Liebe zurückblicken

Manchmal richten Menschen ihren Fokus zu sehr auf die Vergangenheit. Wenn Sie sich dafür entscheiden, Ihren Geist auf ein negatives Ereignis aus Ihrer Vergangenheit zu fokussieren und diese Emotionen erneut zu durchleben, können Sie tatsächlich eine neue eingeschlossene Emotion in Bezug auf dieses Ereignis erzeugen, sogar lange nachdem es geschehen ist!

In diesem Zusammenhang erinnere ich mich an eine bestimmte Patientin. Dianes Vater war zehn Jahre vor dem Zeitpunkt, zu dem ich anfing, mit ihr zu arbeiten, verstorben. Doch ich fand eine eingeschlossene Emotion der Trauer über seinen Tod, die sie vier Jahre nach seinem Tod entwickelt hatte. Während sie die Beerdigung ihres Vaters überstanden hatte, ohne eingeschlossene Emotionen davonzutragen, hatte sie zugelassen, dass Gefühle der Trauer sie am vierten Jahrestag seines Todes überwältigten. Zu diesem Zeitpunkt hatte sie sich erlaubt, in intensive Gefühle von Verlust und Trauer zu versinken, was in einer negativen und potenziell gefährlichen eingeschlossenen Emotion resultierte. Wir alle durchleben schwierige Zeiten, und Sie werden vielleicht nicht vermeiden können, hier und da eine eingeschlossene Emotion abzuspeichern. Aber die meisten davon könnten Sie vermeiden, indem Sie sich für zwei wichtige Dinge entscheiden:

- Erstens: Denken Sie daran, dass alle Ihre Gefühle einen Zweck haben. Sie stellen eine Kommunikation aus Ihrem Körper, Ihrem Herzen und Ihrem Verstand dar.
- Zweitens: Sie können Ihre emotionalen Entscheidungen auch umlenken. Wenn Sie also zum Beispiel Trauer um einen verlorenen geliebten Menschen empfinden, verwenden Sie sie als Erinnerung an Ihre Liebe zu ihm und konzentrieren sich stattdessen auf positive Erinnerungen.

Ich schlug Diane vor, dies das nächste Mal zu versuchen, wenn sie wieder anfängt, ihren Vater zu vermissen, und ich empfehle Ihnen, dass Sie es mit einer ähnlichen Vorgehensweise versuchen, wenn Sie es brauchen.

Frieden mit der Vergangenheit schließen

Ich habe einen großen Durchbruch in Bezug auf meine emotionale und körperliche Gesundheit erlebt, seit ich meine Herzmauer entfernen ließ. Ich hatte vorher starke Ängste, die nachgelassen haben, und fühle mich jetzt mehr im Frieden in Bezug auf Dinge aus meiner

Vergangenheit, von denen ich gar nicht gemerkt hatte, dass sie mich immer noch beeinflusst hatten. – Tricia V.

Liebevolle Erinnerungen im Mittelpunkt

Meine jüngste Tochter kämpfte mit intensiver Trauer über den Verlust eines Familienfreundes durch eine Krebserkrankung. Nachdem wir dies gelöst hatten, konnte sie sich auf die lustigen und liebevollen Erinnerungen mit dieser lieben Person fokussieren, statt auf den Verlust. – Joy B.

Umleitung Ihrer Emotionen

Wenn Sie ein Meister Ihrer Emotionen werden wollen, müssen Sie lernen, Ihre emotionalen Erfahrungen umzuleiten. Der Schlüssel liegt darin, sich Ihres emotionalen Erlebens im Allgemeinen deutlicher bewusst zu werden, damit Sie lernen können, jeden Teil des Prozesses besser zu verstehen.

Denken Sie daran, dass wir unsere Gefühle auf der Grundlage mehrerer Faktoren auswählen: eingeschlossene Emotionen, alte Gewohnheiten und Ideen und natürlich die aktuellen Umstände. Meistens reagieren wir mit einer Antwort, oder wir fangen an, ein Gefühl zu erzeugen und es sofort zu verspüren. Aber bei fast allen unseren Erlebnissen kommt diese Reaktion viel zu schnell, und wir können es uns durchaus leisten, das Ganze deutlich zu entschleunigen. Ich empfehle Ihnen, dass Sie jetzt die Intention setzen zu lernen, Ihre Emotionen umzulenken.

Machen Sie sich vorerst keine Sorgen über die Umleitung Ihrer Emotionen während der dramatischeren und traumatischeren Ereignisse im Leben, konzentrieren Sie sich lieber zunächst auf die kleineren, alltäglichen Gefühle, die nicht so intensiv sind. Dies wird mit der Zeit kommen.

Wenn Sie sich das nächste Mal gereizt, traurig oder einsam fühlen (oder eine andere, nicht ganz so heftige Emotion verspüren), atmen Sie tief durch, legen Sie alles andere für ein paar Minuten beiseite, und entscheiden Sie sich dafür, sich auf die folgende Umleitungsübung einzulassen. Wenn Sie jetzt gerade irgendein Gefühl empfinden oder ein solches in sich hochholen können, können Sie auch an diesem Punkt mit der Übung beginnen.

Übung

1 Atmen Sie in das Gefühl hinein – würdigen Sie die Tatsache, dass Sie sich aus gutem Grund so fühlen, und beabsichtigen Sie, das Gefühl zu halten, bis Sie seine Botschaft entziffern können, was auch immer das sein mag.
2 Versuchen Sie zu erkennen, was es ist, was Sie fühlen. Wenn Sie es nicht erkennen können, lesen Sie die Emotionen in der Emotion Code-Tabelle. Wenn Sie das Gefühl immer noch nicht identifizieren können, können Sie den Muskeltest anwenden, um es zu identifizieren.
3 Spüren Sie in Ihren Körper hinein, ob Sie Schmerzen oder irgendeine andere Wahrnehmung in Ihrem Körper finden können, da dies damit zu tun haben könnte.
4 Analysieren Sie, wie Sie zu diesem Gefühl gekommen sind. Kam es aus heiterem Himmel? Reagieren Sie angemessen auf eine Situation? Erscheint es Ihnen wie eine Überreaktion? (Denken Sie daran, dass Sie vielleicht kein klares Bild davon haben, und das ist in Ordnung.)
5 Erlauben Sie sich selbst, dieses Gefühl zu empfinden und die Botschaft zu verstehen, die es mit sich bringt.
6 Finden Sie heraus, ob es eine eingeschlossene Emotion gibt, die zu Ihrem gegenwärtigen Gefühl beiträgt oder es hervorruft. Falls ja, lösen Sie die Emotion. Wiederholen Sie diesen Schritt je nach Bedarf, bis keine eingeschlossene Emotion mehr dazu vorhanden ist.
7 Analysieren Sie noch einmal Ihre Gefühle, und atmen Sie tief durch. Ist dieses Gefühl immer noch da? Wenn es sich anfühlt, als ob Sie jetzt ein anderes Gefühl haben, gehen Sie zurück zu Schritt 2. Wenn immer noch dasselbe Gefühl vorhanden ist, fahren Sie mit Schritt 8 fort.

8 Danken Sie Ihrem Körper und Unterbewusstsein für diese Kommunikation mit Ihnen. Würdigen Sie das Gefühl, das Sie erleben. Geben Sie sich die Erlaubnis, alte Gewohnheiten abzulegen und stattdessen ein positives Gefühl zu wählen.

9 Entscheiden Sie, wie Sie sich stattdessen fühlen wollen. Höher schwingende Möglichkeiten wären z.B. Gefühle wie Mitgefühl, Toleranz oder Neugier.

10 Kreieren Sie bei Bedarf Gedanken, die mit der von Ihnen gewählten Emotion übereinstimmen. Wenn Sie zum Beispiel Neugier empfinden wollen, könnten Sie sich sagen: „Ich frage mich, wie ich ihm besser helfen kann, zu verstehen, was ich will."

11 Wenn Sie in der Lage sind, dies umzusetzen, haben Sie erfolgreich eine emotionale Erfahrung umgeleitet! Es mag sich zunächst umständlich und plump anfühlen, aber je öfter Sie dies wiederholen, desto besser wird es Ihnen gelingen. Irgendwann wird es automatisch klappen!

Eine bewusste Entscheidung zu treffen, anstatt sich von alten unbewussten Mustern leiten zu lassen, bedeutet, sich zu entwickeln und zu wachsen.

Die Verwendung Ihres neuen Wissens und Bewusstseins über eingeschlossene Emotionen wird Ihnen dabei helfen, innezuhalten und nachzudenken, bevor Sie sich von einer automatischen Reaktion überwältigen lassen, und jetzt, da Sie wissen, wie Sie eine Emotion umlenken können, haben Sie ein Werkzeug an der Hand, das Ihnen hilft, sich zu entschleunigen.

Wenn Sie das nächste Mal einer negativen Situation gegenüberstehen, reagieren Sie nicht einfach. Denken Sie nach! Fragen Sie sich: „Was bringt mich jetzt weiter, eine negative oder eine positive Emotion?" Meine Vermutung ist, dass die Positivität in der Regel den Sieg davontragen wird. Es gibt alle möglichen Arten von großartigen Gefühlen, die Sie wählen können. Hier ist eine Liste positiver Emotionen, die Sie verwenden können, wenn Sie das nächste Mal positiv wählen möchten.

Liste positiver Emotionen

Akzeptanz	Freude	Liebe
Anerkennung	Freundschaft	Mitgefühl
Begeisterung	Friede	Mut
Bereitwilligkeit	Fröhlichkeit	Nächstenliebe
Bescheidenheit	Geduld	Neugier
Bewunderung	Gelassenheit	Staunen
Dankbarkeit	Genügsamkeit	Überraschung
Demut	Glücksgefühl	Vergebungsbereitschaft
Ehrfurcht	Großzügigkeit	Vertrauen
Ehrgeiz	Güte	Vorfreude
Entzücken	Heiterkeit	Wertschätzung
Erleichterung	Hoffnung	Wohlwollen
Euphorie	Interesse	Zufriedenheit
Fleiß	Leidenschaft	Zuversicht

Das Gesetz der Anziehung

Positive Gefühle in Bezug auf Ihre Wünsche werden Ihnen buchstäblich helfen, Ihre Träume Wirklichkeit werden zu lassen. Wenn Sie Ihr Leben so visualisieren, wie Sie es sich wünschen, und sich jetzt schon so fühlen, wie Sie sich fühlen würden, wenn Ihr Traum bereits erfüllt wäre, werden Sie irgendwann direkt vor Ihrer Nase Gelegenheiten finden, sich genau die Dinge zu erschaffen, die Sie glücklich machen.

Wenn Sie sich hingegen auf Dinge konzentrieren, die Sie nicht möchten, und sich schlecht fühlen, werden sich dieselben negativen Probleme in Ihrem Leben fortsetzen, oder Sie erschaffen weitere negative Dinge.

Falls Sie beispielsweise Ihre Zeit damit verbringen, darüber nachzudenken, dass Sie offenbar nicht in der Lage seien, die wahre Liebe zu finden, so senden Sie ein Signal an das Universum, Sie könnten keine Liebe finden. Als Ergebnis werden Sie natürlich keine Liebe finden, oder sie wird zumindest nur schwer zu finden sein.

Wir senden unsere Gedanken ununterbrochen in den Kosmos hinaus. Ich glaube, diese Gedanken sind weder an die Lichtgeschwindigkeit noch andere Einschränkungen gebunden. Unsere Gedanken sind sehr kraftvoll, und wir erschaffen genau das, was wir denken und fühlen.

Schöpfung findet immer statt

Jedes Mal, wenn ein Individuum einen Gedanken denkt oder langfristig eine bestimmte Denkweise an den Tag legt, befindet es sich im Schöpfungsprozess. Aus diesen Gedanken heraus wird sich etwas manifestieren … So ziehen Sie letztendlich das an, was in Ihren Gedanken überwiegt, ob diese Gedanken nun bewusst sind oder nicht.
– Rev. Michael Beckwith

Vielleicht ist Ihnen bereits klar, wie wichtig es ist, unsere bewussten Gedanken zu steuern und positiv zu halten. Aber was ist mit unseren unbewussten Gedanken? Ihr Unterbewusstsein kann einen großen Einfluss auf das Ergebnis Ihrer Bemühungen im Leben haben. Eingeschlossene Emotionen üben ihren negativen Einfluss zum größten Teil über das Unterbewusstsein auf Sie aus. Vielleicht geben Sie Ihr Bestes, um positiv zu denken und das Glas als halb voll zu betrachten, während Ihre unterbewussten eingeschlossenen Emotionen Ihnen in den Rücken fallen, indem sie ununterbrochen ihre eigene negative Gedankenfrequenz ins Universum aussenden.

Je mehr eingeschlossene Emotionen Sie haben, desto mehr negative Gedankenenergie senden sie aus, und desto schwieriger wird es für Sie sein, das anzuziehen, was Sie sich wirklich wünschen.

Die gute Nachricht ist, dass eingeschlossene Emotionen gelöst werden können. Wenn Sie sich die Emotion Code-Anwendung zur Gewohnheit machen, werden Sie in der Lage sein, den Schaden abzuwenden, der auf der unterbewussten Ebene des Denkens und Fühlens entstehen könnte, da Sie Ihre Gedankenfrequenz ändern.

Wenn Sie sich selbst von negativen eingeschlossenen Emotionen befreien, wird es Ihnen leichter fallen, sich für die positiven Emotionen zu entscheiden, die Ihnen helfen werden, das anzuziehen, was Sie sich für Ihr Leben wirklich wünschen.

Es ist immer unsere Entscheidung

Wie wichtig es ist, seine eigenen Emotionen zu wählen, anstatt sich von der Negativität wählen zu lassen, wird sehr gut illustriert in dem Buch von Viktor E. Frankl „Der Mensch vor der Frage nach dem Sinn".

Dr. Viktor Frankl war Psychologe und wurde während des Zweiten Weltkriegs von den Nationalsozialisten in einem Konzentrationslager gefangen gehalten. Aufgrund seines Interesses an menschlichem Verhalten begann er dort, die Menschen um sich herum zu beobachten.

Die Reaktionen der Menschen auf ihre missliche Lage und die erschreckenden Ereignisse in ihrer Umgebung waren völlig unterschiedlich. Er stellte fest, dass die Menschen, die das Gefühl der Hoffnungslosigkeit wählten und einfach aufgaben, nicht sehr lange überlebten. Zu seiner Überraschung stellte Dr. Frankl fest, dass es inmitten des unbeschreiblichen Grauens immer noch Menschen gab, die Emotionen der Liebe und der Hoffnung wählten. Er schrieb:

> *Als ehemalige Insassen von Konzentrationslagern erinnern wir uns an Menschen, die durch die Hütten liefen, anderen Trost spendeten und ihr letztes Stück Brot hergaben. Es mögen wenige an Zahl gewesen sein, aber sie liefern genügend Beweis dafür, dass man einem Menschen alles nehmen kann, nur nicht: die letzte menschliche Freiheit – sich zu den gegebenen Verhältnissen so oder so einzustellen.*

Widerstand versus Akzeptanz

Ein großer Teil unseres Leidens ist auf unseren Widerstand gegen das zurückzuführen, was in der Vergangenheit geschehen ist, was jetzt geschieht und was in der Zukunft geschehen kann. Wir gehen in Widerstand, wenn wir bei unerfüllten Erwartungen verweilen. Wir können uns auch im Widerstand gegen den göttlichen Willen befinden und gegen das, von dem wir wissen, dass es richtig ist. Dieser Zustand des Widerstands wird oft als Stolz bezeichnet.

Eingeschlossene Emotionen können uns dazu ermutigen, in einem Zustand des Widerstands zu sein, aber es ist letztendlich immer noch unsere Entscheidung. Dies führt dann zu weiteren Entscheidungen – solche, die oft noch mehr eingeschlossene Emotionen hervorrufen, sodass das Ganze zu einem Teufelskreis wird. Wenn wir uns dem, was geschieht, widersetzen, fühlen wir uns wütend, verärgert, verbittert und ängstlich. Widerstand ist auch der Zustand, der uns dazu bringt, voreilige Schlüsse zu ziehen, zu urteilen und unsere Emotionen zu schnell zu wählen. Wenn wir uns im Widerstand befinden, sind wir ständig geneigt, nein zu Gelegenheiten zu sagen, nach dem Hässlichen um uns herum zu suchen und die Unterschiede zwischen uns und anderen zu sehen.

Die Abwesenheit von Furcht

Meine Mutter starb vor etwa eineinhalb Jahren. Einige Monate zuvor hatte ich meine Herzmauer und viele andere eingeschlossene Emotionen aus meinem Körper gelöst. Angst war sowohl in meiner Herzmauer vorhanden als auch an anderen Stellen in meinem Körper. Aufgrund von Kindheitstraumata, die ich damals erlebt habe, und einer Menge Vorurteile konnte ich es auf die Angst vor Peinlichkeiten eingrenzen. Eine weitere eingeschlossene Emotion, die ich von meiner Mutter geerbt hatte, war Scheu. Es gab subtil verborgene Scheu in meinem Leben, und sie schien so sehr ein Teil von mir zu sein, wenn ich vor schwierigen Aufgaben stand. Diese beiden Emotionen zusammen haben in meinem Leben viel Widerstand hervorgerufen, insbesondere in Bezug auf Sprechen in der Öffentlichkeit. Ich hatte die Tatsache akzeptiert, dass ich wohl für den Rest meines Lebens gegen diese Tyrannen (Emotionen) würde ankämpfen müssen. Es kostete mich viel Energie, zu kämpfen und mich durchzusetzen. Nach dem Tod meiner Mutter bat mich meine Familie, ihre Trauerfeier zu leiten. Ich bin so froh, dass ich diese Emotionen vorher aus dem Weg geräumt hatte, denn am Morgen der Beerdigung wachte ich auf, ohne Scheu zu haben! Ich musste nicht mehr gegen diese Gefühle ankämpfen oder mich dagegen wehren. Gesunde Angst war in Form einer leichten Nervosität vorhanden. Beim Gottesdienst gab es ein oder zwei Störfaktoren, die sich meiner Kontrolle entzogen, aber ich konnte die Trauerfeier genießen und würde nichts daran ändern. Ich stelle auch fest, dass Trauer viel leichter ist, ohne die verstärkende Wirkung eingeschlossener Emotionen. – Kenneth P.

Vergebung und göttlicher Wille

Eine der schädlichsten Auswirkungen eines stolzen, widersetzlichen Zustands ist, dass er unsere Vergebungsbereitschaft gegenüber anderen reduziert. Stattdessen halten wir an den tatsächlichen oder eingebildeten Verletzungen fest, die wir erlitten haben, und das führt dazu, dass wir noch mehr negative Emotionen empfinden und manchmal sogar Rache anstreben.

> Die Wut wird nie verschwinden, solange in der Seele Gefühle des Grolls gepflegt werden. Doch sobald die Gedanken des Grolls vergessen sind, verschwindet auch die Wut.
>
> Buddha

Der Zustand des Widerstands kann uns auch gegen den Willen unseres göttlichen Schöpfers und des Universums stellen. Wir haben jeden Tag die erstaunliche Gelegenheit, göttliche Inspiration zu empfangen und die universelle Intelligenz zu nutzen. Aber wenn wir uns entscheiden, im Widerstand zu sein, lassen wir diese schöne Kraft auf der Strecke und stapfen mit schwacher Batterieleistung durchs Leben, schmoren in niedrigen Schwingungsenergien und fühlen uns von allem Guten abgekoppelt.

Wenn wir unseren eigenen Willen gegen andere oder gegen unseren Schöpfer oder das Universum ausspielen, blockieren wir unsere Fähigkeit zu wachsen, und wir schneiden uns selbst von der Kraft ab, die uns zur Verfügung steht.

Unsere Körper reagieren auf Widerstand, wie man erwarten könnte – wir werden angespannt und bekommen Entzündungen. Wir können nicht mehr schlafen. Wir haben Schmerzen. Was hier wirklich passiert, ist, dass unsere Körper auf den chaotischen Zustand reagieren, den der Widerstand in unserer Energie und in der Energie um uns herum geschaffen hat. Wenn wir Widerstand leisten, ziehen wir noch mehr Widerstand auf uns! Es ist, als ob wir das Schlimmste erwarten und dann wütend werden, wenn es passiert. Stellen Sie dem einen Zustand der Akzeptanz gegenüber. Wenn wir uns in diesem Zustand befinden, ist die Energie nicht chaotisch, sondern fließt wie friedliches Wasser. Akzeptanz erlaubt es uns, offen für andere zu sein, uns mit ihnen auf einer tiefen und bedeutungsvollen Ebene zu verbinden, ihre Schönheit zu sehen und mit Mitgefühl zu reagieren. In einem Zustand der Akzeptanz zu sein, macht uns nicht verwundbarer, sondern erlaubt es uns, langsamer, bedachter und angemessener auf das zu reagieren, was jetzt geschieht. Und es kann auch als eine Art Schutz gegen Negativität wirken, vor allem, weil wir weniger Negatives anziehen, aber auch, weil es unsere Schwingung erhöht, sodass die Negativität nicht so stark oder überhaupt nicht an uns haften bleiben kann.

Das Akzeptieren der Vergangenheit erlaubt es uns, zu verzeihen und loszulassen. Dies ist eine Entscheidung. Eingeschlossene Emotionen können uns diesen Schritt sehr schwer machen, aber wir können sie lösen, und dann sollte es viel einfacher sein. Bei Akzeptanz geht es darum, vergangene unerfüllte Erwartungen vollständig loszulassen. Wenn Sie die Entscheidung treffen, in einen Zustand der Akzeptanz zu wechseln und Widerstand loszulassen, wird es Ihnen viel leichter fallen, alte Emotionen loszuwerden, die Ihren Fortschritt und Ihr Glück behindert haben.

Ein wunderbarer Prozess

Insgesamt habe ich einen wunderbaren Prozess durchlaufen, auch wenn er manchmal recht schwierig war. Die Verarbeitung kann herausfordernd sein. Aber die Ergebnisse sind es wert. Ich habe eine sehr herausfordernde Beziehung zu einem Familienmitglied. Das war schon mein ganzes Leben lang so. Mein Mitgefühl und meine Fähigkeit, unvoreingenommen zu bleiben, werden von Tag zu Tag größer. Und meine chronische Müdigkeit bessert sich, wie ich glaube, dank der Lösung der Herzmauer und auch dank der Body Code-Arbeit. – Kat L.

Bereitschaft, im Unrecht zu sein

Wenn wir wirklich in eine Haltung der Akzeptanz kommen und einen kraftvollen Durchbruch bei der Selbstentwicklung erreichen wollen, liegt einer der Schlüssel darin, uns für die Möglichkeit zu öffnen, dass wir uns geirrt haben. Niemand ist perfekt. Es ist normal und gehört dazu, Fehler zu machen, so lernen wir und machen Fortschritte. Aber verletzter Stolz und andere negative emotionale Erfahrungen haben uns vielleicht gelehrt, dass es nicht in Ordnung ist, im Unrecht zu sein. Wenn Sie Emotionen wie Sturheit, Scham, Schuldgefühl, Selbstmisshandlung, Groll oder Stolz haben, sollten Sie Ihre Überzeugungen darüber, im Unrecht zu sein, unter die Lupe nehmen. Wenn Sie der Typ sind, dem es schwerfällt, sich zu entschuldigen, trifft das auf Sie zu. Wenn Sie es nicht ertragen können, als Verlierer aus einer Auseinandersetzung hervorzugehen, besonders wenn Sie wissen, dass Sie Recht haben, gilt das auch für Sie.

Die Bereitschaft, sich Fehler oder Irrtümer zuzugestehen, ist sehr hilfreich bei der Emotion Code-Anwendung, denn so können Sie üben, ohne sich selbst zu verurteilen. Sie erlaubt es Ihnen, einfach neugierig zu sein und zu erforschen. Denken Sie daran, wie kleine Kinder in der Lage sind, die Welt um sich herum mit Neugier und Staunen frei zu erkunden und dabei zu lernen. Das ist deshalb für sie möglich, weil es ihnen nichts bedeutet, Recht zu haben, und sie haben auch keine Angst davor, im Unrecht zu sein! Wenn wir akzeptieren, dass wir uns schon einmal geirrt haben und dass wir uns mit Sicherheit wieder irren werden, befreien wir uns aus diesem kleinen Gefängnis, das wir uns selbst geschaffen haben. Dies ist so ermächtigend, weil es uns nicht nur in die Lage versetzt, neue Dinge zu erforschen, sondern uns auch ein größeres Gefühl von wertvollem Selbstbewusstsein vermittelt.

Wieder mit Hingabe zeichnen

Die Entfernung meiner Herzmauer war eine beeindruckende Erfahrung. Als mein Anwender und ich bei den letzten Emotionen der Herzmauer ankamen, hatte ich das Gefühl, dass sich mit jedem Lösen eine separate Tür öffnete. Es fühlte sich an, als ob aus jeder neuen Öffnung Liebe und Licht strömen würde. Mein Herz wurde mit jeder Schicht, die gelöst wurde, immer voller und zufriedener. Diese Wirkung hält weiterhin an, wenn auch in etwas geringerem Maße.

Ich bemerkte auch einen großen Unterschied bei meinem Zeichnen. Ich habe ein Kunststudium absolviert, aber ich hatte schon lange große Angst davor gehabt, zu zeichnen oder Kunstwerke jeglicher Art zu gestalten, weil ich ständig besorgt darüber war, wie meine Arbeit wohl von anderen beurteilt werden würde. Nach der Lösung der Herzmauer begann ich eines Tages zu zeichnen und stellte fest, dass es mir wirklich Spaß macht. Ich konnte zeichnen, was ich fühlte oder was mich glücklich machte, ohne mich um ein Urteil anderer zu sorgen. Spätestens seit der Highschool hatte ich nicht mehr so zeichnen können, und es erinnerte mich daran, wie ich als Kind gezeichnet hatte. Da war ich voll und ganz von meiner eigenen Welt absorbiert und zeichnete einfach stundenlang mit Hingabe.

Es fiel mir auch viel leichter abzunehmen. Ich habe dieses Verlangen nach ungesundem Essen nicht mehr so verspürt wie sonst und konnte mich an einen gesunden Ernährungsplan halten. Ich bin so dankbar für das Wissen über die Herzmauer und die Möglichkeit, sie zu lösen. Seitdem habe ich das Gefühl, dass ich mein wahres Selbst wieder entdecken und dieses wahre Selbst mit anderen teilen kann. – Amber R.

Bereitschaft, andere im Unrecht sein zu lassen

Zu einem Zustand der Akzeptanz gehört es auch, anderen immer wieder ihre Verfehlungen zu vergeben. Vielleicht fühlen wir uns gerechtfertigt, an verletzten Gefühlen festzuhalten, weil dies denjenigen zu bestrafen scheint, der uns verletzt hat. In Wirklichkeit jedoch schadet das Festhalten an negativen Emotionen nicht so sehr dem anderen, sondern vielmehr uns selbst. Der andere mag sich vielleicht unserer Gefühle bewusst sein oder auch nicht, aber wie er sich fühlt, liegt ganz und gar bei ihm. Akzeptanz beinhaltet die Erkenntnis, dass wir auf diese Weise keine Kontrolle über jemand anders haben, wir können lediglich entscheiden, wie wir uns jetzt fühlen wollen. Nur weil Sie sich dafür entscheiden zu leiden, indem Sie an der Vergangenheit festhalten, heißt das noch lange nicht, dass der andere mit Ihnen zusammen leiden wird. Und sich das Leiden eines anderen zu wünschen, ist davon abgesehen eine so niedrige Schwingung, dass sie einem ohnehin schadet!

Dieses Zitat von Lewis Smedes hat mir schon immer gefallen: „Zu vergeben ist wie einen Gefangenen freizulassen und dann festzustellen, dass man selbst der Gefangene war." Warum also nicht sich selbst befreien? Warum mehr Negativität kreieren und mehr Schaden anrichten, indem man verletzte Gefühle Jahr für Jahr nährt?

So viel menschliches Leid entsteht, weil wir uns nicht darüber im Klaren sind, was wir einander antun. Wenn wir nur verstehen könnten, dass wir das, was wir anderen antun, eigentlich uns selbst antun.

Wenn Sie schlecht behandelt wurden, denken Sie an das Beispiel, das Jesus Christus uns hinterließ, als er am Ende seines Lebens die Worte sprach: „Vater, vergib ihnen, denn sie wissen nicht, was sie tun." Unter extremen Umständen entschied er sich für Gefühle der Liebe und Vergebungsbereitschaft. Wir können das auch.

Ein Beispiel aus dem wirklichen Leben über die Macht der Vergebung ging 2005 durch die amerikanische Presse. Der Kolumnist Jay Evensen berichtet über folgende Begebenheit:

Welche Gefühle hätten Sie gegenüber einem Jugendlichen, der einen zehn Kilogramm schweren, tiefgefrorenen Truthahn aus einem schnell fahrenden Auto direkt auf die Windschutzscheibe des Autos werfen würde, das Sie gerade fahren? Wie würden Sie sich nach einer sechsstündigen Operation fühlen, bei der Metallplatten und andere Hilfsmittel benutzt wurden, um Ihr Gesicht wieder zusammenzuflicken, und nachdem Sie erfahren haben, dass Sie Jahre der

Therapie vor sich haben, bevor Sie wieder normal leben können – und dass Sie Glück gehabt haben, dass Sie nicht gestorben sind oder bleibende Hirnschäden davongetragen haben?

Und wie würden Sie sich fühlen, nachdem Sie erfahren haben, dass Ihr Angreifer und seine Freunde den Truthahn lediglich besaßen, weil sie eine Kreditkarte gestohlen hatten und auf eine sinnlose Einkaufstour gegangen waren, nur so für den Kick …? Diese Art Verbrechen verursacht politische Bestrebungen, die höhere Strafen für Verbrecher fordern. Es bringt Parlamentsabgeordnete dazu, sich gegenseitig zu bekämpfen, um der Erste zu sein, der einen neuen Gesetzentwurf einreicht, damit für die Verwendung von gefrorenem Geflügel zum Begehen eines Verbrechens höhere Strafen angesetzt werden.

Die New York Times berichtete, dass der Bezirksstaatsanwalt sich dahingehend geäußert habe, dass dies die Art von Verbrechen sei, für die die Opfer keine Strafe als genügend hoch betrachteten. „Nicht einmal die Todesstrafe stellt sie zufrieden", sagte er.

Dies machte das, was wirklich passierte, so ungewöhnlich. Das Opfer Victoria Ruvolo, eine 44-jährige ehemalige Managerin eines Inkassodienstes, war mehr daran interessiert, das Leben ihres 19-jährigen Angreifers Ryan Cushing zu retten, als irgendeine Art von Rache zu üben. Sie löcherte die Staatsanwälte, um Informationen über ihn zu bekommen, über sein Leben, wie er aufgewachsen war usw. Dann bestand sie darauf, ihm ein Strafminderungsangebot zu machen. Cushing sollte die Möglichkeit erhalten, sechs Monate Gefängnis zu bekommen und dann eine fünfjährige Bewährungsstrafe zu erhalten, wenn er sich einer Körperverletzung zweiten Grades schuldig bekannte.

Wäre er einer Körperverletzung ersten Grades für schuldig befunden worden – was in diesem Fall eher zutreffend gewesen wäre –, hätte er 25 Jahre Gefängnis bekommen können und wäre schließlich als Mann mittleren Alters ohne jegliche Ausbildung oder Zukunftsaussichten in die Gesellschaft zurückgeworfen worden.

Dies ist aber nur die eine Hälfte der Geschichte. Nachfolgend kommt der wirklich bemerkenswerte Teil, der am Tag der Verhand-

lung im Gerichtssaal stattfand. Laut Bericht der New York Post bahnte sich Cushing langsam und zögernd einen Weg zu dem Platz, auf dem Ruvolo saß, und flüsterte unter Tränen eine Entschuldigung: „Es tut mir so leid, was ich Ihnen angetan habe."

Daraufhin stand Ruvolo auf, das Opfer und der Angreifer umarmten einander und weinten. Sie strich ihm über die Haare und klopfte auf seinen Rücken, während er schluchzte, und Zeugen, darunter ein Reporter der Times, hörten sie sagen: „Es ist okay, ich möchte nur, dass Sie das Bestmögliche aus Ihrem Leben machen." Berichten zufolge hatten hartgesottene Staatsanwälte und sogar Reporter alle Mühe, ihre Tränen zurückzuhalten.[1]

Der Emotion Code heilte uns und befähigte mich, zu verzeihen

Mein Ex-Mann hatte mich die meiste Zeit unserer dreiundzwanzigjährigen Ehe betrogen wegen seiner Sucht nach Pornographie und Sex. Nachdem ich seine negativen eingeschlossenen Emotionen beseitigt hatte, hatte er nicht mehr den Wunsch, solche Dinge zu tun. Er war darüber so erstaunt, dass er selbst das Emotion Code-Buch las und lernte, wie man die Methode anwendet. Inzwischen ist er darin recht tüchtig geworden. Er verbrachte die nächsten Monate damit, alle negativen eingeschlossenen Emotionen, die er bei mir verursacht hatte, zu entfernen, da er alles tun wollte, um den von ihm verursachten Schaden wieder gutzumachen. Das bewirkte in mir eine solche Veränderung, dass ich ihm vollständig vergeben habe und diese Last von mir nehmen und heilen konnte. – Anonym

Über Liebe

Die Fähigkeit, anderen zu verzeihen, erwächst aus unserer eigenen Fähigkeit zu lieben. Oft fällt es schwer, jemandem, der uns verletzt hat, zu lieben. Wenn sich das wie ein Ding der Unmöglichkeit anfühlt, dann fokussieren Sie diese Liebe auf sich selbst! Die reinste Form der Liebe ist die bedingungslose Liebe, die keinen Beschränkungen oder Bedingungen unterliegt.

Wie können Vergebung anderen gegenüber und bedingungslose Liebe uns helfen, das Ansammeln eingeschlossener Emotionen zu vermeiden?

Wenn wir uns darauf konzentrieren, die Schwingung der bedingungslosen Liebe für uns selbst und für unsere Mitmenschen zu erzeugen, steigen wir auf eine höhere Bewusstseinsebene auf. Wir sind offener, die Motivationen anderer zu verstehen, und wir sind in der Lage, uns besser mit ihnen zu verbinden. Wir sind langsamer im Urteilen und schneller darin, Mitgefühl zu zeigen. In diesem Zustand ist die Wahrscheinlichkeit geringer, dass wir überhaupt viele negative Gefühle erleben. Diese wunderschöne Frequenz der bedingungslosen Liebe lässt einfach keinen Raum für dunkle Gefühle, die eingeschlossene Emotionen hervorrufen könnten.

Tatsächlich glaube ich, dass die Entwicklung dieser Art von Liebe in uns einer der wichtigsten Gründe dafür ist, dass wir hier auf dieser Erde sind. Das kann sich manchmal anfühlen wie eine große Herausforderung, aber wir bestehen aus reiner Energie und Licht, und wenn wir um göttliche Hilfe bitten, können wir sie empfangen. Wenn wir anderen gegenüber so empfinden, gehen unsere Herzen in Resonanz mit der Frequenz der Liebe, und wir erleben Frieden und Harmonie im Inneren.

Bedingungslose Liebe hilft uns, aus uns herauszugehen, über unsere eigene Selbstbezogenheit hinaus. Sie hilft uns, mehr Interesse und Verständnis für die Bedürfnisse anderer zu entwickeln. Sie führt uns dahin, dass wir unsere Zeit, unsere Dienste und unsere Ressourcen dafür einsetzen, anderen in Not zu helfen. Sie hilft uns, zu *geben* und voll Dankbarkeit zu *empfangen*, anstatt etwas zu *beanspruchen*. Sie schafft ein Band, eine Zusammengehörigkeit, eine Brüderlichkeit zwischen uns. Sie verleiht uns als Individuen Wert und gibt uns Ganzheit und ein Gefühl der Zugehörigkeit.

Diese reine Liebe ist ein Geschenk unseres Schöpfers, und sie strömt aus dem Herzen, wo sie in uns entsteht. Wir können um göttliche Hilfe bitten, um mehr von dieser Frequenz zu erzeugen, und wir können alle eingeschlossenen Emotionen, die dem im Weg stehen, entfernen. Dann wird es ein erreichbares Ziel sein.

Wenn unsere Herzen mit Liebe erfüllt sind, finden wir Freude daran, dazu beizutragen, Glück für andere zu schaffen. Unsere Sorge um das Wohlergehen anderer wird ebenso groß wie die Sorge um unser eigenes Glück. Damit erschaffen wir unser eigenes Glück, indem wir einen wertvollen Beitrag für andere und für die Gesellschaft leisten. Unsere Herzen weiten sich in spiritueller Hinsicht und werden immer fähiger, Liebe zu geben und zu empfangen. Wenn unsere Herzen voller Liebe sind, ist die Wahrscheinlichkeit, dass wir eingeschlossene Emotionen entwickeln, viel geringer. Wir sind nachsichtiger, geduldiger und freundlicher.

Wenn wir mit bedingungsloser Liebe schwingen, übersehen wir leicht die Fehler und Schwächen anderer, anstatt sie zu verurteilen. Ein Leben voll reiner Liebe ist es wert, danach zu streben und dafür zu leben. Es ist ein Leben voller Positivität, ein Leben, das sich weit über das Meer negativer Emotionen unter uns erhebt.

Wir alle haben die Fähigkeit, unsere alten Gewohnheiten und die niederen Schwingungen der Welt zu überwinden und zu Wesen großer Liebe zu werden. Es beginnt mit der Intention und wird Schritt für Schritt erreicht.

Unsere Wahrheit leben

Wenn wir in Übereinstimmung mit dem leben, was wir als richtig und wahr erkannt haben, haben wir Integrität. Integrität ist eine Tugend, eine innere Stärke, eine Ehrlichkeit sich selbst gegenüber. Integrität bringt Menschen dazu, ihr bestes Selbst zu sein.

Im Allgemeinen werden wir umso weniger eingeschlossene Emotionen entwickeln, je mehr Integrität wir besitzen, weil unsere Seele nicht geteilt, sondern ganz, vollständig und ohne innere Konflikte ist. Unsere Entscheidung für ein Leben in Integrität bringt uns Frieden im Herzen und in der Seele. Wir leben unsere Wahrheit.

Wenn wir auf diesem Weg weitergehen, wachsen die Integrität und das Vertrauen, das Positive nimmt zu. Bei einer solchen Lebensweise gibt es wenig Raum für negative Emotionen, die eingeschlossen werden könnten.

Das Leben als solches bringt von Zeit zu Zeit unbequeme Herausforderungen mit sich. Wir müssen uns diesen Herausforderungen stellen, indem wir daran wachsen und uns ändern. Auch diejenigen, die Integrität besitzen, sind nicht völlig vor eingeschlossenen Emotionen gefeit.

Persönliches Wachstum erfordert Erweiterung, Anpassung, Entgegenkommen gegenüber den Bedürfnissen anderer, Läuterung des Selbst, Risikobereitschaft, Treffen schwieriger Entscheidungen und mehr Anstrengung, als wir zunächst dachten. Auch kommt es vor, dass wir durch andere Personen oder Umstände, die sich unserem Einfluss entziehen, verletzt werden.

Unglückliche Umstände, Schwierigkeiten und Herausforderungen geben uns mit Sicherheit die Gelegenheit zu wachsen. Wir können uns dafür entscheiden, diesen Herausforderungen Widerstand und Groll entgegenzusetzen, oder wir können sie akzeptieren, als Segen willkommen heißen und dankbar sein für das Wachstum, das sie uns bringen werden. Manchmal folgt aus den schwierigsten Erfahrungen der größte Nutzen.

Wenn wir schwere Zeiten im Leben durchlaufen haben, könnte es sinnvoll sein zu überprüfen, ob wir dadurch eingeschlossene Emotionen angesammelt haben, damit wir von deren negativen Auswirkungen frei bleiben können.

Im Feuer des Lebens

Das Leben ist ein Lern- und Reinigungsprozess. Die folgende Geschichte veranschaulicht dieses Prinzip sehr gut.

> *Eine Gruppe von Frauen studierte einmal das Buch Maleachi im Alten Testament. In Kapitel drei stolperten sie über Vers drei, der lautet: „Er setzt sich, um das Silber zu schmelzen und zu reinigen, … er läutert sie wie Gold und Silber." Dieser Vers machte die Frauen stutzig, sie fragten sich, was er über den Charakter und das Wesen Gottes aussagt. Eine der Frauen erbot sich, etwas über den Prozess des Läuterns von Silber in Erfahrung zu bringen und der Gruppe bei der nächsten Bibelstunde darüber zu berichten.*

In der darauffolgenden Woche rief diese Frau einen Silberschmied an und vereinbarte einen Termin, um ihm bei der Arbeit zuzusehen. Sie erwähnte keinen Grund für ihr Interesse außer der Neugier im Hinblick auf den Prozess des Läuterns von Silber. Während sie den Silberschmied beobachtete, hielt er ein Stück Silber über das Feuer, um es zu erhitzen. Er erklärte, dass man das Silber zum Zweck der Reinigung genau über die Mitte des Feuers halten müsse, wo die Flammen am heißesten seien, damit alle Verunreinigungen verbrannt würden.

Die Frau dachte darüber nach, wie Gott uns genau an einen solchen heißen Ort stellte – dann dachte sie wieder an den Vers: dass er sich setzt, um das Silber zu schmelzen und zu reinigen. Sie fragte den Silberschmied, ob es stimme, dass er während der gesamten Zeit, während das Silber gereinigt werde, dabeibleiben und vor dem Feuer sitzen müsse.

Der Mann antwortete Ja und erklärte, dass er nicht nur dasitzen und das Silber halten müsse, sondern er müsse während der ganzen Zeit auch seine Augen auf das Silber richten und genau aufpassen. Wenn er das Silber nur einen Moment zu lang im Feuer beließe, würde es beschädigt werden.

Die Frau wurde einen Moment still. Dann fragte sie den Silberschmied: „Woher wissen Sie, wann das Silber vollständig gereinigt ist?“ Er lächelte und antwortete: „Oh, das ist einfach. Wenn ich mein Spiegelbild darin sehe.“

Wenn Sie heute die Hitze des Feuers im Leben auf dieser Welt verspüren, so denken Sie daran, dass Gott seine Augen auf Sie gerichtet hat. – Verfasser unbekannt

Sollten Ihnen die Herausforderungen in Ihrem Leben einmal überwältigend erscheinen, erinnern Sie sich daran, dass Gott eine Bestimmung für Sie hat und dass Sie geliebt werden.

Im Leben geht es um den Prozess des Aufstiegs

Unser göttlicher Schöpfer veredelt Sie. Unser Ziel sollte es sein, uns auf diesen Verfeinerungsprozess auszurichten und Schritt für Schritt daran zu arbeiten, unsere Schwingung und unsere Bewusstseinsebene zu erhöhen, sodass wir in unserer Fähigkeit, bedingungslose Liebe zu geben, unserem Schöpfer gleich geworden sind.

Ich denke, dass jeder von uns, während er seine Reise auf der Erde durchlebt, eine Bestimmung zu erfüllen und eine Aufgabe zu erledigen hat. Eingeschlossene Emotionen können zu Krankheit beitragen und uns daran hindern, das Leben zu leben, das wir leben könnten. Es ist eine heilige Berufung, denen zu helfen, die leiden, nicht nur ihrer selbst wegen, sondern auch, weil der Welleneffekt ihres nun voll ausgeschöpften Lebens sich durch Zeit und Raum bis in die Ewigkeit ausdehnen kann.

Einige der größten Befriedigungen in meinem Leben erwuchsen aus dem Unterrichten von Menschen, dem Hervorholen des ihnen innewohnenden inneren Heilers und dem Praktizieren der Heilkunst. Dabei verspüre ich die Freude, die sich einstellt, wenn man andere ermächtigt und ihnen hilft, gesund und glücklich zu sein.

Ein persönliches Nachwort: Über das Beten

Als ich ein junger Mann war, machte ich eine tiefgreifende spirituelle Erfahrung, die mich lehrte, dass unser Schöpfer real ist und uns alle liebt. Er ist unser Vater, Er lebt und Er existiert wirklich. Wir sind seine geistigen Kinder, Brüder und Schwestern in einem durchaus buchstäblichen Sinn. Das Gebet war für mich ein wesentlicher Schlüssel, um zu verstehen, wer wir als Menschen wirklich sind, wie unser Körper wirklich funktioniert, wie man Probleme korrigieren und heilen kann. Es war meine Gewohnheit, ein stilles Gebet um Führung zu sprechen, bevor ich den Versuch unternahm, einem Menschen zu helfen, der zu mir zur Behandlung kam. In vielen Fällen habe ich über mein eigenes Vermögen hinaus Verständnis und Inspiration erhalten. Ich bin dankbar für diese Hilfe und schreibe sie Gott zu.

Ich kann auch Sie nur dazu ermutigen, ihn in allen Bereichen des Lebens um göttliche Hilfe zu bitten, insbesondere bei Ihren Versuchen, anderen zu helfen. Gott wird für Sie da sein. Sie müssen nur vertrauen und dankbar sein, dass Er hilft. Für den Fall, dass Sie sich nicht sicher sind, wie man betet oder welchem Format Sie folgen können, kann ich Ihnen hier nur sagen, was bei mir bestens funktioniert hat:

Ich beginne, indem ich Gott anspreche, meistens mit „Himmlischer Vater" oder „Vater im Himmel". Als Nächstes danke ich ihm für die Gelegenheit, die ich habe, einem Menschen zu helfen. Dann bitte ich ihn um seine Hilfe dabei, um seine Einsicht und Führung. Zum Schluss beende ich das Gebet, indem ich sage: „Im Namen Jesu Christi. Amen." Das Wort Amen bedeutet: „So sei es."
Gott segne Sie auf Ihrer Reise der eigenen Genesung. Ich hoffe, dass Sie auf Ihrem Weg vielen Menschen helfen können. Ich bin überzeugt davon, dass Sie es können.

Glossar der Emotionen

Die folgende Liste der Emotionen beinhaltet die Begriffe der Emotion Code-Tabelle und umfasst das gesamte Spektrum der menschlichen Emotionen. Neben den hier aufgeführten Emotionen sind im Wörterbuch noch viele weitere aufgelistet, aber wir haben uns für eine vereinfachte Liste entschieden, um die Dinge einfach zu halten und schnell zu einem Ergebnis zu kommen. Denken Sie daran: Wenn die genaue Emotion, die Sie erlebt haben und nach der Sie suchen, nicht in dieser Tabelle aufgeführt ist, wird Ihr Unterbewusstsein Sie zu der Emotion führen, die der tatsächlichen am nächsten kommt. Infolgedessen decken diese sechzig genannten Emotionen das gesamte Spektrum der Emotionen ab, die wir erleben, und werden alles sein, was Sie je benötigen werden, um den Emotion Code anzuwenden. Jede emotionale Schwingung, die wir erzeugen und erleben, fällt unter eine der unten aufgeführten Begriffe für Emotionen (z.B. Betretenheit fällt unter Demütigung, Fassungslosigkeit unter Verwirrung, Zorn unter Wut, usw.)

Ablehnung: Gefühl, verleugnet, abgelehnt oder abgewiesen zu werden, als nutzlos oder unwichtig verworfen zu werden, verstoßen, unerwünscht, verlassen.

Angst: Eine stark Stress hervorrufende Emotion, die durch drohende Gefahr, Unheil oder Schmerz hervorgerufen wird; die Bedrohung kann real oder imaginär sein.

Aussichtslosigkeit: Sich unglücklich und aufgegeben fühlen. Traurig und einsam aufgrund von Verlassenheit, Trostlosigkeit oder Leere. Eine einsame Art von Hoffnungslosigkeit.

Bedauern: Durch Verlust, Enttäuschung oder Trauer verursachter Kummer oder Reue; Gefühle oder Äußerungen von Trauer, Unglücklichsein oder Traurigkeit.

Beschuldigung: *Beschuldigt werden* bedeutet, für etwas verantwortlich gemacht, beschuldigt oder für schuldig befunden zu werden (ungeachtet einer möglichen tatsächlichen Schuld). *Sie hatte das Gefühl, dass jeder ihr die Schuld für die Handlungen ihres Mannes gab.* *Einen anderen beschuldigen* bedeutet, jemanden oder etwas anderes verantwortlich zu machen, zu beschuldigen, zu bemängeln, die Verantwortung auf jemanden oder etwas anderes zu schieben, um zu vermeiden, selbst Verantwortung zu übernehmen. Dies ist eine Schlüsselemotion bei der Schaffung einer Opfermentalität und kann zu einer Verminderung der persönlichen Kraft führen. *Ich war überwältigt von dem Bedürfnis, meine Schwester für die Situation zu beschuldigen, und war nicht bereit, zuzugeben, dass wir beide Schuld daran hatten.* *Sich selbst beschuldigen* bedeutet, Schuld an sich selbst zu finden, was zur Entstehung von Emotionen der Selbstmisshandlung und Niedergeschlagenheit führen kann. *Er fühlte, dass er an allem Schlechten, das seiner Familie je passiert war, schuld war.*

Betrogen: Sich *betrogen oder verraten* zu fühlen: bei Vertrauensbruch, wenn man verlassen oder von einer Vertrauensperson verletzt wurde. *Ich fühlte mich betrogen, als ich herausfand, dass er mich angelogen hatte.* Einen anderen zu verraten/betrügen bedeutet, bezüglich Schutz oder Erfüllung eines Versprechens untreu, illoyal zu sein oder das Vertrauen zu verletzen, jemanden im Stich zu lassen, der einem vertraut hat. *Sie fühlte den Verrat, den sie an ihrem Freund begangen hatte und schloss diese Emotion in ihrem eigenen Körper ein.* Selbstbetrug bedeutet, die eigene Integrität zu verletzen, gegen seine Moral zu handeln, den eigenen Körper oder die eigene Seele zu misshandeln. *Er stahl das Geld und fühlte zutiefst den Betrug an seinem eigenen Gewissen.*

Beunruhigung: Das Gefühl, dass etwas nicht stimmt, aber nicht zu wissen, was es ist. Ein allgemeines Unbehagen, innere Unruhe oder eine Vorahnung; Angst vor dem Unbekannten; Angst, ohne eine bekannte Ursache. *Sie fühlt sich ständig ohne ersichtlichen Grund beunruhigt und ängstlich.*

Bitterkeit: Eine harte, unversöhnliche oder zynische Haltung. Wütend oder nachtragend aufgrund von verletzenden oder unfairen Erfahrungen.

Demütigung: Ein schmerzhafter Verlust von Stolz, Würde oder Selbstrespekt; das Gefühl, erniedrigt zu werden, beschämt zu sein.

Eifersucht: Missgunst gegenüber den Erfolgen, Leistungen oder Vorteilen eines anderen; Neid. Verdächtigungen und Ängste vor Rivalität oder Untreue. Entspringt aus der Angst, nicht geliebt zu werden und/oder aus Unsicherheit.

Empörung: Ein Gefühl der Missbilligung, der Abscheu oder des Ekels, wenn der gute Geschmack oder das moralische Empfinden angegriffen wird. Eine starke Abneigung. *Sie war empört, als der Mörder freigesprochen wurde.*

Entmutigung: Gefühl des Mangels an Mut, Hoffnung oder Zuversicht. Mutlos oder verzagt. Keine Nerven, etwas zu versuchen oder auszuprobieren.

Entsetzen: Ein stark alarmierendes Gefühl, Horror, ein Gefühl der Entrüstung, das durch etwas Schreckliches oder Schockierendes hervorgerufen wird (z.B. ein Ereignis von extremer Gewalt oder Grausamkeit). *Sie war entsetzt, als sie den Autounfall sah.*

Frustration: Sich frustriert, belästigt oder verärgert fühlen. Gefühl, festgefahren oder unfähig zu sein, Fortschritte zu erzielen; blockiert zu sein, eine Veränderung zu bewirken oder ein Ziel zu erreichen.

Geringe Selbstachtung: Geringe Achtung und Wertschätzung sich selbst gegenüber; Fokus und Konzentration auf die eigenen Fehler und Schwächen; Mangel an Respekt sich selbst gegenüber; kein Selbstvertrauen; mangelnde Selbstliebe.

Groll: Ein Gefühl des Unmuts oder der Empörung über jemanden oder etwas, das als Ursache für eine Verletzung oder Beleidigung angesehen wird; Bitterkeit darüber, ungerecht behandelt worden zu sein; Unwilligkeit zu verzeihen. Oft geht diese Emotion mit Feindseligkeit und schlechten Gefühlen einher, die sich in Anfeindungen, Böswilligkeit oder Antagonismus äußern. *Er empfand Groll gegenüber den Kindern, weil sie nie bei der Hausarbeit halfen.*

Hass: Verabscheuen oder verachten. Große Abneigung oder Aversion empfinden. Entsteht oft als Folge von „verletzter Liebe". Hass bezieht sich häufig eher auf eine Situation als auf eine Person (z.B. Hass auf das Verhalten eines anderen, auf ungerechte Umstände etc.).

Herzschmerz: Kummer, Herzensqualen, Betrübnis, meist als Folge von Schwierigkeiten oder Trauer in Bezug auf eine Beziehung. Kann als ein erdrückendes oder brennendes körperliches Gefühl in der Brust empfunden werden.

Hilflosigkeit: Ohnmacht oder das Gefühl, sich selbst nicht helfen zu können. Ohne die Hilfe oder den Schutz eines anderen zu sein. Ein häufiges Gefühl für Menschen, die unter Opfermentalität leiden. Das Gefühl, nicht in der Lage zu sein, seine Umstände oder seinen Zustand zu ändern. *Sie fühlte sich hilflos, eine Veränderung ihrer Lebensumstände herbeizuführen.*

Hoffnungslosigkeit: Ohne Hoffnung. Ohne Erwartung von Gutem. Ohne Heilmittel oder Therapiemöglichkeiten, ohne Aussicht auf Veränderung oder Verbesserung. *Sie begann sich hoffnungslos zu fühlen, nachdem sie so viele Bewerbungen verschickt, aber keine Stellenangebote erhalten hatte.*

Konflikt: Ein *innerer Konflikt* ist ein gedanklicher und emotionaler Kampf innerhalb des Selbst, der aus gegensätzlichen Forderungen oder Impulsen entsteht. *Er fühlte sich zwiespältig, ob er die neue Stelle annehmen sollte. Äußerer Konflikt* bedeutet zu streiten, uneinig oder unkooperativ zu sein, zu bekämpfen oder zu antagonisieren. *Sie und ihr Ex-Mann erleben einen ständigen Konflikt um das Sorgerecht für ihre Kinder.*

Kontrollverlust: Ein *Mangel an Selbstbeherrschung* liegt vor, wenn es einem im eigenen Verhalten an Zurückhaltung fehlt und man sich möglicherweise seiner eigenen destruktiven Tendenzen oder Fähigkeiten nicht bewusst ist. *Seine Ausgaben waren außer Kontrolle. Sie verlor die Kontrolle über sich selbst und ohrfeigte ihn. Verlust der Kontrolle über die Umstände* ist ein Gefühl, an Boden zu verlieren oder unfähig zu sein, das Geschehen zu kontrollieren oder zu verändern. Ein Gefühl, dass jemand oder etwas anderes Ihren Kurs bestimmt. *Sie hatte keine Kontrolle über die Entscheidung der anderen. Er verlor die Kontrolle über das Auto, als es auf der eisigen Straße ins Rutschen kam.*

Kraftlosigkeit: Schwäche; geistlos; unentschlossen; unmotiviert; ohne Charakterstärke; mangelnde Überzeugung; ohne Rückgrat.

Kreative Unsicherheit: Das Gefühl der Unsicherheit oder des Misstrauens gegenüber sich selbst in Bezug auf Erschaffung, Gestaltung oder Entwicklung von allem Möglichen, einschließlich Beziehungen, Familie, Gesundheit, Finanzen, beruflichen oder künstlerischen Bestrebungen. Ein Gefühl der Unsicherheit, das hochkommt und den kreativen Prozess blockiert. *Ihre Schreibblockade wurde definitiv durch kreative Unsicherheit verursacht.*

Lust: Intensive sexuelle Begierde oder Verlangen, überwältigende Gelüste oder Wunsch nach Lustbefriedigung welcher Art auch immer, Gier (z.B. Machtgier), Leidenschaft. *Seine Begierde nach Macht war außer Kontrolle. Das Opfer des sexuellen Missbrauchs hatte die Emotion der Lust des Täters übernommen.*

Minderwertigkeit: Das Gefühl, nicht gut genug, weniger wert als andere oder etwas nicht wert zu sein; nicht lobenswert oder glaubwürdig zu sein, etwas nicht verdient zu haben, nicht wertvoll oder geeignet zu sein, unwürdig.

Nervosität: Sich unnatürlich oder akut unbehaglich oder ängstlich fühlen, besorgt, beklommen, unruhig, schüchtern, sprunghaft oder nervös.

Nicht empfangene Liebe: Ein Gefühl, dass die eigene Liebe abgelehnt wurde. Das Gefühl, nicht gewollt zu sein, nicht umsorgt, nicht geliebt oder nicht akzeptiert zu werden; ein Mangel an Liebe, wo Liebe erwünscht ist. *Sie war in ihn verliebt, aber er wusste nicht, dass sie noch lebte, also blieb ihre Liebe unerwidert. Er versuchte, seine Mutter zu lieben, aber sie war emotional unerreichbar, sodass seine Liebe von ihr nicht empfangen wurde.*

Nicht unterstützt: Gefühl des Mangels an Unterstützung, Hilfe oder Ermutigung; Gefühl, von anderen nicht versorgt oder nicht verteidigt zu werden, wenn Hilfe benötigt wird; Gefühl, dass die Last zu schwer sei, um sie allein zu tragen. In Fällen von Krankheit, Schwäche oder mangelnder emotionaler oder psychischer Stärke kann man sich auch vom eigenen Körper nicht unterstützt fühlen.

Niedergeschlagenheit: Ein Zustand, der oft durch nach innen gerichtete Wut auf sich selbst verursacht wird. Unfähigkeit, Freude oder Begeisterung zu empfinden. Ein niedrig schwingender negativer Zustand, der durch anhaltende negative Gefühle verursacht wird.

Panik: Eine plötzliche, überwältigende Angst, die hysterisches Verhalten, unangemessen ängstliche Gedanken oder körperliche Symptome wie Zittern und Hyperventilation hervorruft; ein starkes Gefühl von drohendem Untergang.

Scham: Das Gefühl, falsch, fehlerhaft oder verrufen zu sein; das schmerzhafte Gefühl, etwas Unehrenhaftes, Ungebührliches oder Törichtes getan oder erlebt zu haben; Schande; Erniedrigung; ein Grund zur Reue. Die niedrigste Schwingung aller Emotionen. Kann zu Schuldgefühlen, Depressionen und sogar zu Selbstmord führen.

Scheu: Furcht, Grausen oder Zurückschrecken vor etwas, das bald geschehen wird. Besorgnis über etwas in der Zukunft, meist real, aber manchmal auch unbekannt. *Er scheute sich davor, zum Klassentreffen zu gehen und die fiesen Typen zu treffen, die ihn damals gepiesackt hatten.*

Schock: Eine plötzliche oder gewaltsame Störung der Gefühle oder Empfindungen; extreme Überraschung; das Gefühl, traumatisiert oder betäubt zu sein.

Schrecken: Grauen; Terror; intensive, scharfe, überwältigende Angst; extreme Furcht; Beunruhigung. *Mit Schrecken bemerkte sie, dass sie kurz vor einem Aufprall mit dem Auto stand.*

Schuldgefühl: Das Gefühl, Unrecht getan oder ein Vergehen begangen zu haben. Verantwortung für die schädlichen Handlungen eines anderen übernehmen (z.B. Missbrauch, Scheidung der Eltern, Tod etc.), oft begleitet von Gefühlen der Niedergeschlagenheit, Scham und Selbstmisshandlung.

Sehnsucht: Jemanden oder etwas vermissen, ein Verlangen, einen Drang, einen starken Wunsch oder starke Begierde haben; etwas zu wollen, was man nicht hat. *Sie sehnte sich nach einem anderen Leben. Er verspürte eine tiefe Sehnsucht nach ihr, während sie im Ausland tätig war.*

Selbsthass führt oft zu Depressionen, destruktiven Verhaltensweisen, Süchten und Krankheiten.

Selbstmisshandlung: Zur *emotionalen Selbstmisshandlung* gehört es, sich auf negative Selbstgespräche einzulassen, sich selbst die Schuld zu geben etc. *Sie hat sich selbst misshandelt, indem sie sich sagte, sie solle aufhören, ständig so ein Idiot zu sein. Körperlich misshandelt man sich selbst,* indem man seinen Körper durch den Gebrauch von Suchtmitteln schädigt; man kümmert sich nicht um seinen Körper, indem man ihm Schlaf, richtige Ernährung oder Nährstoffe vorenthält; man arbeitet über das hinaus, was man leisten kann oder sollte; man bestraft oder belastet sich selbst übermäßig. Diese Misshandlung soll möglicherweise die Strafe für „Sünden" darstellen, seien sie real oder imaginär, sie wird in der Regel von Wut angetrieben. *Er* *misshandelte seinen Körper, indem er zu hart arbeitete und nicht genug Schlaf bekam.*

Selbstverständlich genommen: Das Gefühl, mit leichtfertiger Gleichgültigkeit behandelt worden zu sein, keinen Dank oder keine Anerkennung für etwas zu erhalten, das man getan oder erreicht hat. Ähnlich wie das Gefühl, ignoriert oder ausgenutzt zu werden.

Sorge: Verweilen bei Schwierigkeiten oder Problemen; Unbehagen oder Besorgnis über eine Situation oder eine Person; extreme Besorgnis über mögliche Probleme; Besorgnis über einen geliebten Menschen in möglicher Bedrängnis.

Stolz: Eine zu hohe Selbsteinschätzung aufgrund eines realen oder eingebildeten Verdienstes oder Überlegenheit; Eitelkeit oder übertriebener Wunsch, beachtet, gelobt oder anerkannt zu werden; sich als etwas Besseres fühlen als andere; Hochmut; unbelehrbar sein; Recht haben wollen; mehr Anerkennung erwarten, als man verdient hat; andere mit Verachtung oder Geringschätzung behandeln; sich in einem Zustand des Widerstands gegen andere und insbesondere gegen Gott oder den Schöpfer befinden. Ein gesundes Maß an Stolz (Selbstachtung oder Selbstwertgefühl) ist eine gute Sache, und diese Art von Stolz zeigt sich normalerweise nicht als eingeschlossene Emotion (obwohl er sich zeigen kann, wenn der gesunde Stolz verletzt ist). *Sein Stolz wurde verletzt, als sie ihn für einen anderen Mann verlassen hat. Sie war eine stolze Frau und gestand niemandem auch nur den kleinsten Fehler zu.*

Sturheit: Schwierig oder unbeugsam sein, unfähig oder nicht willens zu verzeihen, hartnäckig, eigensinnig, starr, dickköpfig, widersetzlich.

Trauer: Leiden durch den Verlust eines geliebten Menschen, Nicht-Erfüllung eines Traums, Katastrophe, Unglück etc. Übliche Reaktion im Trauerfall. Kann auch aus unerfüllten Erwartungen entstehen. *Das Mädchen trauerte über den Tod ihres Vaters. Die Frau trauerte wegen des Verlustes ihres Hauses, nachdem es überflutet worden war. Er war voller Trauer wegen der schrecklichen Entscheidungen, die sein Sohn getroffen hatte.*

Traurigkeit: Unglücklich, betrübt, traurig, von Trauer betroffen.

Übermaß an Freude: Intensive Freude oder Hochgefühl, das für den Körper zu überwältigend ist; Freude, die ein Schock für das System ist. *Mein Übermaß an Freude hat mich betäubt und atemlos gemacht.*

Überwältigung: Sich in Gedanken oder Emotionen überwältigt oder überfordert fühlen; sich extrem gestresst fühlen; sich durch Überlegenheit anderer/von außen überwältigt fühlen, sich übermäßig belastet fühlen.

Unentschlossenheit: Eine Unfähigkeit, sich zu entscheiden; zwischen mehreren Möglichkeiten hin und her schwanken. Entspringt dem Mangel an Vertrauen in sich selbst oder dem Zweifel an der eigenen Fähigkeit, eine gute Entscheidung zu treffen. *Sie war unschlüssig, weil keine der beiden Optionen besser schien als die andere.*

Unsicherheit: Mangel an Vertrauen oder Selbstbewusstsein; Schüchternheit. Gefühl der Unsicherheit wegen Gefahr oder Spott.

Verärgerung: Gereizt, irritiert, entnervt, missmutig, außer sich, ungehalten. *Ich bin so verärgert, dass jemand mein Auto zerkratzt hat. Ich kann diese Art von unverantwortlichem Verhalten nicht ertragen.*

Vergebliche Mühe: Wenn die eigene Arbeit, Leistung oder Anstrengung nicht akzeptiert oder anerkannt wird. Wenn die beste Leistung nicht als gut genug angesehen wird. Ein Gefühl, nicht gewürdigt, anerkannt oder wertgeschätzt zu werden.

Verlassenheit: *Physische Verlassenheit* kann bedeuten: einsam sein, im Stich gelassen, allein gelassen oder zurückgelassen worden sein (dies ist die Art von Verlassenheit, die wir am häufigsten in der Kindheit erleben). *Das Kind fühlte sich verlassen, als seine Mutter es in der Tagesstätte zurückließ. Emotionale Verlassenheit* bedeutet von anderen aufgegeben, getrennt oder emotional verlassen worden zu sein, jemand hat sich von einem zurückgezogen. Es ist ein Gefühl, in einer nicht-physischen Form allein gelassen zu werden. Dies kann auch in finanzieller Hinsicht zutreffen. *Sie fühlte sich von ihm im Stich gelassen, als er nicht über ihre Eheprobleme sprechen wollte. Der Student fühlte sich verlassen, als seine Eltern ihm die Studiengebühren nicht mehr bezahlten.*

Verletzlichkeit: Gefühl der Anfälligkeit für Verletzungen, entweder emotional oder physisch; Gefühl der Unsicherheit oder Instabilität.

Verlorenheit: Nicht in der Lage, den richtigen oder akzeptablen Weg zu erkennen; keine Richtung. *Physische Verlorenheit* hat am häufigsten in der Zeit der Kindheit ihre Ursache. *Der Junge hatte sich verlaufen und fand den Weg nach Hause nicht mehr. Emotionale Verlorenheit* bezieht sich auf das Gefühl, nicht in der Lage zu sein, die richtige Entscheidung oder Richtung zu erkennen, unfähig zu sein, emotionale Stabilität zu finden. *Nach dem Tod seiner Frau fühlte er sich verloren.*

Versagen: Wenn man nicht den erwarteten, angestrebten oder gewünschten Erfolg hat oder diesbezüglich auf der Strecke bleibt. *Sie fühlte sich wie eine Versagerin, als ihre Ehe endete. Er hatte das Gefühl, als Ernährer seiner Familie versagt zu haben, als er seinen Job verlor. Das Mädchen war verärgert, weil sie im Naturwissenschafts-Kurs durchgefallen war.*

Verteidigungshaltung: Ein Zustand des Widerstands gegenüber einem Angriff oder zum Selbstschutz. Sensibilität gegenüber drohender Kritik oder einer Verletzung des eigenen Egos. Auf der Hut sein vor realen oder imaginären Bedrohungen der eigenen Person, physisch und/oder emotional.

Verwirrung: Gefühl von Orientierungslosigkeit oder Benebeltsein, Unsicherheit über die Optionen, Mangel an Unterscheidbarkeit oder Klarheit. Gefühl der Ratlosigkeit oder Fassungslosigkeit.

Verzweiflung: Ein völliger Verlust der Hoffnung. Man fühlt sich elend und unfähig, sich helfen oder trösten zu lassen.

Weinen: Bezieht sich auf den Akt des Ausdrückens von Trauer. Eine Reaktion auf Schmerz oder Leiden, die ein Aufwallen von Emotionen beinhaltet und häufig ein körperliches Gefühl im Hals, in der Brust und/oder im Zwerchfellbereich hervorruft. Eine Reaktion auf Hilflosigkeit. Wird häufig dann als Emotion eingeschlossen, wenn man sich nicht erlaubt zu weinen.

Wertlosigkeit: Ohne Bedeutung oder Wert; ohne herausragende Eigenschaften in Charakter, Qualität oder Ansehen; nutzlos.

Wut: Starkes Missfallen, Zorn, Feindseligkeit, wird gewöhnlich durch tatsächliches oder vermeintliches Unrecht hervorgerufen. Wut kann erzeugt werden, wenn wir uns bedroht fühlen, oder als eine Form von Zudecken anderer Emotionen, wenn wir verletzt, verängstigt oder in Verleugnung sind.

Emotion Code-Forschung

Im Rahmen unserer laufenden Forschung erhob unser Emotion Code-Forscherteam Daten aus Berichten von einhundert zufällig ausgewählten Probanden vor und nach Herzmauerentfernung in den Bereichen posttraumatische Belastungsstörung (PTBS), Angstzuständen, Depressionen sowie Drogen- und Alkoholmissbrauch.

Die Ergebnisse unserer Studie zeigten eine durchschnittliche Gesamtverbesserung von fünfunddreißig Prozent für Studienteilnehmer, die an PTSD leiden. Die Ergebnisse bei Probanden mit Depressionen zeigten eine durchschnittliche Verbesserung der Symptome von sechsunddreißig Prozent. Darüber hinaus zeigten die Ergebnisse bei Ängsten, dass die Studienteilnehmer über eine durchschnittliche Verbesserung der Symptome um zehn Prozent berichteten, was zeigt, dass die Teilnehmer im Alltag weniger Ängste empfanden.

Zu den weiteren Informationen, die vor und nach der Entfernung der Herzmauer verfolgt wurden, gehörten die Zufriedenheit der Teilnehmer in ihren Beziehungen und die Veränderung ihrer spirituellen Verbindung im Laufe der Zeit. Darüber hinaus gaben sie an, ob sie Sinn und Zweck in ihrem Leben empfanden. Die Ergebnisse zur Zufriedenheit in Beziehung zeigten einen durchschnittlichen Anstieg um etwa zwölf Prozent, was bedeutet, dass diejenigen, bei denen die Herzmauer entfernt wurde, ihre romantischen Beziehungen als befriedigender empfanden. In ähnlicher Weise verbesserte sich die spirituelle Offenheit einer Person im Durchschnitt um etwa zehn Prozent, was bedeutet, dass sie für alle Aspekte der Spiritualität offener wurde.

Um mehr über unsere laufenden Forschungsstudien zu erfahren, besuchen Sie *https://discoverhealing.com/de/forschung/*

Ressourcen

Wie man zertifizierter Emotion Code-Anwender werden kann

Ein zertifizierter Emotion Code-Anwender zu werden kann Ihnen helfen, ein Experte für den Emotion Code zu werden und Ihr Heilungspotenzial freizusetzen. Unabhängig davon, ob Sie an einer beruflichen Anwendung der Methode interessiert sind oder nicht, ist die Zertifizierung zum zertifizierten Emotion Code-Anwender der beste Weg, den Emotion Code wahrhaft zu meistern. Aber vielleicht ist es auch ein guter Weg für Sie, die Methode beruflich anzuwenden, um Menschen mit dem Emotion Code zu helfen? Unser Emotion Code-Zertifizierungsprogramm zu absolvieren ist die Voraussetzung dafür und gleichzeitig auch die beste Möglichkeit, Ihren Werdegang in der Energiearbeit zu beginnen. Es könnte Ihnen eine ganz neue Welt physischer, emotionaler und finanzieller Freiheit eröffnen.

Es gibt weltweit einen wachsenden Bedarf an zertifizierten Anwendern, und Sie können uns vielleicht dabei helfen, diesen Bedarf zu decken. Wir laden Sie ein, die Möglichkeiten zu erkunden, die Ihnen Ihr neues Leben als zertifizierter Emotion Code-Anwender bieten kann!

Wir bei DiscoverHealing.com behalten uns das Recht vor, diejenigen Personen auszubilden und zu zertifizieren, die unsere urheberrechtlich geschützte Emotion Code-Methode für finanzielle Gegenleistung anbieten oder sich selbst als Anwender des Emotion Code darstellen möchten.

Für weitere Informationen besuchen Sie bitte: *https://discoverhealing.com/de/zertifizierung/*

Suchen Sie einen zertifizierten Emotion Code-Anwender?

Wenn Sie daran interessiert sind, dass ein zertifizierter Anwender Ihre eingeschlossenen Emotionen und/oder eine Herzmauer auf Entfernung oder persönlich vor Ort löst, haben wir eine wachsende Familie von zertifizierten Anwendern, die Ihnen helfen können.

Für weitere Informationen oder um einen zertifizierten Anwender zu finden, besuchen Sie bitte: *https://discoverhealing.com/de/anwender-karte/*

DiscoverHealing.com/de

Mein Ziel ist es, Ihnen das Wissen zu vermitteln, das Sie in die Lage versetzt, energetische Arbeit zu leisten. Ich glaube, dass es Ihr Geburtsrecht ist zu wissen, wie Sie sich selbst und Ihren Mitmenschen helfen können, ihren emotionalen Ballast und ihre Herzmauern loszuwerden, damit alle ihr volles Potenzial ausschöpfen können.

Ich habe *DiscoverHealing.com* mit dem ausdrücklichen Ziel gegründet, diese kraftvollen Techniken für jedermann zugänglich zu machen. Kommen Sie vorbei und sehen Sie, wie einfach es ist, unsere Online-Bildungsbibliothek zu nutzen, wo Sie:

- Mehr über energetische Heilungsarbeit erfahren
- Videos über den Emotion Code ansehen
- Fragen stellen und mit anderen Lernenden interagieren
- Unseren Kalender für Live- und Online-Veranstaltungen ansehen
- Herausfinden, wie Sie ein zertifizierter Emotion Code-Anwender werden können
- Zertifizierte Anwender finden
- Live-Webinare über den Emotion Code ansehen
- Und mehr über den Body Code erfahren können

Auf *DiscoverHealing.com/de* können Sie sich mit Gleichgesinnten vernetzen und exklusive Schulungsvideos ansehen. Beginnen Sie, alle Vorteile unserer Website zu nutzen, indem Sie diese Seite besuchen: *https://discoverhealing.com/de*

Soziale Medien

Für eine Liste unserer Seiten auf sozialen Medien können Sie diesen Link verwenden: *https://discoverhealing.com/de/soziales/*

Public Relations

Um für mögliche Interviews oder Medienauftritte Kontakt mit unserem PR-Team aufzunehmen, verwenden Sie bitte diesen Link: *https://discoverhealing.com/de/presse-und-medien/*

Der Body Code

Ich habe gelernt, dass die Korrektur von Ungleichgewicht der schnellste Weg zur Heilung ist. Wie Sie in diesem Buch gesehen haben, sind eingeschlossene Emotionen eine bedeutende Ursache für alle Arten von psychischen, emotionalen und körperlichen Krankheiten und die häufigste Art von Ungleichgewicht, unter dem wir leiden. Während meiner langjährigen Praxistätigkeit habe ich eine sehr einfache, aber umfassende Methode entwickelt, um alle Arten von Ungleichgewicht, die ein Mensch haben kann, zu finden und zu beheben. Dieses System funktionierte in meiner Arbeit selbst bei den schwierigsten Fällen sehr gut, denn es ist das Ungleichgewicht in uns, das unsere Krankheiten verursacht.

Der Emotion Code ist Teil eines größeren Werkes, das ich den *Body Code* nenne. Mit Hilfe des Body Code ist es möglich, das Unterbewusstsein anzuzapfen, um unbekanntes Ungleichgewicht zu finden, das die Heilung behindert und zu psychischen, emotionalen und körperlichen Krankheiten beitragen kann. Mit dem Body Code ist es leicht, das Unterbewusstsein zu fragen, welche Arten von Ungleichgewicht korrigiert werden können, und er enthält Vorschläge, was getan werden kann, um das Problem zu beheben.

Der Body Code ist der umfassendste Kurs über Energieheilung zum Selbststudium, der je entwickelt wurde. Er besteht aus Tabellen, Erläuterungen und Anleitungen in einer patentierten interaktiven App für mobile Geräte und vielem mehr.

Für weitere Informationen zum Body Code besuchen Sie bitte *https://discoverhealing.com/de/der-body-code/*

Weitere Informationen gewünscht?

Wenn Sie eine Frage zum Emotion Code haben, ist sie wahrscheinlich bereits gestellt und beantwortet worden. Bitte besuchen Sie unsere Wissensdatenbank unter
https://discoverhealing.com/de/support/
wo Sie die Fragen sehen können, die andere gestellt haben, die Antworten dazu sowie alle Fragen, die gestellt wurden und noch auf Beantwortung warten.
Für allgemeine Hilfe wenden Sie sich bitte an unseren Kundensupport unter *https://discoverhealing.com/de/kontakt/*

Anmerkungen

2 Die verborgene Welt eingeschlossener Emotionen

1 *Jefferson Lewis:* Something Hidden. A Biography of Wilder Penfield (Hali fax. Nova Scotia. Formac, 1951), S. 198
2 *Robert Frost:* Applied Kinesiology. A Training Manual and Reference Book of Basic Principles and Practices (Berkeley, CA. North Atlantic Books, 2002), S. 4
3 *Candace B. Pert:* Molecules of Emotion. The Science Behind Mind-Body Medicine (New York. Touchstone, 1997)
4 *Isaac Asimov, Atom:* Journey Across the Subatomic Cosmos (New York. Plume, 1992), S. 56
5 *William A. Tiller, Walter E. Dibble Jr. und Michael J. Kohane:* Conscious Acts of Creation. The Emergence of a New Physics (Walnut Creek, CA. Pavior, 2001), S. 1
6 *William A. Tiller:* Science and Human Transformation. Subtle Energies, Intentionality and Consciousness (Walnut Creek, CA. Pavior, 1997), S. 14.
7 *Bruce H. Lipton:* The Biology of Belief. Unleashing the Power of Consciousness, Matter, and Miracles (Carlsbad, CA. Hay House, 2015)
8 The current Emotion Code Chart no longer lists inferiority; this emotion would likely have shown up as either unworthy, insecurity, or low self-esteem

3 Geheimnisse der antiken Energiemedizin

1 *John Iovine, Kirlian Photography:* A Hands-on Guide (Victoria. Australien. Images, 2000), S. 24
2 ebd., S. 25
3 „Fotograferingsteknik som visar en aura runt föremålen. Uppfanns av ryssen Semyon Kirlian." http://paranormal.se/topic/kirlianfotografi.html.
4 *Jerry Davidson Wheatley:* The Nature of Consciousness (Phoenix. Research Scientific Press, 2001), S. 668.

5 *Dr. Lee Warren, B.A., D.D.:* "Connectedness P. 1," (http://www .wisemindbodyhealing.com/articles/approacheshealingmodalities/spirit soul/articleconnectednesspl/).
6 *P. C. W. Davies and J. R. Brown:* The Ghost in the Atom. A Discussion of the Mysteries of Quantum Physics (Cambridge. UK Cambridge University Press, 1993)
7 *Deepak Chopra:* televised lecture. April 2004
8 *Masaru Emoto:* The Hidden Messages in Water (Hillsboro OR. Beyond Words, 2001), S. 64
9 Walter Lübeck, Frank Arjava Petter und William Lee Rand: The Spirit of Reiki (Twin Lakes, WI. Lotus, 2001), S. 72
10 *Doc Lew Childre, Howard Martin und Donna Beech:* The HeartMath Solution (New York. HarperOne, 1999), S. 260
11 *Robert C. Fulford, D.O.:* Touch of Life. The Healing Power of the Natural Life Force (New York. Pocket Books, 1996), S. 25

4 Heilen mit Magneten

1 *Doc Lew Childre, Howard Martin und Donna Beech:* The HeartMath Solution (New York. HarperOne, 1999), S. 34
2 Pineal Gland Calcification and Defective Sense of Direction, in: British Medical Journal (Clin Res Ed) 291 (6511) (December 21, 1985), S. 1758–9.
3 "Frog Defies Gravity". New Scientist (April 12, 1997), S. 13
4 *P. B. Rosenberg et al.:* Repetitive Transcranial Magnetic Stimulation Treatment of Comorbid Posttraumatic Stress Disorder and Major Depression, in: Journal of Neuropsychiatry and Clinical Neurosciences 14, Nr. 2 (Sommer 2002), S. 270–6
5 *Robert Chamovitz, Charles H. Rammelkamp Jr., Lewis W. Wannamaker and Floyd W. Denny Jr.:* The Effect of Tonsillectomy on the Incidence of Streptococcal Respiratory Disease and Its Complications, in: Pediatrics 26, Nr. 3 (September 1960), S. 355–67
6 Journal of Nuclear Medicine 33, Nr. 3 (März 1992), S. 409–12.

5 Antworten vom Unterbewusstsein erhalten

1 *David R. Hawkins:* Power vs. Force. The Hidden Determinants of Human Behavior (Carlsbad, CA. Hay House, 1995), S. 59
2 ebd., S. 34
3 Finding Water with a Forked Stick May Not Be a Hoax. Dowsing Data Defy the Skeptics: https://www.popularmechanics.com/science/a3199/1281661

7 Geerbte eingeschlossene Emotionen

1 https://www.scientificamerican.com/article/fearfulmemories-passed down
2 https://www.theguardian.com/science/2015/aug/21/study-of-holocaus-survivors-finds-trauma-passed-on-to-childrens-genes

8 Die Mauern um unsere Herzen

1 *Rollin McCraty:* The Energetic Heart: Bioelectromagnetic Communication within and between People, in: Paul J. Rosch and Marko S. Markov, eds., *Bioelectromagnetic Medicine* (London. Informa Healthcare, 2004), S. 541–62
2 *R. McCraty, M. Atkinson und W. Tiller:* The Role of Physiological Coherence in the Detection and Measurement of Cardiac Energy Exchange Between People (Pro ceedings of the Tenth International Montreux Congress on Stress. Montreux, Switzerland, 1999)
3 Mindshock. Transplanting Memories. Channel4.com. Belfast, Nordirland. http://video.google.com/videoplay?docid = 2219468990718192402
4 *Rhonda Byrne:* The Secret. TS Productions, LLC. 2006

11 Leben ohne eingeschlossene Emotionen

1 *Jay Evensen:* Forgiveness Has Power to Change Future (Deseret Morning News. August 21, 2005), S. AA3

Stichwortverzeichnis

F

G

L

M

N

O

P

Z

Stimmen zum Buch

Ich glaube, dass die Entdeckungen in diesem Buch unser Verständnis fördern, wie wir emotionale Erfahrungen speichern und damit auch unser Leben verändern können. Der Emotion Code hat bereits viele Leben auf der Welt verändert, und ich hoffe, dass dieses einfache Werkzeug, um Heilung für sich selbst und andere zu ermöglichen, noch Millionen von Menschen helfen kann.

TONY ROBBINS

In diesem wunderbaren Buch stellt uns Dr. Brad Nelson ein wirklich ausgereiftes Modell vor, wie wir krank werden und wie wir tatsächlich heilen können. Er lehrt uns auf brillante Weise, wie ein breites Spektrum an eingeschlossenen Emotionen in unserem Körper gespeichert werden kann – als Begrenzung des Ausdrucks von Gesundheit –, und dann gibt er uns die praktischen Werkzeuge an die Hand, um uns aus den Ketten dieser selbstbegrenzenden Emotionen zu befreien. Lesen Sie es, und werden Sie Ihr eigener Heiler!

DR. JOE DISPENZA, New York Times-Bestsellerautor von „Du bist das Placebo"

Dr. Bradley Nelsons Buch „Der Emotion Code" hat das Potenzial, das gesamte Paradigma der Selbsthilfe und Selbstgesundheit zu verändern. Wenn Sie offen sind für eine Zukunft, die sich radikal von dem unterscheidet, was wir derzeit erleben, ist dieses Buch ein Muss, es öffnet Ihren Geist für immer für die vielleicht einfachste, aber dennoch kraftvollste Heilungsmethode, die die Welt je gekannt hat.

GEORGE NOORY, Gastgeber der landesweiten US-Radiosendung Coast to Coast AM

Ich habe Hunderte von Selbsthilfebüchern gelesen, aber der Emotion Code gibt Ihnen buchstäblich die Werkzeuge an die Hand, um Ihre eigene Realität zu erschaffen. Wir alle haben eingeschlossene Emotionen und Ballast in uns. Warum also nicht die Werkzeuge erlernen, um die Vergangenheit loszulassen und mit der Gestaltung der Zukunft zu beginnen?

FRAZIER BAILEY, Dokumentarfilm-Regisseur von „E-Motion" und „Root Cause"

Der Emotion Code erlaubt es uns, uns über den Schmerz zu erheben, nicht nur, um uns selbst zu helfen, sondern auch, um denjenigen zu helfen, die Opfer von Gewalt und Missbrauch geworden sind.

TIM BALLARD, Gründer der Operation Underground Railroad

Wenn Sie nach einer einfachen und kostengünstigen Möglichkeit suchen, gesünder zu werden, mehr Geld zu verdienen und mehr Liebe in Ihrem Leben zu haben, suchen Sie nicht weiter. Der Emotion Code ist eine einfache, effektive und kraftvolle Methode, die jeder lernen und anwenden kann.

ALEX LOYD PH.D., ND und Autor des Bestsellers „Der Healing Code"

Der Emotion Code katapultiert uns Lichtjahre über die konventionellen Erklärungen von scheinbar zufälligen Symptomen und Krankheit hinaus … Dieses Buch handelt von Ihnen, Ihrem Leben und jeder Beziehung, die Sie jemals erleben werden. Ich habe keinen Zweifel, dass der Emotion Code dazu bestimmt ist, ein Eckpfeiler für Heilung des neuen Jahrtausends zu sein.

GREGG BRADEN, New York Times-Bestsellerautor von „Mensch: Gemacht" und „Im Einklang mit der göttlichen Matrix"

Bradley Nelsons Leidenschaft, den Emotion Code zu schaffen und andere von innerer Dunkelheit zu befreien und zu heilen macht ihn zu einem wahren Meister des Lebens, der Freude, des Glücks und der Erfüllung. Im Innersten meines Herzens weiß ich, dass Bradley Nelson ein fabelhaftes Geschenk an die Menschen dieser Welt ist.

DON TOLMAN, The Whole Food Medicine Man

Dr. Nelson hat dieses Buch mit praktikablen Lösungen gefüllt, um häufige Probleme zu lösen, Probleme der meisten Menschen auf dem Planeten. Für Tausende hat er erstaunliche Heilungsarbeit geleistet und teilt diese Informationen mit uns. Lesen Sie sie und lernen Sie, Ihrer Familie zu helfen.

RAYMON GRACE, Autor und Gründer der Raymon Grace Foundation

Es ist oft gesagt worden, dass Energiemedizin unsere Zukunft ist, und Dr. Brad Nelsons Emotion Code wird wegen seiner Einfachheit und Kraft darin eine große Rolle spielen.

JUSTIN LYONS, Dokumentarfilmproduzent von „E-Motion" und „Root Cause"

Lernen, seine Emotionen zu verarbeiten, ist bei Weitem das Kraftvollste, was Sie jemals lernen können. Der Emotion Code ist ein Geschenk, das immer wieder schenkt.

DR. DARREN R. WEISSMAN, Autor von „The power of infinite love and gratitude" und Entwickler der LifeLine-Technik®

Dr. Nelson hat entdeckt, dass die große Mehrheit der Menschen auf diesem Planeten eine Mauer aus Energie um ihre Herzen trägt, die vom Unterbewusstsein geschaffen wurde, um das Herz vor dem Brechen zu schützen. Seien Sie geduldig, lernen Sie diesen Prozess der emotionalen Heilung, nutzen Sie die Methode, um sich selbst, Ihre Kinder und Ihre Lieben zu heilen.

RAZI BERRY, Gründer und Herausgeber von „Naturopathic Doctor News and Review"

Dr. Bradley Nelson ist ein moderner Heiler! Der Emotion Code gehört in die Kategorie „Muss-gelesen-Werden".

STEVE SHALLENBERGER, Gründer und Präsident von „Becoming Your Best Global Leader" und Autor des Bestsellers „Becoming Your Best"

Der Emotion Code ist ein ungeheuer wirkungsvolles Heilungsgeschenk an alle, die ihn lernen und anwenden.

JOHN HEWLETT, *Autor, Entwickler und Gründer von „Cardio Miracle“*

Dr. Bradley Nelson wird Ihnen helfen, die Quelle Ihrer emotionalen Krankheit zu lokalisieren, um sie verschwinden zu lassen. Holen Sie sich dieses Buch… lesen Sie es… und öffnen Sie Ihren Geist für emotionale Gesundheit.

TOM DANHEISER, *leitender Produzent der nationalen US-Radiosendung Coast to Coast AM*

Die Heilungsreise mit dem Emotion Code hat mein Leben verändert und das Leben so vieler anderer! Er kann auch Ihres verändern. Die Ergebnisse sind bei Weitem größer als die winzigen Anstrengungen, die Sie dafür investieren müssen! Es lohnt sich absolut!

DR. MED. SUSANNE HUFNAGEL, *zertifizierte Emotion Code- und Body Code-Anwenderin, zertifizierte Emotion Code-Instruktorin*